D1573090

El
hogar saludable

El
hogar saludable

Verdades simples para proteger a su familia de los peligros ocultos en el hogar

Dave Wentz y Dr. Myron Wentz
con Donna K. Wallace

Diseñado por Nathan Parét
en Adobe Garamond Pro en 11 puntos y Gill Sans en 12 puntos

Los datos de catalogación en publicación de este libro pueden encontrarse en la
Biblioteca del Congreso.
ISBN 13: 978-1-59315-655-8

*Para Andrew, nuestra razón porque
finalmente decidió poner estas palabras en
papel. Tú nos das esperanzas para el futuro.*

Nota de la autora

Dave Wentz y el Dr. Myron Wentz donarán el 100 por ciento de las ganancias

obtenidas por la venta de *El hogar saludable* a organizaciones sin fines de lucro

que ayudan a alimentar, educar y proporcionar cuidados médicos a niños

pobres. La organización de caridad más importante de este grupo es Children's

Hunger Fund (CHF), con la cual los autores han colaborado durante

muchos años.

Visite www.myhealthyhome.com/beneficencia para obtener más información

sobre cómo usted puede ayudar.

Contenido

Contenido

Introducción

A través de los años raramente le he preguntado a mi padre, el Dr. Myron Wentz, qué el piensa sobre los asuntos importantes del día.

Todo lo que tuve que tuve que hacer fue observar qué haciendo-- con su tiempo y con sus recursos económicos. Los avances en la medicina diagnóstica, el desarrollo de suplementos nutricionales de calidad, la investigación en medicina holística, la ayuda para los huérfanos desnutridos, el apoyo a las bellas artes-sus pasiones son múltiples, pero sus métodos raramente cambian.

Me enseñó que las acciones personales tangibles son las que marcan una diferencia real.

Y si los esfuerzos individuales no son suficientes para generar el cambio deseado, él diría: "Bueno, siempre podrías escribir un libro".

Me encontré pensando en el ejemplo de mi padre en los últimos años mientras me preparaba para el nacimiento de mi primer hijo. De repente, me enfrenté con una nueva responsabilidad que me hizo pensar seriamente-- mantener a Andrew alejado del peligro. Por un largo tiempo una de mis preocupaciones constantes han sido nuestra exposición innecesaria diaria a las toxinas ambientales ocultas. Cada segundo de cada día nos enfrentamos a una invasión de peligros innecesarios -sustancias químicas tóxicas, energías negativas, efectos colaterales imprevistos y más- en nuestro mundo moderno.

Con la inminente llegada de Andrew, mi preocupación por estos peligros ocultos creció hasta convertirse en una verdadera pasión. Y tal como aprendí de mi padre, pasión significa acción.

Tanto como a mí me hubiera gustado hacerlo, no había forma de enfrentar a cada fabricante de tóxicos o a cada torpe regulador gubernamental. Pero sabía que había algo que podía hacer y que marcaría una gran diferencia para Andrew y para muchos otros. Esto se explicaba mejor con dos simples palabras: conciencia y prevención. Estaba seguro de que un mayor conocimiento sobre los peligros ambientales para la salud y la reducción de nuestra exposición a tales riesgos podrían ayudar a otros a aumentar sus posibilidades de lograr una buena salud a largo plazo y asegurar el bienestar futuro de sus hijos.

La llegada de Andrew me animo a relatarles a las personas cercanas sobre los peligros que se esconden en las cosas que usan diaraiamente. Yo quería explicarles cómo eliminar -o al menos reducir-esos peligros en la casa, en una forma fácil y sin grandes inconvenientes. Quería darles la esperanza de que aun los cambios pequeños, sumados a lo largo de los años, podrían marcar una diferencia increíble.

Es la hora de seguir el consejo de mi padre -y escribir un libro.

Entonces yo llamé a los expertos.

Primero, mi papá, cuyo vasto conocimiento y apetito voraz para la investigación le han permitido leer entre las líneas de los estudios y la especulación. Segundo, Donna K. Wallace, una escritora quien ha sido coautora de varios notables libros de salud que ha hecho de su carrera, ayudar a muchos ejecutivos ocupados como yo a verse mejor por escrito.

Juntos, nos propusimos probar que usted no necesita ser un científico-ni alguien que le tiene miedo a la tecnología ni tampoco necesita vivir en una caverna- para proteger a su familia de las influencias tóxicas encontradas en la sociedad moderna. No tiene que aceptar productos o adoptar costumbres que sean peligrosas. Las siguientes páginas le mostrarán como usted puede hacer una diferencia.

Puede tener un hogar saludable.

El primer paso es aprender. El segundo paso es actuar decisivamente para cambiar su vida. Esa parte depende de usted.

—Dave Wentz

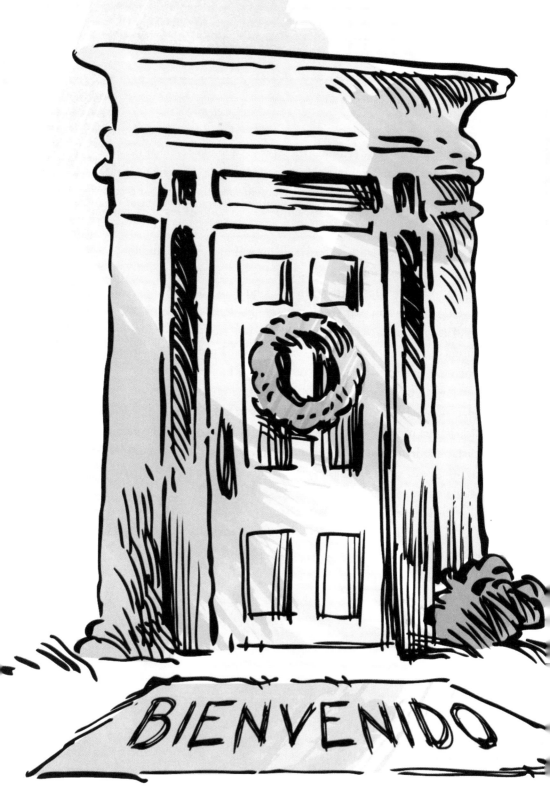

1

Bienvenido

por Donna K. Wallace

Salt Lake City es el hogar de Dave Wentz, recientemente designado por Forbes. com como "Uno de los más poderosos Presidente y Director Ejecutivo de Estados Unidos menores de 40 años". Dave a alcanzando muchos logros en sus primeras cuatro décadas, incluso ayudó a su padre, el Dr. Myron Wentz, a fundar USANA Health Sciences, la compañía internacional de nutrición que Dave en la actualidad es su lider. Siento un gran entusiasmo por descubrir qué tiene en mente para el proyecto por el cual estoy aquí.

Llego a un impresionante edificio de vidrio que refleja árboles florecientes, hermosos jardines y el escenario de las cadenas montañosas distintivas de la ciudad. Me acompañan a la oficina de Dave, un magnífico espacio en una esquina con vistas espectaculares. Una caminadora ocupa un lugar destacado cerca del escritorio pulcramente organizado.

Dave se para y me saluda con un educado abrazo. Delgado y bronceado, su piel muestra pocas señales de envejecimiento. Está haciendo las cosas bien. Tímido, pero con una claridad que desvanece cualquier posible inhibición, su porte personal e informal rápidamente me tranquiliza.

Después de una breve charla, se para de nuevo y me hace señas para que salgamos de ahí.

Dave me lleva a la "Sala creativa" de la compañía, un espacio luminoso con una mezcolanza de pufs rellenos de bolitas, otomanes y sillones. Pizarras blancas están dispersas por toda la sala, algunas de ellas todavía exhiben vestigios de sesiones anteriores de lluvia de ideas. Un asistente nos trae bocadillos nutritivos: barras saludables, mezcla de nueces y frutas, agua y la bebida energética saludable de la compañía que se sirve en lugar del café.

Una vez que nos acomodamos, Dave comienza.

Dave: Honestamente, no me siento muy cómodo al escribir un libro, pero es muy necesario que éste se escriba; por eso está usted aquí. Necesito que me ayude a organizar la información que tengo y a expresarla en tal forma que llegue a la gente que la necesita.

Donna: ¿Qué lo motivó a emprender un proyecto de esta envergadura?

Dave: Los peligros ocultos de las cosas que consumimos todos los días o que nos rodean: cosas que impactan directamente nuestra salud. Nuestras agencias gubernamentales no tienen el tiempo o los medios para regularlas, los profesionales médicos eligen ignorarlas hasta que esas cosas aparecen como síntomas físicos y las personas comunes ni siquiera saben que esas cosas son un problema.

Debemos hacer que las personas hablen sobre estas cosas. Solamente así podemos dar a los demás la posibilidad de evitar estos peligros o, al menos, hacer que conozcan su efecto.

Donna: ¿Hay cosas específicas que quiera considerar durante el transcurso del proyecto?

Dave: Es difícil saber dónde comenzar, y esa es una de las razones por la que usted está aquí -necesitamos organizar este proyecto en algo que la gente pueda realmente usar. Así, simplemente puedo nombrar *[marcando cada elemento a medida que lo identifica]* . . .

- Ese "olor a carro nuevo" es tan peligroso que podría activar la bolsa de aire.
- Esas amalgamas de plata en su boca podrian, algún día, impedirle reconocer su propio reflejo.
- Su microondas no es un televisor, entonces *no se le ocurra* mirar cómo se forman sus palomitas de maíz.
- Si no lo bebería, no lo coloque sobre su piel.
- Su ropa lavada perfumada actúa como un parche de nicotina.
- Contaminamos nuestro hogar solamente para matar una mosca.
- El plástico puede robar el futuro de su familia.
- No conocemos a ciencia cierta las consecuencias de las vacunas a largo plazo.
- La contaminación del aire en los espacios interiores es el asbesto del mañana.
- Los avances tecnológicos obtenidos para ganar dinero siempre llegarán antes que la investigación diseñada para la seguridad.
- El flúor es venenoso.
- Tenga cuidado con lo que le recomiendan comprar.
- Usted es su mejor defensor.
- Moderación, no abstinencia, es generalmente la solución para el exceso.

Y esto es sólo el comienzo.

Donna: Esto es prácticamente un comienzo, y parece un proyecto extraño para un Presidente y Director Ejecutivo aun cuando dirija una compañía de ciencias para la salud. ¿Qué lo motiva y *califica* para emprender una misión de este tipo?

Dave: En realidad, se deriva de la investigación científica de mi padre. Mi papá, el Dr. Myron Wentz, es una de las autoridades líderes del mundo en nutrición celular. Recibió el premio Albert Einstein en la categoría de "Logros sobresalientes en las ciencias de la vida" y ha sido implacable en su búsqueda de grandes avances para la salud.

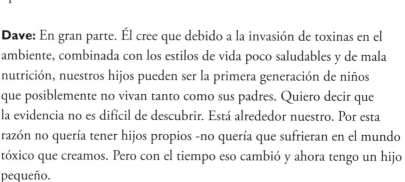

La extraordinaria educación que recibí y mi experiencia al ayudar a mi padre a fundar una compañía enfocada en la salud hizo que esté rodeado de verdades que supuse muchas personas ya conocían. Pero cuanto más indagué, más entendí que la gran mayoría de las personas desconoce, peligrosamente, esas verdades.

Donna: ¿Su padre comparte sus opiniones?

Dave: En gran parte. Él cree que debido a la invasión de toxinas en el ambiente, combinada con los estilos de vida poco saludables y de mala nutrición, nuestros hijos pueden ser la primera generación de niños que posiblemente no vivan tanto como sus padres. Quiero decir que la evidencia no es difícil de descubrir. Está alrededor nuestro. Por esta razón no quería tener hijos propios -no quería que sufrieran en el mundo tóxico que creamos. Pero con el tiempo eso cambió y ahora tengo un hijo pequeño.

Cuando mi esposa Reneé quedó embarazada, yo no podía dormir de noche, esperanzado en que ella tuviera todos los nutrientes necesarios y preocupándome por las toxinas a las que podría haber estado expuesta: ese día y en el pasado. Cuando sentía que el bebé pateaba o se daba vuelta, me sentía maravillado, pero también me preocupaba el futuro de nuestro hijo.

Ahora nuestro bebé Andrew está explorando un mundo más grande. Ya está fuera del útero, y por eso tenemos menos control sobre las cosas que lo afectan profunda y peligrosamente. Esto me llevó a cuestionar más que antes.

¿Es posible que marquemos una diferencia suficientemente grande en el mundo para redirigir las tendencias actuales? ¿O lucharemos contra una nueva amenaza de evolución de toxinas artificiales en donde enfermedades degenerativas como el cáncer, enfermedades cardíacas y el Alzheimer sean lo normal? Espero que podamos cambiar *su* futuro. Independientemente de lo que el mundo haga, voy a actuar para darle la oportunidad de tener una vida plena de salud y felicidad.

Andrew será saludable por elección y no por casualidad.

Donna: Con una misión tan importante como "proteger a su familia", ¿será posible dividir esa misión en etapas manejables?

Dave: Creo que se puede, sino no estaríamos teniendo esta conversación. Para comenzar, recomendaría a las personas hacer cuatro cosas básicas:

- **Calcule el costo de la comodidad.** Determine cuáles son las cosas indispensables para su vida y reevalúe el descanso, porque la comodidad puede matar.
- **Viva en función del principio de la precaución:** "Más vale prevenir que lamentar". En el proceso, preste atención a sus instintos. No asuma que porque algo es común, entonces es seguro.
- **Déjese guiar por sus sentidos.** En este mundo tóxico, la nariz sabe.
- Y si bien el gobierno puede priorizar la economía sobre la ecología, **usted haga lo contrario**. La salud es más importante que el dinero. No espere que otros protejan a su familia, hágalo usted mismo comenzando por su propio hogar.

No podemos dejar que nos abrume. Una vez que conocemos la verdad, es fácil desanimarse con respecto a la invasión de toxinas que bombardean nuestros cuerpos cada día. Nuestros lectores deben entender que no tienen que hacer *todo* lo que recomendamos en este libro. Adoptar aunque sea un buen hábito mejorará la salud personal; varios cambios positivos pueden mejorar la calidad de vida de una persona, y con cada paso añadido nuestros lectores podrán prolongar sus vidas -y las vidas de sus familiares- por años.

Saber lo que hago me llena de esperanza por el futuro de la generación de mi hijo. Estamos aprendiendo cómo ser conscientes: cómo ser nuestros mejores defensores. Los padres se están involucrando en la tarea de garantizar la seguridad de sus familias. Nuestros hijos tienen la suerte de seguir los pasos de visionarios como mi padre.

Mi hijo Andrew es el nieto de un hombre que influyó en la vida de miles de personas. Cuando usted va al consultorio del médico para que le extraigan sangre -tal vez para hacerle una prueba de una infección viral tal como mononucleosis- el laboratorio probablemente usará tecnología para diagnóstico que desarrolló mi padre hace muchos años. Podría haberse detenido allí, pero cuando se dio cuenta de que no había muchos avances en el diagnóstico de enfermedades, retomó la tecnología celular para descubrir formas para combatir enfermedades degenerativas e identificar los medios de prevención.

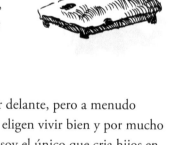

Todavía tenemos un largo trecho por delante, pero a menudo encuentro personas que ya se dan cuenta y eligen vivir bien y por mucho tiempo. Por eso este libro es necesario. No soy el único que cria hijos en este mundo.

Donna: Con tanta información al alcance de la mano, ¿no tenemos todos ya la información necesaria para mantener nuestra seguridad?

Dave: Con respecto a la mayoría de los descubrimientos y muchos nuevos productos interesantes, la historia nos ha enseñado que hay una gran brecha de tiempo antes de que los datos de seguridad de los productos lleguen desde el laboratorio al público. En la mayoría de los casos, lleva mucho tiempo determinar la evidencia concluyente. Para el momento en que se determina que un producto es inseguro, muchas vidas se habrán perdido.

Aquí es donde se aplica el *principio de precaución*. El principio dice que cuando una actividad o producto tiene el potencial de causar daño a la salud humana o al ambiente, deben tomarse medidas precautelares, aun cuando la relación causa-efecto no se haya establecido completamente durante el proceso científico.

La ciencia no puede avanzar con la suficiente rapidez. *Debemos* confiar en la lógica e intuición personal hasta que la ciencia llegue allí. Cada uno de nosotros debe tomar en cuenta toda la información disponible -combinada con un gran sentido común y la voluntad de renunciar a la comodidad y a las últimas innovaciones. Debemos volver a despertar nuestros sentidos ante esas cosas que sabemos o creemos que son ciertas.

Donna: Dado que su padre es un científico, ¿cómo concilia usted el hecho de anteponer la intuición a la ciencia?

Dave: No es tan contradictorio como usted podría sospechar.

Cuando yo era niño, mi padre, el científico, pronunciaba palabras gigantes impronunciables, hacía descripciones complicadas de las cosas más simples y expresaba opiniones interminables sobre cada acción y reacción con la que nos topábamos en nuestra vida diaria. Una vez, cuando era niño, estaba jugando con mis amigos en la tierra y un vecino nos advirtió que no pusiéramos tierra en nuestra boca. Mi padre escuchó y contestó, "Que coman tierra. Les reforzará sus sistemas inmunitarios".

Entonces, muchas veces hacemos cosas -o no las hacemos- sin detenernos a preguntar: "¿por qué?" Mi papá usa su intuición para preguntar: "¿por qué?" a casi todo.

Lo importante era que siempre tenía un deseo infinito de aprender que lo llevó a participar en reuniones científicas en todo el mundo a las que frecuentemente me llevaba. A los catorce años aprendí que los alemanes solían desintoxicarse sudando en un sauna y luego rodando en la nieve o sumergiéndose en agua helada. Esto me impactó y al mismo tiempo me fascinó, y no era por los beneficios para la salud que estaba conociendo, sino porque lo hacían desnudos... y los saunas eran mixtos.

Esto me abrió los ojos: la norma de nuestra cultura es otro tabú.

Ser el hijo de un científico loco abocado a imponer un cambio generalizado tenía ciertos aspectos verdaderamente divertidos. Pero, algunas veces deseé tener un papá que volviera a casa, se quitara los zapatos, mirara una película conmigo... no sé, tal vez que hiciéramos tiros al aro en la calle o algo así. Pero mi padre siempre tenía una sola idea en la mente. Aun cuando su perspectiva era amplia y sus intereses diferentes, tenía una sola pasión motivadora. Él todo lo ve desde el punto de vista de un científico, veinticuatro horas al día.

Puede ser enloquecedor. La visión global de mi padre de la "salud verdadera" nunca disminuye. Está en la búsqueda incansable de su Santo Grial: el próximo gran adelanto para disminuir el sufrimiento y las enfermedades en el mundo.

Donna: Pero, ¿eso no lleva a la perspectiva de una persona cuyas teorías solamente existen en papel?

Dave: Para nada. Mi padre ha sido un estudiante toda su vida. Nunca deja de estudiar y aprender, y ve cosas que casi nadie ve. Lo que parece intuitivo para nosotros, para él es pura lógica. Para él, la vida no se trata de correr todo el día y terminar de hacer todo lo que está en nuestra lista de tareas. La vida es vivir.

De hecho, su trabajo va mucho más allá del laboratorio. Está muy concentrado en construir hospitales en países del tercer mundo y viaja frecuentemente con la entidad de caridad internacional Children's Hunger Fund (CHF). Todas las ganancias de este libro ayudarán a apoyar al CHF y a otras entidades de caridad similares.

Como ejemplo de su enfoque, sabemos que comer comida chatarra frita y grasienta no es la idea más brillante.

CHILDREN'S HUNGER FUND

Mi padre se encargó de que yo fuera testigo -a través del microscopio- de células que morían como resultado de la exposición a cosas que consumimos todo el tiempo. Esas imágenes no dejan mucho lugar para debatir sobre lo que son decisiones cuestionables.

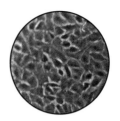

No es necesario decir que aunque me encanten las hamburguesas y las patatas fritas, la regla es la moderación. Mi deseo de darme un gusto disminuye porque sé que sacrificaré muchas células saludables y felices. No soy perfecto, pero soy definitivamente más saludable porque soy consciente.

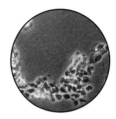

A lo largo del camino aprendí a ver y entender el mundo en una forma muy parecida a la de mi padre. Él habla un lenguaje que solamente pocas personas altamente especializadas pueden entender. Técnicamente estudié bioingeniería, pero supongo que aprendí la mayor parte de lo que sé por ósmosis. Soy algo así como el hijo de un inmigrante que debe aprender a comunicarse en representación de su padre después llegar a un país nuevo; mi vida se ha centrado en explicar qué significa lo que mi padre dice y hacerlo en términos simples.

Soy el traductor de mi padre frente al mundo. Él entiende cómo se ve la salud verdadera a través del microscopio y yo lo explico con la simplicidad necesaria para que la mayoría de las personas pueda entenderlo.

Donna: Sin embargo, el conocimiento de su padre suena como algo altamente especializado. ¿Puede explicarlo de tal forma que cualquier persona que lea el libro pueda entenderlo e implementarlo?

Dave: Sé que puedo. Tengo la base de los logros de mi padre, pero realmente aborrezco las conferencias largas y tediosas sobre hallazgos científicos. Me distraigo fácilmente; quiero dar respuestas rápidas y soluciones prácticas. Quiero que las personas puedan moderarse en lugar de fracasar por la abstinencia total: que conozcan los pequeños cambios que pueden hacer fácilmente y que tendrán un impacto duradero.

Mi negocio me lleva a viajar por el mundo, de modo que veo las innumerables necesidades mundiales. Pero este libro nos permitirá enfocarnos más de cerca en nuestro hogar. No sé usted, pero cuando yo tengo que elegir, elijo estar en casa con mi familia. Sí, el mundo importa, y todos debemos hacer nuestra parte, pero puedo ver el comienzo en la sala de mi hogar.

Y puede ser así para todos. Mi intención no es escribir un reglamento entero para hacer que nuestra vida llegue a ser "a prueba de peligros". Cambiar todo el estilo de vida es un camino demasiado arduo para *cualquiera*, en particular cuando uno está tan ocupado que la comodidad parece ser la única posibilidad. No, debemos hacer que las personas tomen consciencia de peligros que no conocían o en los que no habían pensado, ofrecer a los lectores soluciones simples que puedan implementar en la vida real y que prácticamente no las noten o no les importe, y ayudarlos a vivir en forma más saludable.

Podemos hacerlo para las familias de cualquier parte del mundo.

Donna: Hamburguesas aparte, ¿es posible que los lectores se imaginen viviendo el estilo de vida ideal que usted debe haber vivido en su hogar?

Dave: Con un padre como el mío, podría suponerse que crecí en un tipo de ambiente vegetariano estricto, sin tecnología y estéril.

Pero, en realidad, no fue así.

Mi papá no lo sabe todo, pero su ventaja es que no deja que la ignorancia se vuelva una excusa para apegarse a la norma y no salirse de ella. Si sospecha que hay algo oculto -en cualquier cosa, desde el agua embotellada hasta la tinta de un tatuaje- lo investiga hasta que descubre la respuesta. Algunas veces la respuesta que encuentra no es la que esperaba. La teoría científica está basada en la premisa de que cada nueva teoría se refutará o expandirá.

Un verdadero científico jamás habla enfáticamente, como si él o ella tuviera la respuesta definitiva.

Mi padre definitivamente ha cambiado de opinión en varias cuestiones después de recopilar más información, pero lo importante es que aún sigue adelantándose a los acontecimientos.

Hasta el día de hoy lo atormento por darme salchichas de Viena cuando era niño e íbamos de campamento. Ahora, después de años de estudiar la salud y la prevención, pensar que me dio de comer cerdo procesado y pollo enlatado en gelatina salada llena de conservantes es terrible para él. En ese momento él no conocía los efectos, pero ahora ciertamente lo sabe. Está *constantemente* aprendiendo de modo que en el futuro, cuando mire hacia atrás, encontrará menos cosas de las que arrepentirse. Ese el modelo que adquirí durante mi crecimiento.

Y aquí no estamos jugando con fuego. Después de investigar en todos lados desde volúmenes de publicaciones académicas hasta tontas estafas de mercadeo, quiero proveer una guía simple y fiable. Quiero dar a nuestros lectores la mayor cantidad de información en un formato que pueda leerse rápida y fácilmente con toneladas de soluciones -un amplio rango de ellas adecuadas para cualquier presupuesto. Solamente con hacer un puñado de cambios obtendrán un efecto acumulado para toda la vida y puede alterar el curso de su vida.

Sin agendas ni estadísticas que abrumen la mente -simplemente la libertad para hacer sus propios cambios. Solo se trata de aprender qué hay allí afuera y tomar conciencia de nuestra capacidad para maximizar las elecciones propias. Existen muchas formas para vivir bien. Pero la salud siempre vuelve a la célula. Cuando nuestras células están saludables, nosotros estamos saludables.

Donna: "Cuida el medio ambiente" es una frase que está actualmente muy de moda. ¿Las recomendaciones de este libro concuerdan con esa filosofía? y, de ser así, ¿cómo?

Dave: Cuidar el medio ambiente está en el pensamiento de todos nosotros. Mi compañía ha hecho grandes progresos para reducir el impacto en nuestro medio ambiente y reducir la cantidad de desechos, y eso es lo que debemos hacer todos nosotros. Pero acá no se trata del medio ambiente externo; el medio ambiente está aquí, rodeándonos permanentemente. Nuestros ecosistemas más importantes son nuestros hogares y lugares de trabajo. Nos hacen estar bien o nos enferman. Cada uno de nosotros es un ser celular que interactúa con cada sustancia que encontramos, independientemente de cuán minúscula sea. Lo que buscamos es lograr la salud verdadera a través de hacer que el espacio en el que vivimos sea tan seguro como debería ser.

Si logramos eso, seremos ricos.

Donna: Pero es necesario que haya un modelo que guíe al lector, un ejemplo que dé forma a las ideas que usted desea comunicar.

Dave: Bien, creo que tengo el ejemplo justo. Reneé y yo estamos terminando de hacer una remodelación masiva y estamos en el proceso de poner la casa en orden otra vez. Es posible que todo este loco proceso haya consumido meses de mi vida, pero, en el balance, probablemente me agregó años. Decidimos deshacernos de algunas cosas, tales como una alfombra vieja. En lugar de ello, colocamos azulejos fáciles de limpiar y pisos de madera dura con pegamentos y acabados no tóxicos. Nos preocupamos por incluir purificadores de aire y filtros de agua. Estamos haciendo pequeños cambios graduales que tendrán efectos a largo plazo.

Parece el lugar ideal para comenzar...

■　■　■

Un recorrido por un hogar saludable

Dave insistió en que exploremos soluciones reales, por ejemplo, qué cosas podríamos hacer cada uno de nosotros en aproximadamente quince minutos que marquen una diferencia. En su vida, dijo, en ocasiones ha tenido que arremangarse la camisa, equipado con una bolsa de basura y una pala cuando así ha sido necesario, para generar un cambio. Las verdades simples, añadió, residen en saber *por qué* debemos actuar y luego hacer que eso suceda.

¿Y qué es lo que más afecta en el hogar?

El hogar mismo.

Su hogar puede ser un sitio temporal o un "hogar de paso". Podría ser un apartamento o la casa de sus sueños. Independientemente de que usted decida vivir allí por tres o treinta años, el hogar es el ambiente en el que usted come, duerme, trabaja y juega -en última instancia el telón de fondo para su salud o enfermedad. Este libro está enmarcado en el proyecto de una casa que también será un proyecto para vivir una vida mejor, más segura, más saludable -en cada paso y en cada habitación.

Una de las citas más famosas del Dr. Myron Wentz es:

"Vivimos una corta vida y padecemos una larga muerte".

Él hizo que el trabajo de su vida sea cambiar eso. Un visionario en la ciencia celular, él cree que vivir plenamente significa reducir el riesgo de contraer los enfermedades y maximizar la salud a nivel celular. Las distintas elecciones que hacemos y las cosas que encontramos cada día de nuestras vidas impactarán en nuestra capacidad para vivir plenamente hasta el momento de morir. Estas incluyen lo que elegimos comer y beber, dónde dormimos, qué nos ponemos en la piel y cómo preparamos nuestros alimentos.

Miles de veces escuchamos que vivimos en una "sopa tóxica". Los estudios de investigación pueden ser desalentadores, y es posible que nos volvamos insensibles a escuchar que hay peligro a cada instante.

Este libro no es una letanía de peligros ambientales, con listas largas y deprimentes de sustancias químicas y toxinas. En lugar de ello, nos enfocaremos en una selección de algunas de las mayores preocupaciones de Dave y del Dr. Wentz (muchas de las cuales pueden sorprenderlo), en las que ellos decidieron concentrarse en sus propios hogares. Esto concuerda con la misión de Dave de marcar una diferencia y proveer una serie de soluciones simples para minimizar el riesgo para usted y al mismo tiempo crear un ambiente más saludable para su familia.

Las herramientas de la profesión

Si somos honestos, reconoceremos que la comodidad y el presupuesto tienen una gran influencia en nuestra determinación de los cambios que elegimos hacer. Además de los hechos básicos y de las acciones rápidas y económicas que se incluyen en este libro, el Dr. Wentz proporcionará conceptos científicos más profundos para aquellos que lo deseen. Después de exponer horrorosas verdades y los elementos científicos que desentrañan el misterio que está detrás de ellas, pondremos en contexto los peligros que usted encontrará y las opciones que podrá elegir en los días, semanas, meses y años venideros.

Cada sección estará enfocada a una parte específica del hogar, y revelará efectos sorprendentes para su salud y al mismo tiempo conocimientos sobre el funcionamiento interno y los efectos desconocidos en su cuerpo. En el libro encontrará:

- caricaturas que proporcionan una vista rápida de la información importante;
- pruebas al principio de cada capítulo que le permitirán medir su estilo de vida actual y elegir mejor las soluciones apropiadas para usted;
- cuadros de "Verdadas celulares" del Dr. Wentz, que contienen descripciones de lo que está sucediendo en un nivel básico y también cuadros menos formales "Pregunte al científico" que destacan sus respuestas personales a una serie de preguntas;
- riesgos para la salud asociados con peligros específicos y antídotos diseñados para combatir esos peligros;
- una serie de soluciones, desde arreglos simples hasta cambios drásticos; y
- vínculo al sitio web del libro en donde encontrará información más detallada que lo ayudará a preparar un plan personalizado para crear un hogar más saludable.

Dave Wentz nos acompañará en cada página, traduciendo y priorizando nuestros mayores desafíos mientras que su padre -siempre en la intensa búsqueda de la verdad- los analizará con un estilo de visión de rayos x: el resultado de haber observado detenidamente a través de un microscopio por tantos años y haber descubierto lo que hay ahí.

Para conocer mas la ciencia que sustenta este libro, visite www.myhealthyhome.com.

Comienza el recorrido

Al día siguiente, Dave está esperando en la puerta principal de su hogar, un elegante *loft* en un segundo piso que es parte de lo que antes fuera una bodega en el centro histórico de Salt Lake City. Su padre, el Dr. Myron Wentz, llega un momento después y trae una pequeña bolsa. Un visionario que dedicó su vida a crear soluciones innovadoras para los problemas de salud en el mundo, el Dr. Wentz comparte la pasión de su hijo por hacer que el hogar sea un lugar seguro y atóxico. Y la conversación con Dave y el Dr. Wentz se combina con su propio ritmo de ciencia y humor.

Dave: Esto es un poco incómodo, pero creo que debemos comenzar en el dormitorio porque es donde pasamos la mayor parte de nuestro tiempo en el hogar -nuestra humanidad, quiero decir.

Dr. Wentz: Imagino que también es el lugar donde la vida comienza para la mayoría de nosotros.

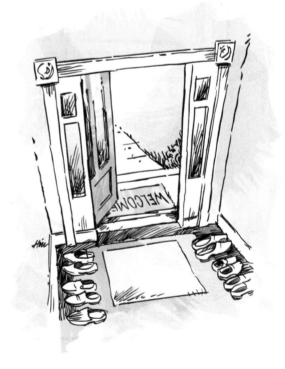

Mira de reojo a Dave y los tres caminamos por un pasillo en donde nos recibe el sonido de una caída de agua. Lo primero que me llamó la atención es el olor a limpio que hay en la casa de Dave, como si realmente no hubiera olor alguno.

Aquí es donde Dave comienza a abrirnos los ojos.

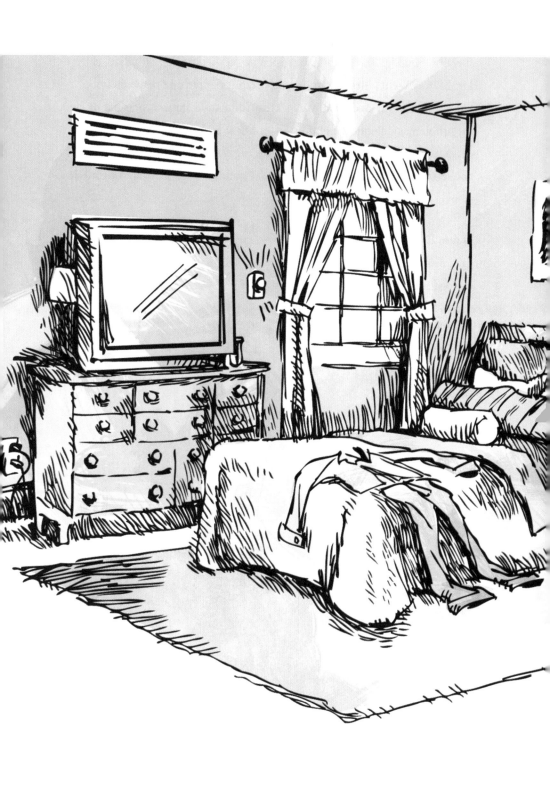

2 El dormitorio

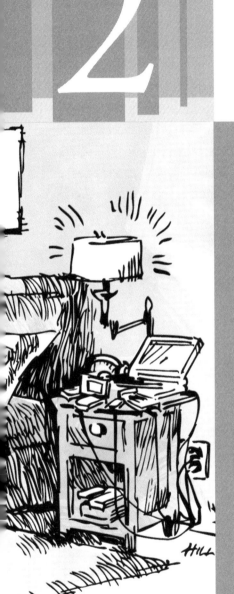

El dormitorio -muchas veces la gloria del hogar- promete un refugio relajante y lujoso. Sin embargo, la investigación demuestra que cuando se trata de un sueño profundo y descansado, nuestros dormitorios no están a la altura de las circunstancias. En muchos casos, nuestro cuarto más personal de la casa requiere una importante renovación, una restauración con soluciones que van más allá de los cuadros y diseños o los muebles más modernos.

El dormitorio es la sede de varias actividades como ver televisión hasta hacer ejercicios en la caminadora. Pasamos prácticamente al menos un tercio de nuestras vidas allí, y es el lugar donde comienza nuestra vitalidad. Sin embargo, sin darnos cuenta, permitimos que entren peligros que podrían estar quitando parte de nuestra vida en lugar de recargarla.

Nuestras propias acciones serian los primeros sospechosos.

Algunos cambios sorprendentemente simples en su dormitorio pueden mejorar la calidad de su sueño y vitalidad. Independientemente de que usted prefiera un estilo austero o elaborado, elegante y atractivo o cómodo, el primer cuarto de su casa que debe limpiar y vaciar es su dormitorio. Con unos pocos conocimientos básicos y algunas soluciones simples puede hacer que su dormitorio sea un refugio saludable y rejuvenecedor.

Caminamos por un pasillo donde hay pinturas grandes y modernas hasta el dormitorio de Dave, un cuarto que está decorado en forma sencilla, pero que al mismo tiempo exuda una elegancia clásica. Una brisa fresca mueve las pesadas cortinas que encuadran una pared de ventanas con una vista hacia el centro de Salt Lake City y al este la cadena montañosa de Wasatch. El sol de la mañana inunda el cuarto con una luz dorada.

El Dr. Wentz camina hasta la mitad del dormitorio de su hijo, recientemente renovado da un giro de 360 grados y luego huele profundamente la colcha antes de buscar debajo de las sábanas la etiqueta del colchón.

Donna: ¿El está haciendo?

Dave: El está examinando qué sustancias químicas puede oler. Hoy en día, la contaminación del aire interior es uno de los riesgos principales para la salud. Se debe a que actualmente se usan muchas sustancias sintéticas en la construcción de nuestros hogares, y existen muchos tóxicos en los productos que usamos. Combinado con la falta de circulación de aire en muchos hogares, el aire interior está generalmente mucho más contaminado que el aire exterior.

Hay mucho que usted puede hacer cuando elije productos que tienen menores sustancias químicas que los artículos que comúnmente encuentra en las tiendas.

Dr. Wentz: ¿Qué son todos esos aparatos que hay en tu mesita de luz?

Dave: Lo sé, lo sé, al menos *algunos* de ellos son temporales, como el monitor para el bebe. Pero, tienes razón, debo quitar los otros de aquí.

[El Dr. Wentz camina para inspeccionar las persianas que cuelgan sobre las ventanas].

Dr. Wentz: Solía entrar mucha luz de ese farol de la calle. ¿Para eso son estas nuevas cortinas?

Dave: Sí, pero dudo que yo note la luz estos días. Reneé y yo estamos demasiado cansados cuando nos acostamos.

Dr. Wentz: Con un bebé en la casa, apuesto a que sí lo están, pero hay más en la calidad de dormir que nada mas caer rendido en la cama. Tu balance hormonal, la cual controla y repara la función propia de las celulas se reparan en la noche y es manejado por la melatonina. La melatonina se produce cuando esta oscuro y su producción puede interrumpirse con un solo destello de luz.

¿Cuántas veces se despierta Andrew por la noche?

Dave: Ahora está mejor, pero en un tiempo se despertaba entre cuatro y cinco veces por noche. El tiene su propio horario.

Dr. Wentz: Sí, los niños pequeños y sus maneras diferentes de dormir pueden ser un desafío, pero espero que mantega las luces muy bajas cuando lo atiende. él. Aun antes de que Andrew naciera, ustedes ya competían para ver quién podía arreglárselas con la menor cantidad de horas de sueño.

Dave: Sé que hay personas que necesitan solamente cinco horas de sueño, entonces siento que podría hacer lo mismo.

Dr. Wentz: Escuchamos siempre que ocho horas de sueño son las que se necesitan para reconstruir las células, pero ¿sabías que muy pocas o muchas horas de sueño acortan la vida? El cuerpo de cada persona es diferente y por eso cada adulto debe de calcular la cantidad óptima de horas de sueño.

Donna: ¿Entonces el sueño no es una fórmula que necesariamente tiene "una medida para todos", tal como nos enseñaron?

Dr. Wentz: No, en realidad no. Su cuerpo tiene un "reloj" interno, un pequeño grupo de células ubicado en su cerebro y que se conoce como núcleo supraquiasmático. Este reloj se configura por medio del nivel de luz que su ojo recibe, y establece el ritmo natural de sueño-vigilia de su cuerpo. Cuando el sol comienza a caer debajo del horizonte, su cuerpo naturalmente empieza a relajarse de las actividades del día.

Donna: El corazón comienza a latir más lentamente, la presión sanguínea disminuye, los músculos se relajan...

Dr. Wentz: Exactamente. Una de las funciones de nuestro reloj interno es la de prevenir que nuestro sistema corporal perturbe nuestro descanso. Por ejemplo, en la noche, la función renal desciende de modo que usted no necesite levantarse varias veces para ir al baño. Generalmente, también baja su temperatura corporal. Sin embargo, para lograr un sueño saludable también se deben *evitar* conscientemente las actividades que no conviene hacer en la noche, tales como hacer ejercicio y comer.

Dave: *[Se ríe]* Me gustaría que pudiéramos contarle eso a Andrew.

Dr. Wentz: ¿No sería bueno eso? Afortunadamente para ti y para Reneé, la calidad del sueño es tan importante como la cantidad de horas para dormir. Creo que lograr un sueño verdaderamente relajante es el área en la cual la mayoría de nosotros deberíamos concentrar nuestros esfuerzos.

Capítulo 1
Un asunto de "roce"

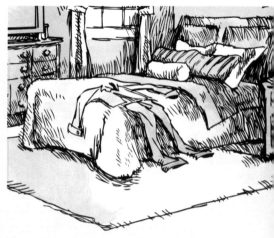

Echa un vistazo a tu dormitorio y verás tela en todos lados. Desde tu colchón hasta tu ropa de cama e incluso tu armario está lleno de ropa, el dormitorio contiene una amplia variedad de telas naturales y sintéticas, muchas de las cuales están en contacto cercano con tu cuerpo por un tiempo prolongado.

La cobija nueva, tu camisa favorita o la ropa interior lujosa podrian estar exponiendo tu cuerpo a toxinas desconocidas y a peligros ocultos. Es hora de que echemos un vistazo a las telas del dormitorio.

El cuestionario al principio de cada capítulo le ayudarán a evaluar los peligros ocultos en su hogar. Un puntaje alto indica que puede haber mayor riesgo en una área específica. Guarde las puntuaciones de las pruebas de cada capítulo hasta el final de la sección de cada habitación, en donde encontrará una larga lista de soluciones para mejorar su puntuación.

CUESTIONARIO

¿Cuán tóxico es su hogar?   Puntuación

1. ¿Cuál de las siguientes opciones describe mejor la tela de su ropa de cama y pijama?
   - [ ] Algodón orgánico (0 puntos)
   - [ ] 100 por ciento telas naturales como seda, cáñamo, algodón, lana, etc. (1 punto)
   - [ ] Sintético con mezclas naturales (6 puntos)
   - [ ] 100 por ciento sintético (12 puntos)

2. ¿Qué productos usa generalmente para el lavado? (Seleccione todo lo que corresponda)
   - [ ] Detergente perfumado (6 puntos)
   - [ ] Tratamientos para manchas (3 puntos)
   - [ ] Atomizador para quitar la electricidad estática (3 puntos)
   - [ ] Toallitas para secadora (6 puntos)
   - [ ] Suavizante de telas (6 puntos)
   - [ ] Detergente sin perfume (0 puntos)

3. ¿Cuál de las siguientes prendas de vestir y accesorios le dejan líneas rojas marcadas en la piel? (Seleccione todo lo que corresponda)
   - [ ] Ropa interior (8 puntos)
   - [ ] Cinturón/Pretina de la ropa interior (8 puntos)
   - [ ] Cuello/Corbata (6 puntos)
   - [ ] Medias (3 puntos)
   - [ ] Alhajas/Relojes (3 puntos)

4. ¿Cuántos días a la semana suele usar ropa que se limpió en seco? (Seleccione una)

0 días	1 día	2 días	3 días	4 días	5 días	6 días	7 días
0 pts.	4 pts.	6 pts.	8 pts.	10 pts.	12 pts.	14 pts.	16 pts.

Su puntuación para el peligro "roce"

1-20	21-40	41-60	61+
Agradable y cómodo	¿Siente picazón?	Demasiado cerca para sentirse cómodo	Roce incorrecto

Telas no-tan naturales

Todos nosotros hemos escuchado la pregunta: "¿qué llevas puesto?" Probablemente usted jamás conteste: "petróleo, pesticidas, perfluoroquímicos y antimonio con accesorios de cadmio". Y en la mayoría de los casos, esa sería una respuesta honesta.

La ropa moderna implica mucho más que solo considerar el diseñador mencionado en la etiqueta o el precio de venta. Deténgase un momento y lea la etiqueta de la camisa o el pantalon que tiene puesto. Por una vez, no se preocupe por la talla. En lugar de ello, mire la lista de fibras que componen la prenda. Es probable que vea una mezcla de telas, por ejemplo, 97 por ciento rayón, 3 por ciento elastano o 65 por ciento de poliéster y 35 por ciento de algodón. Si hace un inventario de toda la ropa en su armario usted encontrara algunos nombres de telas o mezclas que no conozca.

Casi todos solemos pensar en la ropa que usamos desde el punto de vista de moda y de cómo nos queda:

- ¿Se ve bien?
- ¿Nos queda bien?

Pero hay otras dos preguntas que deberíamos hacernos siempre con respecto a nuestra ropa y otras telas:

- ¿De qué está hecha?
- ¿Qué efecto está causando en nuestro cuerpo?

Desde que el ser humano descubrió que las fibras podían proteger el cuerpo mejor que las pieles de animales, las telas se han transformado en una parte importante de nuestras vidas. Por miles de años, las cuatro fibras comunes en las telas eran lino, lana, algodón y seda -todos estos productos creados por fuentes naturales. Sin embargo, las fibras naturales presentan algunas limitaciones. El algodón y los linos se arrugan, la seda debe manejarse cuidadosamente, la lana encoge y puede picar. Entonces es comprensible que la gente haya sentido entusiasmo frente a los avances tecnológicos del último siglo que permitieron a la industria de tejidos cambiar las telas naturales -y sus limitaciones- por telas sintéticas.

Estos nuevos materiales artificiales, tales como el nailon y el poliéster, son resistentes a las arrugas y manchas, tienen propiedades antimicrobianas y son resistentes a las llamas. Sin embargo, actualmente estamos descubriendo que los beneficios de las fibras sintéticas muchas veces no superan los peligros que constituyen para la salud. Para desarrollar materiales artificiales fue necesario inventar miles de nuevas sustancias químicas, las cuales solamente unas pocas fueron sometidas a los análisis más básicos para identificar los peligros para la salud humana. Las sustancias químicas que actualmente entran en contacto directo con nuestro cuerpo se pueden absorber a través de la piel, inhalarlos a medida que se evaporan de la tela o -en el caso de los bebés- succionarlo y tragarselos a medida que le salen los dientes.

En cierta manera, la ropa que usamos está tan procesada como los alimentos que ingerimos; ambos pasaron de ser saludables y naturales a ser prácticos y tóxicos.

Prendas de plástico

Para entender qué sustancias químicas potencialmente tóxicas hay en nuestra ropa --y, por lo tanto, en nuestros cuerpos-- debemos considerar cómo se fabrica la ropa sintética.

En la actualidad, prácticamente todos los ejemplos de fabricación de fibras sintéticas son peligrosos para nuestra salud. Por ejemplo, está ampliamente aceptado que el policloruro de vinilo (PVC, por sus siglas en inglés), causante de cáncer, es el más objetable entre los plásticos, y aun así vemos que cada vez lo hacen más blando y más flexible por medio de la adición de plastificantes tóxicos, típicamente ftalatos que también pueden causar estragos en nuestras hormonas, para ser usado en las prendas de vestir.

En otro ejemplo, el poliéster se fabrica de productos de petróleo por medio de un proceso en el cual se usa un metal llamado antimonio. La exposición prolongada al antimonio puede afectar negativamente el corazón, el sistema digestivo, los ojos, la piel y los pulmones.[1]

Los perfluoroquímicos o PFC que incluyen el antiadherente Teflon®
se añaden en las telas para conferirles durabilidad, resistencia a las manchas
y resistencia a las arrugas. Los PFC son extremadamente persistentes en el
cuerpo porque no pueden metabolizarse ni desintegrarse. Se acumulan en
las células y se han asociado con la toxicidad reproductiva y el desarrollo
y también al cáncer del hígado y la vejiga. Las prendas de vestir que
tienen la etiqueta "no necesita plancharse" contienen, típicamente, PFC.
Desafortunadamente, cada vez más niños en edad escolar y trabajadores
necesitan usar todos los días uniformes que no se planchan.

El uso creciente de plásticos
petroquímicos y otras fibras sintéticas
en productos tales como prendas de
vestir y tapicería ha incrementado la
inflamabilidad de estos productos,
haciendo necesario imponer tratamientos
químicos *adicionales* para cumplir con

las normas sobre incendios. La clase más común de sustancias químicas usadas
para proteger contra el fuego son los retardantes de llama halogenados (HFR),
que se han asociado con trastornos tiroideos, con problemas de reproducción
y neurodesarrollo, con problemas de supresión inmunológica y, en algunos
estudios hechos en animales, con cáncer.[2]

En el pasado, la mayoría de los colorantes para telas se derivaban de
fuentes naturales, tales como plantas, animales o minerales. Esa era terminó
hace un siglo y medio. Hoy en día se usan con mayor frecuencia metales
tales como el cadmio, cobalto y antimonio para fabricar los colorantes. La
coloración es el aspecto más complejo en la producción de telas. *Cuando* se
añaden colorantes -antes de tejer la tela, después de tejer la tela en rollos o
como parte de la producción final- es posible determinar los efectos de los
colorantes en el ambiente y cómo las prendas, alfombras u otros productos
terminados los irán liberando a lo largo del tiempo.

Compre inteligentemente

Si elige telas hechas de fibras naturales, evitará al menos algunas de las
sustancias químicas que acabamos de describir. Como beneficio adicional, las
telas naturales tienden a "respirar" mejor que las telas sintéticas y a menudo
mantienen la humedad lejos del cuerpo.

Siempre que sea posible, manténgase alejado de las siguientes telas:

- Acrílico
- Poliéster
- Acetato
- Triacetato
- Nailon
- Cualquier tela cuya etiqueta indique "resistente a la estática", "resistente a las arrugas", "planchado permanente", "no necesita plancharse", "a prueba de manchas" o "repelente a polillas"

Busque estas alternativas más naturales:[3]

- Algodón
- Lino
- Lana
- Cachemir
- Seda
- Cáñamo

Recuerde que ni siquiera las fibras naturales son completamente seguras o ambientalmente sostenibles. De acuerdo con un reporte de producción de cultivos, la industria del algodón es uno de los cinco usuarios principales de herbicidas en los Estados Unidos.[4] Si bien puede ser difícil encontrar algodón orgánico en las tiendas departamentales, vale la pena que dedique tiempo a buscar telas hechas de materia prima cultivada y cosechada sin el uso de pesticidas para la ropa de los niños y para las prendas básicas de su propio guardarropa.

Solución simple:

Cerciórese de que su cuerpo esté cubierto por un material natural seguro durante al menos un tercio del día y para ello compre pijamas y ropa de cama hecha de algodón orgánico.

¿El olor a limpio?

Todos los días vemos algún comercial de televisión que muestra a una madre contentísima que nunca está agobiada o estresada. ¿Por qué sonríe con ese brillo feliz en sus ojos? Porque metió su nariz en la ropa recién lavada que tiene olor a "manantial de montaña".

Si alguna vez se sentó al lado de un manantial de montaña, sabe que no huele como la ropa lavada perfumada.

Sin embargo, nos hacen creer que esta mujer es mejor madre porque su ropa lavada se ve más limpia y tiene un olor más fresco que la de otras madres que usan otras marcas de renombre.

Sorprendente.

Sin embargo, lo que es *verdaderamente* sorprendente es que compramos los productos potencialmente peligrosos que ella está ofreciendo. Los comerciantes se llenan los bolsillos gracias a nuestro amor por el aroma. Pero, la mayoría de las personas no piensa en el origen de esos aromas. Ese olorcillo a "manantial de montaña" viene de los científicos -vestidos en mandiles blancos de laboratorio y máscaras de protección- que giran en sus banquitos mezclando compuesto hasta que encuentran una forma para reproducir los olores "naturales" por medio del uso de sustancias químicas.

> Ese olorcillo a "manantial de montaña" viene de los científicos que mezclando compuestos hasta que encuentran una forma para reproducir los olores "naturales" por medio del uso de sustancias químicas.

Si bien los olores artificiales pueden engañarnos, no engañan a nuestras células. La piel es el órgano más grande del cuerpo, y en contraposición a la opinión popular, no es solamente una barrera que nos protege de los invasores externos. De hecho, es similar a una malla fina que permite que las partículas pequeñas entren y salgan del cuerpo. Piense en el parche de nicotina que provee al usuario dosis de sustancias químicas que alteran el cuerpo y la mente. ¿Cuál es la diferencia entre eso y el residuo que dejan los detergentes y las toallitas para secadora, cuando cubren nuestra ropa y hacen contacto con nuestra piel? Es posible que no veamos lo que está sucediendo y podríamos preferir ignorarlo, pero esos residuos químicos están afectando nuestro cuerpo.

Sin embargo, no se trata únicamente de las fragancias que se ocultan en nuestras prendas.

Algo apesta en el mundo de las fragancias

Hasta el siglo veinte, las fragancias y los perfumes se elaboraban a partir de sustancias naturales tales como raíces, cortezas, flores y bayas, que se remojaban en agua y grasas animales para producir aceites fragantes.[5]

Sin embargo, en la actualidad, la Academia Nacional de Ciencias reporta que hasta el 95 por ciento de las sustancias químicas usadas para elaborar fragancias son compuestos sintéticos derivados del petróleo, que incluyen toxinas conocidas capaces de causar cáncer, defectos de nacimiento, trastornos del sistema nervioso central y reacciones alérgicas. Muchas de estas sustancias químicas se derivan del benceno, una de las sustancias químicas más cancerígenas conocidas por el hombre.[6]

Debe mencionarse el hecho de que muchos compuestos tóxicos usados para elaborar fragancias pueden realmente penetrar en el útero y dañar al feto. La exposición a las fragancias químicas

Pregunte al científico

"Dr. Wentz, ¿cuál es nuestra mejor defensa contra el mundo tóxico en el que vivimos?"

La mejor forma para defenderse de las toxinas a las que estamos expuestos en el mundo actual es aprender y ser conscientes de los peligros para poder evitarlos.

Otra poderosa estrategia es entrenar y confiar en su nariz. De todos nuestros sentidos, el olfato realiza la conexión más directa entre el mundo exterior y su cerebro. Los compuestos orgánicos volátiles (VOC), tales como las fragancias artificiales, pueden entrar en el cuerpo a través de la nariz por inhalación, a través de la boca por ingestión o de la piel por absorción. La exposición a las fragancias produce varias combinaciones de patologías de órganos sensoriales, daño pulmonar, disminución en la capacidad pulmonar y mayores síntomas de neurotoxicidad.

Las fragancias están entre las causas más comunes de reacciones alérgicas, entre ellas, la dermatitis por contacto. El Institute of Medicine incluyó a la fragancia en la misma categoría que el humo pasivo en el desencadenamiento del asma en adultos y en niños en edad escolar.[7]

Su nariz puede alertarlo inmediatamente cuando usted está expuesto a sustancias tóxicas. Por ejemplo, en cuanto entra en un salón de belleza, sus células olfatorias le advertirán sobre la presencia de VOC tóxicos y a una distancia amenazante para las células de su cerebro.

presentes en muchos cosméticos puede dañar el sistema reproductivo de un feto masculino humano en etapas tan tempranas como las primeras ocho semanas de embarazo.[8]

Hoy en día se añaden fragancias a miles de productos incluyendo auxiliares para la salud y belleza, jabones y acondicionadores para lavandería, limpiadores para el hogar, productos de papel, aceites y solventes, fármacos, velas, plásticos e incluso alimentos.

Los detergentes y suavizantes de telas descritos como "sin fragancia" o "sin aroma" en la etiqueta igualmente pueden contener sustancias químicas inductoras de fragancias. Esas etiquetas simplemente implican que el producto no tiene un olor perceptible. Un producto etiquetado como "sin aroma" muchas veces contiene una fragancia enmascarante aplicada durante el proceso de fabricación que neutraliza los olores.

Algunas de las sustancias químicas encontradas en productos con fragancia son también potencialmente peligrosas a través de mecanismos secundarios. Por ejemplo, se considera que la acetona, usada en cientos de productos, constituye en sí misma solamente un peligro moderado para la salud. Sin embargo, puede actuar en forma sinérgica con otros materiales para aumentar la toxicidad de las sustancias químicas en el hígado, tales como tetracloruro de carbono, cloroformo y tricloroetileno. Aparentemente, la acetona también inhibe el metabolismo y la eliminación del alcohol etílico y, por ello, aumenta su toxicidad.[9]

Los fabricantes no están obligados a mencionar las fragancias en la etiqueta si se agregaron un producto con el fin de enmascarar o tapar el olor de otros ingredientes.

Esto hace que sea muy difícil para los consumidores saber exactamente a qué están expuestos cuando usan un producto específico. Pero usted puede reducir el riesgo eliminando poco a poco el uso de productos para lavandería que usted sabe contienen fragancias químicas agregadas. También puede confiar más en las marcas "ecológicas" de renombre que han desarrollado todos sus negocios de forma tal de ofrecer a los consumidores alternativas naturales más seguras.

La industria de las fragancias expone ante los consumidores que no se ha probado que las sustancias químicas que utilizan sean tóxicas. Sin embargo, no es necesario ser científico para reconocer que los aromas producidos químicamente son peligrosos para los seres vivos. Incluso, una niña estudiante en California desarrolló un proyecto de ciencias que demostraba los efectos tóxicos de ciertos perfumes y colonias. Ella roció bolas

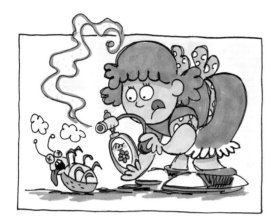

de algodón con perfumes y colonias hechas por Calvin Klein, Polo y otros. Luego, ella puso las bolas de algodón dentro de unas copas, cada una con un grillo vivo y selló las copas con envoltura plástica para alimentos y las aseguró con una banda elástica. Tomó el tiempo que demoraron los grillos en morir y así determinó que Calvin Klein era el perfume más tóxico: muerte en ochenta y cuatro segundos.

La colonia más tóxica fue la de la marca correctamente llamada Axe.[10]

Pregúntese: si el perfume o la colonia pueden matar grillos en cuestión de segundos, ¿qué daño puede hacerle a alguien que la usa durante todo el día? Piénselo bien cuando satura con permufe su ropa y la ropa de su cama--y lo mas importante la ropa de sus niños-- que son parte del "proceso de limpieza".

> Para aprender cómo reducir el uso de fragancias peligrosas, visite www.myhealthyhom/fragancias.

El lavado de la ropa es una actividad diaria de la vida de la cual usted puede eliminar fácilmente las sustancias químicas innecesarias. Los detergentes naturales no tóxicos se consiguen fácilmente en los supermercados y en la mayoría de las tiendas de alimentos naturales. Las toallitas de tela para secadora reutilizables o las bolas para secadora sin PVC -que ayudan a reducir la electricidad estática- pueden conseguirse en la internet. En el último de los casos, elija productos para lavandería convencionales sin fragancia o con una mínima fragancia.

Solución simple:

Use media taza de vinagre blanco en lugar de suavizante de telas en la lavadora para reducir la electricidad estática y suavizar las prendas de vestir. Nota importante: no combine vinagre y blanqueador en la misma carga de ropa; pueden generarse humos tóxicos.

Nuestras sábanas de algodón no deberían oler a lavanda y nuestros jeans no deberían oler a aire de montaña a menos que vivamos en la montaña.

Necesitamos entrenar nuevamente nuestra nariz para apreciar el aroma verdadero de lo limpio, que es cero aroma. Cuando usted percibe olor a gas

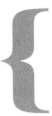

natural en su casa, sabe que hay peligro. Entonces, cuando usted huele esas sábanas fragantes o esa colonia empalagosa, debería saber que debe huir como si su vida dependiera de eso.

Porque es así.

> Necesitamos entrenar nuevamente nuestra nariz para apreciar el aroma verdadero de lo limpio, que es cero aroma.

Los misterios del lavado en seco

¿Qué cosa es el lavado en seco?

El secreto del proceso del lavado en seco en una tintorería es algo que a muy pocas personas les interesa conocer. Después de todo, el propósito es que nuestra ropa *se vea* limpia y fresca y que nosotros no tengamos que hacer el trabajo necesario para que quede así. Hemos llegado a depender de los profesionales del lavado en seco para tener la ropa colgada en nuestro armario, planchada prolijamente y lista para descolgarla. Además, es relativamente económico para un servicio tan conveniente.

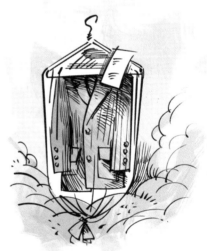

El problema es que la mayoría de nosotros desconocemos completamente los productos que se usan en el proceso de lavado en seco.

La primera ironía es que ese proceso no es seco. La segunda es que el proceso no deja nuestra ropa limpia, la deja contaminada con sustancias químicas. El "lavado en seco" es en realidad un proceso en húmedo en el cual se agregan agentes de remoción de manchas en una máquina que parece una lavadora automática. Se denomina lavado "en seco" porque los agentes de limpieza no son solubles en agua.

El percloroetileno, un compuesto orgánico volátil solvente, es el agente de limpieza de olor fuerte que se usa con mayor frecuencia y que se seca rápidamente. Tiene la *apariencia* del agua, pero una consistencia similar a la gasolina. La ropa se impregna de percloroetileno y luego pasa por un proceso de lavado para eliminar lo que para nosotros es suciedad.

Pero, aquí está la trampa: el proceso de limpieza que remueve la suciedad *no* elimina la solución para la limpieza en seco. Sus prendas siguen sucias -ya no con mostaza, café o sudor sino con sustancias químicas tóxicas.

Si está leyendo esto, si lleva puesta ropa lavada en seco, está expuesto al percloroetileno porque la tela lo absorbió y no se eliminó con el lavado. Los efectos del percloroetileno en la salud, en particular cuando se usa por periodos prolongados, son atemorizantes. La exposición a largo plazo puede causar daños en el riñón y en el hígado, y se ha probado en laboratorios que causa cáncer en animales.[11] Incluso la exposición por corto plazo tiene sus riesgos que incluyen mareos, frecuencia cardíaca rápida, dolores de cabeza e irritación cutánea.

El percloroetileno, depresor del sistema nervioso central, puede ingresar en el cuerpo a través de los pulmones y la piel. De hecho, la exposición al percloroetileno puede medirse por medio de una prueba de alcoholemia, en forma muy similar a la medición del alcohol. El percloroetileno almacenado en la grasa se libera lentamente al torrente sanguíneo y puede detectarse durante semanas después de una fuerte exposición. Un estudio sobre la calidad del aire residencial en Nueva Jersey analizó el efecto de llevar al hogar

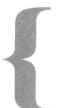

Cuando se prueba que una sustancia química es peligrosa, nuestro gobierno considera primero las cuestiones económicas y en segundo lugar los peligros para la salud pública.

la ropa que se lavó en seco. El estudio determinó que los niveles elevados de percloroetileno persistían por hasta cuarenta y ocho horas. Durante ese tiempo, los niveles de inhalación de percloroetileno aumentaron de dos a seis veces para las personas que estaban en el entorno expuesto a dicha sustancia.[12]

Debido a este peligro, California y otros pocos estados de los Estados Unidos ordenaron que el percloroetileno se deje de usar paulatinamente fijando como límite el año 2023.. Considerando que tantos otros estados no han tomado *ninguna* acción para prohibir el percloroetileno, deberíamos aplaudir a California y a los estados como ese. De cualquier manera, sus ciudadanos aun deben enfrentar una década o más de envenenamiento. Cuesta creer que aun cuando se probó que una sustancia química es peligrosa, nuestro gobierno considere primero las cuestiones económicas y, en segundo lugar, los peligros para la salud pública.

Airéelo

¿Esto significa que debería resignarse a usar ropa arrugada, manchada y descuidada?

No, no es necesario tener un aspecto de "profesor desgreñado". Existen varias cosas que puede hacer para limitar su exposición al percloroetileno o para eliminarlo completamente de su vida de una vez y para siempre sin dejar de mantener su ropa y ropa de cama con un aspecto fresco.

Primero, puede reducir el riesgo para usted si airea bien cualquier prenda de vestir u otra tela del hogar lavada en seco. Para ello puede colgarla al aire libre o colocarla en el garaje o en un cuarto bien ventilado con algún dispositivo adecuado para ventilar las sustancias químicas *hacia afuera*.

Luego puede hacer la prueba del olor, si aun tiene olor a limpiador déjela al aire libre uno o dos días más.

También puede usar una camiseta común o sin mangas debajo de sus chaquetas o suéteres para reducir el contacto de la piel con las prendas de vestir tratadas con percloroetileno. La ventaja de esto es que usted puede usar la ropa

> **Solución simple:**
> Desenrolle y airee sus prendas de vestir lavadas en seco al menos dos días en un área exterior, como un garaje, jamás en un ropero o dormitorio.

varias veces más antes de mandarla lavar de nuevo. Por lo tanto, si su traje no está sucio ni tiene olor, no lo mande a la tintorería. Simplemente airéelo y plánchelo porque el agente de limpieza aun está ahí.

Recientemente aparecieron varias alternativas ambientalmente responsables y menos tóxicas para el percloroetileno, y éstas incluyen agentes a base de parafina, éteres de propilenglicol y CO_2 (dióxido de carbono) líquido. Y si estados como California continúan imponiendo restricciones cada vez más estrictas contra el uso de compuestos orgánicos volátiles, es probable que una mayor cantidad de negocios de lavado en seco comiencen a ofrecer estos sustitutos más sensatos.

Empiece llamando o buscando en línea (use palabras clave tales como "negocios de lavado en seco ecológicos") lavanderías en su área que usen agentes de limpieza a base de parafina, tales como DF 2000®, Pure Dry® y EcoSolv®, o que usen cualquiera de los éteres de propilenglicol comercializados como Rynex®, Impress®, Gen-X® y Solvair®. También puede buscar lavanderías que hayan incorporado una nueva tecnología de "limpieza en húmedo". En este proceso se usa agua combinada con detergentes biodegradables para producir un solvente en un proceso totalmente controlado por computadora que preserva la integridad de las telas por medio del secado de humedad controlada.

Y si es suficientemente afortunado para encontrar en su área una lavandería que use CO_2 líquido, no busque más. El CO_2 líquido es efectivo, no tóxico y compatible con el ambiente, lo que hace que sea una excelente opción para la limpieza en seco.

> Visite www.myhealthyhome.com/limpiezaenseco en donde encontrará información sobre alternativas para la limpieza en seco con percloroetileno.

Hágalo usted mismo

A veces las etiquetas mienten.

Por ejemplo, mis jeans talla 34 son en realidad talla 35, pero la compañía los etiquetó con una talla menor para que me sienta bien conmigo mismo. Y funciona. Compro marcas "sinceras" cuyos pantalones de talla 34 no me queden bien.

Las etiquetas también mienten cuando se trata de instrucciones de cuidado y limpieza. Las prendas de vestir etiquetadas como "lavado en seco solamente" muchas veces pueden lavarse en casa después de haberlas llevado una vez a la lavandería. Y aún más, muchas fibras naturales, incluso la lana y la seda, pueden lavarse suavemente en casa sin llevarlas ni una vez a la lavandería. Puede lavar estos tipos de telas con un detergente suave y un ciclo de prendas delicadas con agua fría y luego secarlas al aire libre o usar la secadora centrífuga en baja velocidad. En el caso de las telas muy delicadas como la seda o el cachemir, puede lavarlas manualmente con agua fría y jabón suave y luego secarlas al aire.

Siempre está el riesgo de que se arruinen, encojan o pierdan el color, pero ¿le preocupa más que sus prendas de vestir se arruinen o que se arruine su salud a largo plazo? La limpieza en seco puede ser una costumbre diaria para la cual podemos hacer más que reducir nuestra exposición a las toxinas. Podemos dejarla completamente de lado.

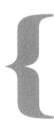

Esas líneas rojas irritadas en su piel después de quitarse una prenda de vestir ajustada debería considerarse como una alerta roja.

Prendas de vestir ajustadas

Si usted es como la mayoría de las personas, que piensa mucho cómo vestirse en la mañana de cómo desvestirse en la noche. ¿Pero se ha detenido a mirar su cuerpo después de sacarse esas medias, quitarse con dificultad esos pantalones o desabrocharse ese sostén al final del día?

Esas líneas rojas irritadas que le quedan en su piel después de quitarse una prenda de vestir ajustada deberían considerarse como una alerta roja.

Una tela ajustada actúa como un torniquete, obstaculizando críticamente la circulación linfática. El flujo linfático es un delicado proceso que transporta nutrientes, elimina los residuos y combate los gérmenes en todo el cuerpo. Por lo tanto el sistema linfático es sumamente importante para su salud, no cuenta con una poderosa bomba -como nuestro corazón- para mantener su flujo.

Por consiguiente las ligeras contracciones musculares e incluso su respiración ayudan a que el fluido linfático circule. El primer masaje linfático que me hicieron hace unos pocos años en Instituto Médico Sanoviv, fue una llamada de atención. El masaje consistía en en movimientos muy ligeros para ayudar a estimular la función de desintoxicación de mi sistema linfático. Recuerdo que me sorprendió la suavidad del masaje, y me di cuenta que si el proceso linfático es realmente tan delicado, entonces la ropa constrictiva puede evitar fácilmente que nuestro sistema linfático cumpla su función crítica.

Entonces, afloje la lencería que tiene puesta

¿VERDADERO O FALSO? **Las mujeres que provienen de culturas en las cuales el uso de sostenes es la norma tienen más posibilidad de padecer cáncer de pecho que las mujeres que no lo usan.**

La respuesta: Verdadera.

Muchos factores entran en juego, entre ellos, la dieta, el nivel de estrés, el peso corporal, el estilo de vida, y las prácticas de la maternidad, pero el hecho es que las mujeres de otras culturas están más que simplemente "liberadas". El flujo linfático bombea a lo largo de la caja torácica y a través del área del pecho. Usar un sostén ajustado que no es de la talla adecuada es como tener puesto un tensiómetro que se bombeó hasta que quedo bien ajustado y que puede estar cortando la circulación, delicadamente mantenida y vital para el sistema inmunitario.

Esto no es un llamado a la quema masiva de sostenes, pero sea honesta con usted misma si lo está usando demasiado ajustado. Muchos expertos en tallas de sostenes aconsejan a las mujeres adoptar un sostén con una circunferencia menor para lograr un mejor levante y soporte. Antes de tirar la mitad de su sueldo en el sostén de encaje de última moda, fíjese si el sostén le deja marcas rojas en la piel o si no entran cómodamente uno o dos dedos entre la tira del sostén y su espalda.

Si siente que está muy ajustado, lo está. No importa lo que diga el experto en tallas. Aumente una o dos tallas y siéntase a gusto con lo que está haciendo para su sistema linfático y para su salud a largo plazo.

Solución simple:
Reduzca la tensión en su sistema linfático por al menos unas pocas horas extras al día quitándose el sostén mientras está en la privacidad de su hogar.

Hombres, nuestros cuerpos también necesitan que la circulación sea adecuada. Y podemos ser esclavos de nuestro ego cuando se trata de la vestimenta.

¿Cuántos de nosotros hemos renunciado a cambiar la talla de nuestros pantalones a pesar de haber aumentado algunos kilos? También tenemos que lidiar con relojes, cinturones, cuellos de camisa y corbatas. Bajemos un poco. ¿Sus medias están tan apretadas que le quedan marcas después de quitárselas? ¿Y qué sucede con su ropa interior?

Muchos de nosotros aumentamos medio kilo o un kilo por año, y muy frecuentemente, tratamos de seguir usando la ropa de la misma talla que usábamos en la secundaria. Un informe de Cornell University encontró que el 67 por ciento de los hombres compraban y usaban camisas con un tamaño de cuello más pequeño que la circunferencia real de su propio cuello. Esos mismos hombres luego ajustan mucho sus corbatas para que se adapten al tamaño del cuello de la camisa.[13]

No solamente estamos estrangulando nuestro sistema linfático. La Dra. Susan Watkins, líder del estudio Cornell, sugiere que cualquier cosa ajustada alrededor del cuello constriñe las arterias y reduce el flujo de sangre oxigenada al cerebro y a los órganos sensoriales de la cabeza: nariz, oídos y ojos. Se pidió a los sujetos del estudio que avisaran a los investigadores cuando vieran la luz que titilaba cada vez a mayor velocidad se volviera constante. Los hombres que tenían el cuello ajustado reportaron la discriminación visual más deficiente.

La presión en las venas yugulares del cuello también puede hacer que aumente la presión del fluido dentro del ojo. Si bien al aflojar la corbata y el cuello la presión ocular puede volver a la normalidad en minutos, las prendas para el cuello ajustadas pueden introducir el riesgo de que aumente la presión intraocular que es el factor de riesgo más importante para la glaucoma y otros trastornos oculares.[14]

Siguiendo hacia abajo, el problema más grande para el cuerpo se relaciona con los pantalones demasiado pequeños. Un doctor que revisó a aproximadamente doscientos pacientes masculinos con problemas de estómago inexplicables, tales como acidez, distensión y flatulencia, encontró que los síntomas estaban directamente relacionados con pantalones de mal calce. Sus mediciones mostraron una discrepancia de al menos 7.6 centímetros entre la cintura real de los hombres y la cintura del pantalón que tenían puesto.[15]

> Un informe de Cornell University encontró que el 67 por ciento de los hombres compraban y usaban camisas con un tamaño de cuello más pequeño que la circunferencia real de su cuello.

Muchos hombres ni siquiera *se dan cuenta* de que deben usar una talla más grande de pantalones, e inconscientemente usan el pantalón más abajo para evitar la expansión de sus barrigas. Para muchos otros, es una cuestión de ego. Los hombres simplemente no quieren admitir ante ellos mismos o ante otras personas importantes para ellos que su cintura está tan grande que ya no pueden usar la talla de pantalón que siempre usaron.

La respuesta es sencilla: los hombres deberían probarse y comprar sus propios pantalones o admitir ante las mujeres que le compran los pantalones que necesitan una talla mayor. Recuerde, nadie puede ver las etiquetas de la ropa que usted lleva. Lo que sí se *puede* ver es que las costuras de su pantalón están a punto de romperse. Los hombres que usan ropa con la talla correcta se sienten más cómodos y por ello se ven mejor.

Solución simple:
Cuando compre ropa fíjese cómo le queda en el cuerpo, y no el tamaño que indica la etiqueta.

Otra causa de constricción entre los deportistas de fin de semana es el uso creciente de "pantalones térmicos" de neopreno fabricados para prevenir lesiones musculares. Diseñados para estimular la circulación sanguínea por medio de masaje y para contrarrestar la hinchazón por compresión, estos "torniquetes" pueden causar coágulos sanguíneos en las venas profundas, y ese daño podría ser mucho más grave que los desgarres musculares que pretenden evitar.[16]

Lo primordial es saber que si uno es realista con respecto al tamaño de la ropa que usa obtendrá comodidad y bienestar a largo plazo.

> Saltar en un minitrampolín -un rebotador- es otra forma grandiosa para bombear su sistema linfático. Obtenga más información en www.myhealthyhome.com/rebotador.

¿Qué hay en un colchón?

Al igual que Ricitos de Oro en su legendaria visita a la casa de los tres osos, todos nosotros buscamos una cama que sea "perfecta" para dormir bien durante la noche.

Pero la comodidad no es lo único que se debe considerar cuando se trata de un colchón. Independientemente de que esté buscando un colchón nuevo o lidiando con una reliquia heredada, debería saber qué hay en el colchón sobre el cual duerme.

Las tiendas comunes de muebles tendrán, generalmente, dos tipos de colchones para ofrecerle:

- Espuma viscoelástica
- De resortes

El material principal que nos preocupa en ambos tipos de colchones es la espuma de poliuretano, un producto tan inflamable que la industria de seguros lo llama "gasolina sólida". A la mayoría de los colchones se les aplican sustancias químicas retardantes al fuego para combatir la tendencia del poliuretano a explotar con la mínima chispa.

Hasta el 2005, la espuma sintética usada en los colchones estaba típicamente saturada de sustancias químicas retardantes del fuego altamente tóxicas llamadas éteres difenílicos polibromados (PBDE). Estos contaminantes globales, aun en uso en muchos aparatos electrónicos del hogar, se acumulan en la sangre y los tejidos de las personas, la flora y la fauna, lo que afecta el cerebro y los sistemas de reproducción.[17] Si bien esta sustancia química peligrosa presente en los colchones se está dejando de usar gradualmente en los Estados Unidos, muchas personas siguen expuestas a estos químicos a través de sus colchones viejos. Mientras tanto, las normas federales sobre inflamabilidad se han vuelto aun más estrictas, lo que significa que los fabricantes de colchones se han visto obligados a encontrar nuevos retardantes del fuego para mantener las llamas bajo control.

Entonces prácticamente cualquier colchón que compre en los Estados Unidos tendrá al menos algunas propiedades retardantes de llamas. Los sistemas usados para combatir la inflamabilidad varían entre una compañía y otra, y a ninguna de ellas se le exige decirnos qué sustancias químicas usaron en sus colchones. Probablemente, muchos fabricantes están usando antimonio, un metal pesado peligroso ya conocido, y retardantes de fuego bromados que afectan la actividad hormonal e interfieren con la función cerebral. Los estudios han demostrado que estas sustancias químicas se están acumulando continuamente en el cuerpo de nuestros hijos y nietos. También se han desarrollado retardantes contra las llamas, sustancias como sal, arcilla y Kevlar.

Afortunadamente, existen algunas opciones para dormir en una forma más saludable. Si está buscando un colchón nuevo, una buena opción son los colchones orgánicos hechos de látex natural y/o lana naturalmente resistente a las llamas. Dicho esto, encontrar un colchón verdaderamente orgánico no puede ser difícil. Hay muchas compañías de colchones que proclaman que fabrican colchones naturales, pero esos colchones probablemente están tratados con algunos retardantes de llama químicos bastante repugnantes. Si va a realizar una inversión considerable para comprar un colchón orgánico, debe estar preparado para hacer muchas preguntas.

Solución simple:

Cuando lava sus sábanas, abra una ventana y deje el colchón expuesto al aire para que los gases del colchón emanen durante el día.

Si debe comprar un colchón sintético nuevo, considere desenvolverlo y dejar que emanen los gases al aire libre por al menos unos días antes de usarlo. También podría agregar un cubrecolchón de látex natural para proveer una barrera más saludable entre su cuerpo y cualquier material tóxico. Recuerde, usted pasará hasta un tercio de su vida acostado en su colchón, entonces haga todo lo que esté a su alcance para descansar de noche sin poner en riesgo su salud a largo plazo.

Visite www.myhealthyhome.com/colchon en donde encontrará más información sobre las opciones más seguras para la cama.

Capítulo 2
¡El cuerpo, eléctrico!

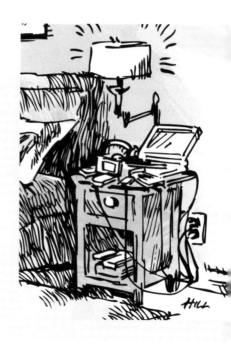

No podemos verla, degustarla ni sentirla, pero cada día nos bombardea la radiación electromagnética producida por muchas de las comodidades del mundo moderno. Desde el reloj despertador en la mesita de noche hasta el receptor de Wi-Fi en la oficina, agregamos continuamente campos de energía en toda nuestra casa y con ello aumentamos el riesgo de sufrir graves consecuencias para la salud.

Nos hemos convertido en los conejillos de indias de un experimento industrial tecnológico masivo.

CUESTIONARIO

¿Cuán tóxico es su hogar?
Puntuación

1. ¿Cuántos aparatos están enchufados en su habitación en un rango de 1.2 metros desde la cabecera de su cama? Tome en cuenta los relojes despertadores, bases de conexión de mp3, cargadores de teléfonos celulares, monitores para bebés, lámparas, etc. (3 puntos cada uno)	
2. Mientras duerme, ¿dónde está su teléfono celular? (Seleccione uno) ☐ Debajo de su almohada (8 puntos) ☐ En la habitación, pero no al alcance de la mano (4 puntos) ☐ Justo al lado de la cama (6 puntos) ☐ En otra habitación (0 puntos)	
3. ¿Cuántos aparatos eléctricos grandes hay cerca de su cama? Tome en cuenta las cajas de fusibles, los calefactores eléctricos, los calentadores eléctricos de agua, los aparatos de aire acondicionado, los televisores, etc. No olvide lo que hay del otro lado de la pared. (6 puntos cada uno)	
4. ¿Usa manta eléctrica? Nunca — Algunas veces en el invierno — Siempre en el invierno — Siempre 0 puntos — 3 puntos — 7 puntos — 12 puntos	

Su puntuación para el peligro "Eléctrico"

1-8	9-16	17-24	25+
Ahorro de energía	Ligeramente cargado	Alto voltaje	Aniquilado

El Ying y Yang de los campos electromagnéticos

¿Qué cosa es un campo electromagnético (EMF)?

Al igual que la mayoría de ustedes, no recuerdo realmente haber aprendido sobre los campos electromagnéticos cuando tenía catorce años, pero asumiendo que lo hice, estoy muy seguro que no aprecié su belleza y peligro potencial como lo hago ahora.

Toda la materia está hecha de átomos compuestos de electrones de carga negativa que viajan alrededor de un núcleo de protones y neutrones de carga positiva. Piense en el sol como el núcleo y los planetas como los electrones que se mantienen en órbita por la atracción. Estas partículas cargadas producen campos eléctricos y magnéticos. A mayor escala, el universo en sí mismo simplemente no existiría si no fuera por estas fuerzas y campos. El electromagnetismo de la vida no solo está alrededor nuestro, sino que está *a través* nuestro.

Todo lo que existe, existe gracias al equilibrio entre las partículas con carga, positiva y negativa, atracción y repulsión. Cada gota de agua en el océano, cada grano de arena en el desierto, cada hoja de hierba en la pradera, todo esto participa en una delicada danza de opuestos.[1]

Con el aumento de la tecnología se ha incorporado un amplio rango de nuevos campos electromagnéticos en la superficie del planeta. Cada aparato electrónico, línea de energía, aparato doméstico, computadora y salida de energía está creando un campo electromagnético propio. Muchos de estos campos electromagnéticos artificiales tienen una magnitud mayor que la encontrada en la naturaleza y son suficientemente diferentes para generar efectos singulares en nuestros sistemas biológicos.

Nuestro mundo está inundado de campos electromagnéticos artificiales, y las formas de vida en la tierra -y también el aire, agua y suelo- pueden estar sufriendo efectos positivos y negativos. Negar el poder de los campos electromagnéticos es como negar el poder de la gravedad: ambos son fuerzas invisibles que tienen efectos muy reales, y a veces sutiles, en la vida misma. Si bien apenas comenzamos a entender los mecanismos mediante los cuales la contaminación electromagnética producida por la alta tecnología alteran nuestra salud, miremos más en detalle varios niveles de campos electromagnéticos que encontramos en nuestras casas, identifiquemos los riesgos potenciales y aprendamos cómo podemos minimizarlos.

Sentirse conectados

Si usted es un típico miembro de la sociedad moderna, seguramente tiene una mesita de noche llena de cables. Relojes despertadores, lámparas, monitores de bebé, cargadores de celulares -todas las cosas que mencionamos en el capítulo de pruebas- cerca de su cama, enchufados a unos pocos centímetros de su cerebro durante las horas en que duerme. Y cada aparato está creando su propio campo electromagnético con el cual su cuerpo -y todas las células individuales deben de contender.

Los campos electromagnéticos de los que estamos hablando son similares a los que se encuentran debajo de las principales líneas de energía asociados con brotes de cáncer y que fueron noticia de primera plana hasta que nos cansamos de escuchar sobre ese tema.[2] Las noticias son interesantes solamente cuando son una novedad. No es necesario vivir debajo de una línea de energía de alto voltaje para estar expuesto cada minuto del día a las radiaciones de campos electromagnéticos artificiales que pueden tener efectos negativos en su humor y metabolismo.

Pero, ¿por qué eso es un problema?

El cuerpo humano está potenciado y regulado por sistemas químicos y electromagnéticos propios extremadamente complejos. Los campos electromagnéticos pueden afectar seriamente las energías electromagnéticas normales del cuerpo.

Los campos electromagnéticos creados por los aparatos del hogar, tales como relojes despertadores, luces y calentadores eléctricos, son ejemplos de campos de frecuencia extremadamente baja (ELF), con frecuencias que van de 3 a 300 ciclos por segundo, o 300 Hertz (Hz). Otras tecnologías, tales como los monitores de computadora, alarmas de seguridad y dispositivos antirrobo crean campos de frecuencia intermedia que van desde los 300 Hz hasta los 10 millones de Hz (o 10 MHz). Dependiendo de cuán fuertes sean esos campos y también de su cercanía, pueden inducir corrientes en el cuerpo humano que producen un rango de efectos biológicos.[3]

Los campos de frecuencia extremadamente baja pueden encontrarse en toda la casa, e incluyen los cableados y enchufes, además de cualquier cosa que esté enchufada en esos enchufes, independientemente de que esté encendida o apagada. Las primeras opiniones generalizadas fueron que los campos de frecuencia extremadamente baja asociados con la vida normal en una casa no constituyen un peligro para la salud a corto o a largo plazo.[4]

Sin embargo, la mayoría de estas opiniones se basan en límites de exposición obsoletos diseñados para minimizar la posibilidad de que se produzcan efectos térmicos, es decir, que la radiación de hecho llegue a calentar (o quemar) los tejidos del cuerpo.

Sin embargo, en las primeras investigaciones no se analizó si los límites eran suficientemente prudentes como para proteger contra posibles efectos *no térmicos*, que son cambios menos evidentes, pero potencialmente significativos en la función celular que podrían causar un daño a largo plazo. Es como decir que si una explosión nuclear no matara inmediatamente a las personas, no necesitarían preocuparse por los efectos a largo plazo de la lluvia radiactiva.

Varios estudios recientes respaldan la existencia de efectos no térmicos negativos producidos por campos de frecuencia extremadamente baja,[5] y otros revelaron una asociación con el cáncer en la niñez.[6] La primera vez que se asoció al cáncer con la exposición a los campos electromagnéticos fue en 1979, cuando los investigadores reportaron que ciertos niños que estaban muriendo de cáncer vivían en casas que los investigadores creían habían estado expuestas a mayores campos de frecuencia extremadamente baja, que los de los niños saludables.[7] Otra investigación implicó la exposición a campos de frecuencia extremadamente baja con una serie de efectos adversos que iban desde melanoma en adultos[8] hasta enfermedades neurodegenerativas[9] y abortos espontáneos.[10]

Todo se reduce a una simple pregunta: ¿Por qué exponerse a un riesgo potencial si no tiene necesidad de ello?

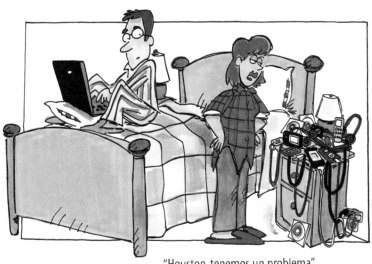

"Houston, tenemos un problema"

Si bien no puede arrancar todo el cableado de su casa, usted *puede* incorporar ciertos cambios fáciles en sus hábitos para reducir su exposición a los campos de frecuencia extremadamente baja y de frecuencia intermedia. Primero, puede quitar los aparatos electrónicos del cuarto en el que pasa un tercio de su tiempo: el dormitorio. Esto implica quitar de su mesa de noche los aparatos innecesarios, entonces cargue su iPod y teléfono celular en cualquier otro lado. Alejar la cabecera de su cama de las lámparas también es una buena idea, si bien esto puede ser incómodo para muchas personas. Si no puede vivir sin su manta eléctrica en el invierno, caliéntela antes de irse a la cama y desenchúfela antes de meterse en la cama.

Solución simple:
Desenchufe los aparatos y dispositivos electrónicos cuando no estén en uso.

Por último, mueva su cama si está situada encima o al lado de un generador de frecuencia extremadamente baja alta tal como una caja de fusibles o una unidad eléctrica de calefacción o refrigeración.

Encontrará más información en www.myhealthyhome.com/medidor acerca de dónde comprar un medidor de Gauss y cómo usarlo.

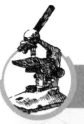

La realidad de las células

Los campos electromagnéticos y las células

Las fuerzas de atracción y repulsión entre partículas elementales, además de los campos que usan para comunicarse entre sí, pueden proveernos pistas sobre los efectos producidos por los campos electromagnéticos en las células.

Lo cierto es que la medicina convencional actual no cuenta con un modelo biológico aceptado del mecanismo por el cual la radiación electromagnética de bajo nivel puede causar daño al cuerpo humano. Aun así, hay ciertas sospechas.[11]

1. Sabemos que los campos electromagnéticos pueden hacer que los iones calcio y, posiblemente, los iones de magnesio desaparezcan de las membranas celulares. En consecuencia, las membranas serían más porosas a otros materiales y probablemente se romperían y filtrarían.

2. La fragmentación del ADN observada en células expuestas a campos electromagnéticos con una frecuencia igual a la de los teléfonos celulares puede ser el resultado de la pérdida de enzimas importantes de los lisosomas internos de la célula. Cuando esto sucede en las células reproductivas es posible que se reduzca la fertilidad y aumenten los trastornos genéticos en las generaciones futuras.

Quizás desee incorporar en su hogar un medidor de Gauss que detecta y mide los campos electromagnéticos.. Este dispositivo relativamente económico le ayudará a identificar las áreas de su hogar más problemáticas con respecto a los campos electromagnéticos de modo que pueda evitarlos, reducirlos o eliminarlos.

Una mayor potencia

Con la tecnología que avanza a una velocidad vertiginosa, la sociedad ahora debe lidiar con una fuente de exposición a campos electromagnéticos aún más fuertes: los teléfonos celulares y los transmisores Wi-Fi (red inalámbrica). Estas tecnologías, junto con los hornos de microondas, radios y televisores son generadores de campos de radiofrecuencias de 30 MHz a 300 mil millones de Hz (o 300 GHz).

Los militares alemanes durante la Segunda Guerra Mundial fueron los primeros en desarrollar la tecnología de microondas. Se encontró que los soldados que se habían reunido alrededor de unidades de radares para calentar su cuerpo más tarde desarrollaron enfermedades, incluso cáncer.

Hoy en día, con la creciente popularidad de las tecnologías inalámbricas, tales como teléfonos celulares y redes Wi-Fi, estamos expuestos en forma prácticamente constante a campos de microondas.

Si le parece algo atemorizante, es porque así es.

Casi veinte años después de la introducción de la comunicación celular en el mercado mundial, estamos llegando al final del periodo de latencia para que aparezcan los cánceres, y cada vez hay más evidencias científicas de que el uso de teléfonos celulares *está* asociado con el desarrollo de graves efectos adversos para la salud. Volveremos a ver el impacto que tiene la tecnología moderna en nuestra salud con más detalle en el Capítulo 11: "Alta tecnología, alto riesgo". También trataremos en más detalle en el Capítulo 8 los peligros de la exposición a los hornos microondas.

3. El calcio es tal vez la molécula de señalización más importante en la célula. Si los iones de calcio se filtran al interior del citosol, actuarán como un estimulante metabólico. Los resultados esperados serían una aceleración en la proliferación celular y el crecimiento de tumores cancerosos.

Todas las células vivientes usan el electromagnetismo para las funciones más básicas del metabolismo y el crecimiento. Sin embargo, los cambios importantes en la resistencia de los campos y los cambios de las frecuencias de radiación -que vemos en nuestra era tecnológica -pueden estar interrumpiendo gravemente la función celular, en particular en el tejido metabólicamente activo y en los órganos en desarrollo de los niños.

La pregunta no es si los campos electromagnéticos afectan las células, sino en qué medida *las* afectan y cuán peligrosos son esos efectos para la salud celular y corporal.

Capítulo 3
La hora de dormir

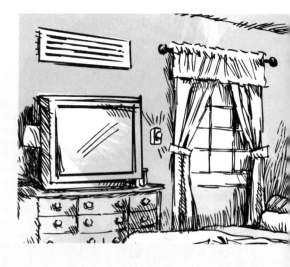

El sueño adecuado es crítico para mantener la buena salud, pero es muchas veces lo primero que dejamos escapar cuando la vida se nos cruza. El perro conoce cuál es su hora de dormir -aunque el perro del vecino parece no saberlo- y nosotros, los seres humanos, actuamos como si nos burláramos de nuestra necesidad de dormir.

La mayoría de nosotros ponemos poco entusiasmo para irnos a la cama a menos que estemos demasiado extenuados para hacer alguna otra cosa. Pero, el hecho de acostarnos no genera automáticamente un sueño rejuvenecedor. Si bien ir puntualmente al dormitorio puede ser un desafío, una vez que llegamos allí varios factores claves determinarán si podremos obtener la *calidad* y *cantidad* de sueño que necesitamos. Y tal como nuestro trabajo legítimo implica mucho más que marcar tarjeta, el descanso legítimo involucra a todo nuestro ser, no solamente el cuerpo.

CUESTIONARIO

¿Cuán tóxico es su hogar?

Puntuación

1. ¿Cómo duerme generalmente? (Seleccione una opción)
   - ☐ Raramente me despierto (0 puntos)
   - ☐ Me levanto una o dos veces por noche (2 puntos)
   - ☐ Me levanto varias veces durante la noche (4 puntos)
   - ☐ Doy vueltas en la cama (8 puntos)
   - ☐ Estoy despierto más tiempo del que duermo (10 puntos)

2. ¿Cuánta luz hay en su dormitorio mientras duerme?

   Completamente oscura   Suficientemente iluminada como para leer

0 puntos	2 puntos	4 puntos	6 puntos	8 puntos	10 puntos

3. ¿Necesita un reloj despertador que suene a todo volumen para despertarse los días de semana? Sí_____ (5 puntos)

4. ¿Necesita beber un estimulante como cafeína en la mañana para funcionar? Sí_____ (6 puntos)

Su puntuación para el peligro "Dormir"

1-7	8-14	15-21	22+
Sueño profundo	Descansado pero no repuesto	Aproximándose a un brusco despertar	Una pesadilla total

Dormiré Cuando Este Muerto

Lo confieso, yo soy culpable cuando se trata de descansar.

Mi carrera es demandante, quiero pasar tiempo con mi familia y amigos y hay deportes y pasatiempos que adoro, incluyendo participar en partidos de fútbol de salón, algunas veces programados para las 11 p.m. Simplemente, ¡no quiero perderme la diversión! Mi filosofía es jamás perderme una oportunidad de experimentar algo nuevo.

Entonces, generalmente, me preocupa perderme algo fantástico mientras duermo. Independientemente de que se trate de terminar un reporte importante en el trabajo o salir tarde en la noche para socializarme con amigos, es fácil sacrificar una o dos horas de descanso.

Pero si bien acortar nuestras horas de sueño no nos matará inmediatamente, sin un sueño óptimo no podemos tener el mejor estado físico o mental. Por naturaleza, nuestro cuerpo tiene una señal incorporada que nos indica comenzar a desacelerarnos para prepararnos para el descanso total. Piense en ello como nuestra "desconexión automática" sin la cual estaríamos exhaustos o enfermos.

{
En el adulto típico, incluso una semana de dormir dos a tres horas menos que la cantidad de sueño óptima necesaria cada noche afecta seriamente el humor, el estado de socava y el desempeño.
}

El sueño mantiene el control de nuestra temperatura corporal, presión corporal, secreción de hormonas, actividad cerebral y muchas otras funciones. El cuerpo necesita periodos de sueño o meditación para procesar información, dar sentido a todo lo que nos bombardeó durante el día y almacenarlo en la memoria. En el adulto típico, incluso una semana de dormir dos a tres horas menos que la cantidad de sueño óptima necesaria cada noche socava seriamente el humor, el estado de alerta y el desempeño.

Si el cerebro no tiene tiempo para reiniciarse, pronto experimentaremos graves problemas de memoria. Y la pérdida de sueño a largo plazo es tortura pura para el cuerpo. Puede acelerar la aparición de diabetes, alta presión sanguínea y pérdida de memoria o podría empeorar estos trastornos si ya los padecemos.

La función más importante del sueño puede ser el tiempo que le da a su cuerpo para la reparación celular. Por eso es tan importante tomar dos veces al día suplementos minerales y multivitamínicos, con mayor cantidad de minerales en el suplemento que ingiere con su cena. Incluso el *Journal of the American Medical Association* admitió finalmente que todos deberíamos tomar un suplemento vitamínico y de minerales diariamente.[1]

Para aumentar la eficacia, se debe tomar un producto que separe las vitaminas y los minerales y proporcione dosis mucho más altas que las anticuadas "dosis diarias recomendadas". Los productos vitamínicos de alta calidad proporcionan antioxidantes importantes, por lo que debe tomar la mayor cantidad por la mañana para estar más protegido durante el día cuando su cuerpo está expuesto a mayores demandas y tensiones. Los minerales son críticamente necesarios durante la construcción y reparación celular, entonces usted debe ingerir una mayor cantidad de minerales en la noche para que estén disponibles durante el sueño.

Coincidentemente, algunos minerales tales como el magnesio, también tienen un efecto calmante.

> **Solución simple:**
> Tome un suplemento mineral con cada cena para ayudar a la reparación celular mientras duerme.

El pronóstico de su dormitorio

Los periodos de sueño, alternados con periodos de actividad, son importantes porque cada una de los casi 100 trillones de células de su cuerpo tiene su propio "reloj interno" con ciclos que coinciden con el transcurso del ciclo de veinticuatro horas. Sin embargo, el buen funcionamiento de ese reloj interno puede depender de la calidad del ambiente en el que duerme. Para que el sueño nocturno sea verdaderamente relajante y restaurador, no podemos pasar por alto la iluminación y temperatura del dormitorio.

No permita que haya luz

Durante la mayor parte de la existencia de la humanidad, los seres humanos han sido criaturas de día, raramente activas de noche debido a los peligros inherentes que acechan en la oscuridad. Hoy en día, con el acceso que tenemos a fuentes de iluminación económicas, somos criaturas de veinticuatro horas al día: trabajando, jugando, viajando y comiendo a toda hora del día y de la noche. Pero nuestro cuerpo sigue preparándose naturalmente para el estado semiconsciente o inconsciente que llamamos "sueño".

Y todavía necesitamos de la oscuridad para dormir bien.

Podemos percibir la luz porque tenemos células ganglionares sensibles a la luz en las retinas de nuestros ojos que no tienen relación alguna con la acción de ver. Cuando la luz del día se desvanece, estas células envían un mensaje a nuestro cerebro indicándole que ya es momento de prepararse para dormir, lo que significa que es tiempo para que la glándula pineal comience a producir la hormona *melatonina*. La melatonina se conoce como la "hormona de la oscuridad" porque regula el ciclo sueño-vigilia en los seres humanos: causa un estado de somnolencia, reduce la temperatura corporal, desacelera las funciones metabólicas y, además, pone al cuerpo en modo "dormir".

Una función importante de la melatonina es que ayuda a regular los ciclos de sueño-vigilia, pero también sirve para otros propósitos. Es un poderoso antioxidante que puede atravesar la barrera sangre-cerebro y otras membranas celulares para mejorar la protección contra los radicales libres. Estas moléculas orgánicas inestables pueden dañar nuestras células y crear estrés oxidativo, reacciones en cadena vinculadas con el envejecimiento y enfermedades degenerativas. La melatonina también influye en el sistema inmunitario y ayuda a proteger contra enfermedades infecciosas.

Solución simple:
Tome un suplemento de melatonina antes de irse a la cama para facilitar el proceso corporal natural del sueño.

Aparentemente, la producción de melatonina incluso puede afectar el riesgo de una mujer de padecer cáncer en el seno. Los investigadores hallaron que en mujeres completamente ciegas el riesgo de padecer cáncer de seno era 36 por ciento menor que el de las mujeres que ven.[2] Debido a su falta de percepción de la luz, las mujeres ciegas, típicamente, producen niveles de

> Un simple destello de luz en la mitad de la noche es suficiente para indicar a la glándula pineal que la noche está por terminar y que ya es hora de levantarse... La producción de melatonina baja inmediatamente.

melatonina más altos que las mujeres que miran. Una producción menor de melatonina también puede ser la razón por la cual las mujeres que trabajan en turnos nocturnos tienen índices de incidencia considerablemente mayores de padecer cáncer y otros trastornos.[3]

Un simple destello de luz en la mitad de la noche es suficiente para indicar a la glándula pineal que la noche está por terminar y que ya es hora de levantarse, independientemente de que sea o no sea así. La producción de melatonina baja inmediatamente. Entonces, si usted necesita ir al baño, de ser posible, evite encender la luz.

Estudios recientes indican que la melatonina es más sensible al rango de luces azules, desafortunadamente, es el color de luz que se usa en la mayoría de los aparatos electrónicos desde relojes despertadores y radio relojes hasta teléfonos celulares, reproductores de DVD, módems de cable y consolas de juego. Si desea dormir en forma relajada y adecuada, debería quitar todos esos aparatos del dormitorio, o al menos, alejarlos de la cama.

Solución simple:
Compre luces de noche, relojes despertadores y otros aparatos electrónicos para el dormitorio que se iluminen con luz roja que es menos perturbadora para la producción de melatonina que la luz blanca o azul.

No se olvide de la luz que proviene de afuera de su dormitorio. Los faroles de la calle, las luces de los automóviles, la luz del pórtico de su vecino e incluso la luz de la luna pueden interrumpir su descanso cuando se filtra por las ventanas de su dormitorio. En consecuencia, los tratamientos para las ventanas implican más que una simple decoración interior. Independientemente de que coloque persianas o cortinas, cerciórese de que las ventanas de su dormitorio estén completamente cubiertas para bloquear toda entrada de luz.

¿Cuál es la mejor temperatura para dormir?

Más que identificar un rango específico, los expertos están de acuerdo en que cualquiera que sea la temperatura confortable para la persona que duerme, ésta tendrá un efecto positivo en la calidad y duración del sueño. Cuando su cuerpo siente mucho calor o mucho frío, el cerebro manda una señal para despertarse.

Pero para la mayoría de las personas, cuanto más frío esté el dormitorio, mejor.

¿Por qué?

"Cuando uno se va a dormir, el punto de ajuste de su temperatura corporal -la temperatura que su cerebro está tratando de alcanzar- desciende", escribe H. Craig Heller, Ph.D., profesor de Biología en la Universidad de Stanford. "Piense en ello como el termostato interno". Una leve caída en la temperatura corporal induce el sueño. Si hace mucho calor, el cuerpo debe trabajar para alcanzar este punto de ajuste; y cuando el cuerpo está trabajando, no descansa.[4]

Ralph Downey III, Ph.D., Jefe de Medicina del Sueño en la Universidad de Loma Linda, también descubrió que el nivel de temperatura en su dormitorio afecta la calidad del movimiento ocular rápido (REM) la etapa en la que usted sueña.[5]

> **Solución simple:**
> Tome un baño tibio antes de irse a la cama. La baja de temperatura corporal natural del cuerpo luego del baño lo ayudará a dormirse.

El Dr. Wentz recomienda dormir en un cuarto suficientemente frío donde tenga la necesidad de cubrirse la mayor parte del cuerpo por lo menos con una sábana, lo que también ayuda a bloquear los neurotransmisores en su piel frente al estímulo de la luz.

En búsqueda de aire limpio

La tradición antigua de decir: "Salud" o "Gesundheit" cuando una persona estornuda, se deriva, en parte, de una antigua leyenda popular que dice que el espíritu sale temporalmente del cuerpo durante el estallido involuntario. Sin embargo, el peligro real no puede ser el estornudo o la exhalación. En ciertos cuartos de la casa, ¡deberíamos decir una plegaria cada vez que *inhalamos*!

- ¿Se levanta a menudo aletargado y sintiéndose incapaz de concentrarse porque siente confusión?
- ¿Padece dolores de cabeza, asma, alergias o congestión?

El aire puede ser el culpable. El aire que circula en muchos cuartos de las casas modernas está viciado, estancado y lleno de contaminantes químicos. Esto es una cuestión importante en el dormitorio, en donde usted llena sus pulmones de aire contaminado durante toda la noche.

Quizás recuerde o haya leído sobre las capas pesadas de neblina color naranja grisáceo que cubrían ciudades como Los Angeles antes de 1970. Gracias a la Ley de Aire Limpio (Clean Air Act) hoy en día no hay tantos casos de esa clase de contaminación industrial del aire. Igual, aun tenemos la tendencia de pensar sobre la contaminación solamente cuando está afuera y suficientemente lejos para verla. Nos preocupamos por evitar inhalar gases de escape cuando vemos grandes nubes de humo saliendo de chimeneas o mientras estamos atrapados en un embotellamiento de tránsito. Pero la fuente principal de contaminación del aire está mucho más cerca del hogar.

Está realmente *en* nuestras casas.

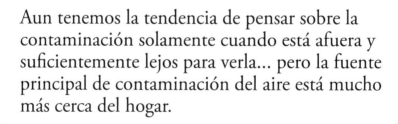

{
Aun tenemos la tendencia de pensar sobre la contaminación solamente cuando está afuera y suficientemente lejos para verla... pero la fuente principal de contaminación del aire está mucho más cerca del hogar.
}

De acuerdo con Agencia de Protección Ambiental, los norteamericanos pasan 90 por ciento de su tiempo en espacios interiores: en la casa u oficina.[6] Y mientras estamos ahí, respiramos aire que usualmente está entre dos y cinco veces más contaminado con contaminantes orgánicos que el aire exterior.[7] No es necesario que preguntemos cómo entró. Pintamos, pulverizamos y rociamos estos contaminantes, conocidos también como compuestos orgánicos volátiles (VOC) en toda nuestra casa.

Ahora debemos hacer que se vayan.

Los médicos están comenzando a reconocer que nuestra sensibilidad a los compuestos orgánicos volátiles produce síntomas que imitan un resfrío o fiebre del heno. La congestión, irritación de la garganta y ojos, dolor de cabeza, mareos y fatiga asedian a los miembros más vulnerables de la familia: nuestros hijos y los ancianos. Algunos sufren síntomas tan severos como ataques de asma y otras enfermedades respiratorias, y nosotros tratamos de combatirlos con medicamentos.

Sin embargo, en lugar de incluir en nuestro presupuesto familiar la compra de por vida de distintos medicamentos de venta controlada, ¿por qué no intentamos eliminar las posibles causas?

Crear aire fresco

A pesar de la gravedad de la situación reinante en nuestros espacios interiores, en realidad tenemos solamente tres soluciones para mejorar la calidad del aire:

1. Deshacernos de las fuentes de contaminación.
2. Diluir el contaminante con el aire fresco que entra por una ventana abierta.
3. Limpiar el aire contaminado existente por medio de filtración.

El "material" que estamos tratando de limpiar del aire está, típicamente, formado por materia particulada y contaminantes gaseosos. Los particulados incluyen polvo, humo, polen y partículas generadas por los dispositivos de combustión además de partículas biológicas asociadas con organismos minúsculos, tales como ácaros del polvo, bacterias y mohos. Los contaminantes gaseosos pueden provenir de procesos de combustión, pero también del uso de productos tales como adhesivos, pinturas, productos de limpieza y pesticidas.

¿Recuerda los perfumes y las sustancias químicas de la limpieza en seco sobre los que hablamos antes?

La mejor forma para reducir el riesgo de la contaminación del aire en espacios interiores *no* consiste en filtrar o purificar, sino en controlar o eliminar las fuentes de los contaminantes: productos que contaminan el aire innecesariamente. Haga todo lo posible por dejar de usar adhesivos, productos de limpieza y otros artículos de ese tipo. Si reduce el uso de éstos al mínimo, mejorará considerablemente el ambiente de su hogar.

Controlar que la ventilación de su casa contenga aire fresco del exterior es un método eficaz para evitar que se acumulen los gases nocivos y partículas. A menudo nos preocupamos por el ambiente exterior, escuchamos los informes que indican si la ciudad está en un día rojo o un día verde en la escala de calidad del aire. En realidad, el aire de nuestros espacios interiores *proviene del* aire exterior, y una vez que está adentro se contamina más y se concentra mucho más.

Por ello, el aire que está fuera de nuestra casa es consecuentemente más limpio que el aire interior.

Solución simple:

Abra una ventana siempre que pueda para que entre aire fresco y purificante. El aire exterior es un limpiador.

Una de las mayores preocupaciones con respecto a dormitorios que tienen acceso directo al baño es que ahí también hay flujo de aire directo entre el baño y el dormitorio. Si no hay un flujo de aire considerable y eficaz a través de las ventanas o ventilaciones de salida, los productos usados en el baño, tales como perfumes, esmaltes y removedores de esmalte para uñas, y lacas para el cabello, se acumularán en una nube invisible que flota sobre la cama y queda allí arriba.

Usted respira estos gases mientras duerme.

Entonces, asegúrese de que haya un extractor en su baño, y úselo todo lo que sea posible. Así se mantendrá la presión negativa en el baño y en consecuencia, todos los productos tóxicos que usa allí adentro se extraerán al exterior y no contaminarán el área en la que duerme.

Solución simple:

Usar un extractor de aire en el baño y mantener la puerta del baño cerrada ayudará a mejorar la calidad del aire de su dormitorio.

Una última opción para limpiar los contaminantes del aire consiste en usar un purificador de aire. En el mercado pueden conseguirse purificadores de distintos estilos y calidad, pero todos ellos destinados a controlar y eliminar los alérgenos que desencadenan la alergia, el asma y otros problemas respiratorios y del sistema inmunitario. Estos purificadores están diseñados para eliminar ciertos tipos de contaminantes, pero *ninguno* de ellos puede eliminar todas las partículas y gases de manera efectiva.

Los sistemas de filtración de partículas de alta eficiencia (HEPA) emplean una gran tecnología, pero para actuar efectivamente muchas veces requieren que la capacidad del ventilador o motor sea mayor que la habitual en muchos sistemas de ventilación para el hogar. Si elige un purificador con filtro HEPA para su dormitorio, tome en cuenta el ruido del motor, la velocidad de intercambio del aire y el costo de por vida de los filtros de reemplazo. Un filtro HEPA de calidad debería limpiar e intercambiar el aire hasta quince veces por hora en un dormitorio de tamaño promedio.

Recuerde que los filtros HEPA estándar capturan partículas, pero no gases. Entonces busque un purificador de aire HEPA que también tenga un filtro de carbón activado para eliminar algunos de los gases contaminantes presentes en el aire.

> Para conocer más detalles sobre los purificadores de aire, visite www.myhealthyhome.com/aire.

La cantidad real de horas de sueño para usted

Escuchó esto desde que era niño: se necesitan ocho horas de sueño para levantarse bien por la mañana.

Todos tratamos de alcanzar esa cifra mágica, y muchos de nosotros no llegamos a ella. Pero, con respecto a la cantidad de horas de sueño que realmente necesitamos, cada persona es única. Muchos de nosotros necesitamos descansar ocho horas para sentirnos de maravilla, mientras que otros pueden sentirse bien después de dormir solamente seis horas y media.

Un simple experimento en el fin de semana le ayudará a saber cuántas horas de sueño necesita su cuerpo. Preste atención a la cantidad de horas que duerme después de irse a la cama un viernes a la noche. Cerciórese de que sea *au naturale*, sin auxiliares para el sueño, cafeína, estrés o alcohol. Y no ponga el despertador o cualquier otra cosa que lo despierte a la mañana.

En la mañana del sábado, apenas se despierta, espontáneamente, fíjese qué hora es, aun cuando decida intentar dormir un poco más. Haga lo mismo el sábado por noche. El domingo por mañana ya debería saber la cantidad de horas de sueño que su cuerpo necesita naturalmente.

Entonces, por ejemplo, si se despertó naturalmente después de dormir siete horas, eso es lo que su cuerpo está pidiendo.

Durante los días de semana, determine la hora en que debe levantarse y calcule hacia atrás una media hora más para relajarse en la cama antes de la hora en que debe dormirse. Siguiendo el ejemplo de las siete horas, si se tiene que levantar a las 6 a.m., entonces prográmese para estar en la cama a las 10:30. No ingiera ningún alimento dentro de las tres horas previas a ese horario, y evite los estimulantes como cafeína, el ejercicio intenso, el estrés excesivo o cualquier otra cosa que podría hacer que usted dé vueltas en la cama y no pueda dormirse a la hora predeterminada.

Una vez que comenzó a dormir saludablemente y durante una cantidad suficiente de horas ya no necesitará un reloj despertador para despertarse por la mañana, y estará alerta sin necesidad de "drogarse" con estimulantes como el café o las bebidas cola.

Evidentemente, la vida no siempre permite tener una rutina estable; ocasionalmente, necesitaremos alguna ayuda para levantarnos cuando nuestros horarios cambian. Un reloj despertador con un sonido muy bajo puede ser un suave estímulo para despertarlo antes del amanecer, pero si cada mañana usted escucha una alarma estridente- y hace múltiples rondas con el botón de repetición de alarma- deberá reconsiderar seriamente si está durmiendo la cantidad de horas que su cuerpo necesita.

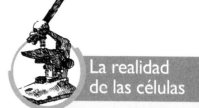

La realidad de las células

La función vital del sueño para la reparación celular

El poder del sueño para reconstruir nuestro cuerpo va mucho más allá de simplemente proporcionar descanso. El sueño dispara los patrones de respuesta de las hormonas que estimulan las células para reparar el daño producido por las actividades del día.

Quizás la más importante de ellas es la hormona del crecimiento humano (HGH), que estimula el crecimiento celular al mediar el metabolismo de las proteínas, grasas y carbohidratos. La hormona del crecimiento humano también influye en el control del peso indicando a las células grasas que liberen la energía en los lípidos que están almacenando y que reduzcan el almacenamiento adicional.

Su cuerpo sabe cuál es el momento apropiado para hacer que intervenga el personal de mantenimiento, que no es cuando usted está en medio de las actividades diarias normales, tales como trabajar y jugar. En consecuencia, un porcentaje tan alto como el 70 por ciento de la hormona del crecimiento producida en un periodo de veinticuatro horas se secreta mientras usted duerme.

El tiempo que usted programa para dormir es importante. Puede disfrutar de actividades nocturnas tales como espectáculos y conciertos, pero su cuerpo comienza a prepararse para el sueño tan pronto como el sol baja, principalmente mediante la secreción de melatonina. La secreción de la hormona del crecimiento comienza poco después y y durante las primeras horas de la noche se libera una mayor cantidad de hormona del crecimiento que en las horas posteriores.

Esfuércese por dormir bien

Todos sabemos lo bien que nos sentimos después de dormir bien por la noche, especialmente después de un largo día de juego o trabajo arduo. Es casi como si nos hubieran dado una nueva oportunidad en la vida. Sin embargo, la conexión entre ambos no es una coincidencia. La actividad física real, del tipo que nos deja agotados, nos ayuda a lograr un mejor descanso.

Sin embargo, lo que usted considera "trabajo" puede estar reduciendo su capacidad para dormir dulce y satisfactoriamente. Hay una ecuación que quizás recuerde: trabajo es igual a fuerza por distancia. Por lo tanto, estar sentado en un escritorio no cuenta como trabajo real. Su cerebro se cansa, pero eso es todo. Su trasero comienza a paralizarse, sus piernas están inquietas, su cuello está duro y los músculos de su estómago están laxos. Los trabajos de escritorio no requieren que ejercitemos nuestros músculos y articulaciones. Nuestros pulmones y corazón se vuelven flojos y lentos y, además, después de un día de este tipo de inactividad tampoco podemos dormir.

En consecuencia, ocho horas de sueño, desde las 10 p.m. hasta las 6 a.m. producen un nivel mayor de hormona del crecimiento que el que se produciría durante la misma cantidad de horas, pero desde la medianoche hasta las 8 a.m. La secreción aumenta durante los periodos de sueño profundo, y esos periodos frecuentemente se producen temprano en la noche y muy temprano en la mañana.

Generalmente, el índice de producción de la hormona del crecimiento disminuye a medida que envejecemos, y esa disminución puede comenzar tan pronto como a los veinte años. El uso de hormona del crecimiento producida artificialmente como terapia es muy controvertido, entonces mejor apueste a maximizar la cantidad de hormona del crecimiento de forma natural: a través de una cantidad correcta de horas de sueño saludable a la hora adecuada de la noche.

Si nuestra mente está ocupada navegando en la internet durante todo el día y la noche para después permanecer enganchados con la tecnología y las máquinas, muchos de nosotros pasaremos la mayor parte de nuestro tiempo sin hacer un trabajo real. Inevitablemente, a esto sigue una noche en la cual no descansamos verdaderamente.

Lanzar un frisbee y perseguir a su perro por el parque, cosas que normalmente definiríamos como "jugar", son ejemplos de "trabajo" más reales que el que muchos de nosotros hacemos cada día. Esto es así porque cuando usted entra en su carro con ese canino oloroso y jadeante experimenta una sensación tangible de logro; además, ya realizó un buen ejercicio físico, mucho más que el que hubiera hecho mientras navegaba en la internet.

Los oficinistas pueden y deberían realizar salidas creativas que impliquen para ellos un trabajo adecuado y extenuante. Mi salida creativa es jugar fútbol de salón y vóleibol en arena, y eso me ayuda a tener un sueño más profundo después de pasar una hora de la tarde corriendo atrás de una pelota. El

> Muchos de nosotros pasamos la mayor parte de nuestro tiempo sin hacer un trabajo real... seguido de una noche en la cual no descansamos bien.

estiramiento de los músculos combinado con una mayor oxigenación y flujo sanguíneo es lo que permite tener la mente despejada después de un trabajo físico duro.

Sin un trabajo o juego físico -y sí, el sexo cuenta como "juego"- la energía de las células se agota de tal manera que comienzan a funcionar mal.

Lo que sucede justo antes de ir a la cama también puede afectar la calidad del sueño. Una estresante llamada telefónica, una película estimulante o un juego de computación pueden mantener su mente en actividad cuando debería estar desconectándose.

Para evitarlo, espere un rato antes de dar por finalizado el día. Sólo piense cómo se duermen los niños cada noche. Usualmente, tienen un ritual de descanso y usted también debería tenerlo. Cuando Andrew tenía unos pocos meses, viajó con Reneé y conmigo durante casi un mes. Eso, combinado con eventos sociales nocturnos le impuso un horario loco o, debería decir, la *falta* de un horario. Reneé finalmente se puso firme, y con menos viajes y una rutina real, Andrew pasó de despertarse entre cuatro y cinco veces por noche a dormir toda la noche.

Solución simple:
Si usted tiene un trabajo de oficina o un estilo de vida inactivo, busque un pasatiempo o actividad física para que su cuerpo trabaje realmente y descanse mejor.

No se engañe pensando que un horario regular para dormir es solamente para los niños. Encuentre una rutina nocturna regular que le permita reducir la marcha, organizarse y prepararse para el día siguiente. Al menos una hora antes de irse a la cama, apague toda distracción que estimula su mente, tal como el televisor, las computadoras y la luz artificial. Y deje esas conversaciones estresantes sobre los problemas familiares o laborales fuera del dormitorio, o al menos converse sobre ellos algunas horas antes de irse a la cama.

Un menú para un sueño saludable

- Coma tres horas o *más antes del* horario que fijó para acostarse. El sueño es para reparar las células, no para digerir el filete que cenó a las 9 p.m. Si su sistema digestivo, que implica la porción más grande de su cuerpo, está trabajando para desintegrar su cena o bocadillo tardío, se desperdicia una preciosa energía en lugar de almacenarse para las actividades del día siguiente (y no olvide la acidez estomacal que lo mantiene despierto).

- Limite su ingesta de cafeína. No consuma más de 200 mg de cafeína -la cantidad encontrada en aproximadamente dos tazas de café preparado- por día. Si consume una cantidad mayor que esa puede sentir irritabilidad, latidos cardíacos irregulares y dificultad para dormir o para dormir profundamente. Comprométase a disminuir gradualmente la cantidad, en particular durante las últimas horas del día. También preste atención a la cafeína contenida en el té verde y bebidas gaseosas.

- Lleve un registro preciso de las bebidas alcohólicas que consume. Absténgase de beber bebidas alcohólicas dentro de la hora, hora y media antes de irse a la cama.

Potenciadores de la libido

Además de dormir, la segunda actividad más importante que se realiza en el dormitorio es el sexo. Desafortunadamente, pocas parejas califican mejor en este aspecto que en el del sueño. En un estudio reciente entre más de 12,000 hombres y mujeres de veintisiete países, la mitad de los adultos reportaron que no estaban completamente satisfechos con su vida sexual y un tercio manifestó que tenía menos sexo del que debería.[8]

Si bien hay muchas razones por las que no tenemos la cantidad suficiente de sexo, algunas de las más comunes pueden resolverse si hacemos los cambios ya mencionados en este capítulo.

- **Duerma:** Una de las razones más comunes aducidas por los adultos para la falta de sexo es simplemente que se sienten demasiado cansados. Esto confirma lo que los científicos ya saben: adoptar mejores hábitos de sueño puede tener un impacto positivo en nuestra libido.

- **Elimine distracciones:** Mirar televisión o navegar en la red estando en la cama no solo afecta la calidad de nuestro sueño, las parejas también reportan que se genera una gran distracción en el momento del sexo. ¿Por qué no se deshace de la TV y en lugar de ella crea su propio entretenimiento?

- **Organícese y desestrésese:** Una escapada a un hotel cinco estrellas hace que muchos de nosotros nos sintamos más amorosos. ¿Por qué? Para la mayoría, lo que nos pone en ese estado de ánimo es justamente lo que *no* hay en el cuarto de hotel. No hay montones de ropa para lavar, montañas de cuentas por pagar ni conversaciones estresantes que tan a menudo nos están esperando en el dormitorio de la casa. Entonces mantenga su dormitorio limpio y cómodo. Conviértalo en un lugar de refugio en el cual no se permiten las tareas molestas ni las discusiones estresantes.

■ Trabaje esos músculos: El ejercicio físico, ya sea caminar unos tres kilómetros o esquiar intensamente, puede incentivar fuertemente su satisfacción sexual, y no es por tener muslos más delgados o abdominales matadores. Esa sensación de euforia que tenemos después de un ejercicio duro es en realidad una liberación de endorfinas en el cerebro, las mismas sustancias químicas asociadas a la liberación de hormonas que aumentan el impulso sexual.

Resumen de soluciones simples

En el clásico libro para niños *Donde Viven los Monstruos* de Maurice Sendak, Max, el joven héroe del libro se queda dormido una noche y viaja a la tierra de las "Cosas salvajes", monstruos tenebrosos que Max debe conquistar.

Cosas que hacen ruidos misteriosos en la noche y demonios imaginarios pueden ser parte de los libros de nuestros niños, pero como se reveló en esta sección, lo tenebroso no es lo que podría estar escondido debajo de la cama, es lo que acecha en nuestros colchones, lo que se esconde en las sábanas o lo que vuela sobre nuestras almohadas. Aun cuando logremos dormir adecuadamente podemos estar exponiendo nuestro cuerpo a peligros invisibles que con el tiempo lo afectan y se acumulan en forma negativa. Muchos de nosotros dormimos con el enemigo: aire cargado de emanaciones nocivas, sábanas de las que emanan fragancias químicas, y dispositivos electrónicos que generan campos electromagnéticos en cada esquina del dormitorio.

Mientras evaluamos el ambiente en el que dormimos y hacemos el amor, podemos comenzar por eliminar el desorden y pensar seriamente en lo que se puede hacer para dormir con la menor cantidad de distracciones posible. Hay muchas cosas que usted puede hacer para mejorar el ambiente en el que duerme y aumentar la capacidad de su cuerpo para sanarse durante esas horas críticas de reparación celular.

Mejore la puntuación

Posiblemente acumuló algunos puntos de peligro en las pruebas del capítulo, pero no se desalicnte. Abajo encontrará un rango amplio de cambios que puede implementar para mejorar su dormitorio, cada uno con su correspondiente puntuación. Su objetivo debería ser incorporar suficientes cambios pequeños para que su puntuación en la "salud de su dormitorio" sea mayor que cero.

Asegúrese de obtener su código de acceso web en el reverso de este libro y visítenos en www.myhealthyhome.com para encontrar más soluciones, saber qué están haciendo otras personas y actuar para marcar una diferencia positiva en la salud de su hogar. ¡Incluso puede ganar premios por su esfuerzo!

RESUMEN DE SOLUCIONES

¿Qué soluciones simples incorporará en su dormitorio?

Puntuación

1. Voy a: (Seleccione una)

   ☐ Empezar a usar pijama de tela natural (4 puntos) y/o sábanas de tela natural (4 puntos)

   ☐ Empezar a usar pijama de algodón orgánico (6 puntos) y/o ropa de cama de algodón orgánico (6 puntos)

2. Voy a: (Seleccione todo lo que corresponda)

   ☐ Usar un detergente para lavar la ropa que sea ecológico y atóxico (6 puntos)

   ☐ Empezar a usar una marca de detergente convencional sin fragancia (3 puntos)

   ☐ Dejar de usar toallitas para la secadora (6 puntos)

3. Voy a: (Seleccione todo lo que corresponda)

   ☐ Dejar de usar procesos de lavado en seco (12 puntos)

   ☐ Reducir el uso de lavado en seco con percloroetileno a lo estrictamente necesario (4 puntos)

   ☐ Dejar que se airee cualquier cosa lavado en seco antes de llevarla adentro de la casa (2 puntos)

   ☐ Empezar a usar un limpiador en seco ecológico (8 puntos)

   ☐ Usar ropa interior de fibras naturales debajo de cualquier prenda lavada en seco (2 puntos)

4. Voy a: (Seleccione todo lo que corresponda)

   ☐ Dejar de usar prendas ajustadas (10 puntos)

   ☐ Quitarme la ropa ajustada, como sostenes y sudaderas con cuellos estrechos cuando estoy en casa (4 puntos)

   ☐ Evaluar a conciencia mi guardarropa y a regalar las prendas que sean demasiado ajustadas (8 puntos)

5. Voy a: (Seleccione todo lo que corresponda)

   ☐ Empezar a usar un colchón de caucho natural u orgánico (15 puntos)

   ☐ Airear el colchón cuando lave la ropa de cama (3 puntos)

   ☐ Usar un cubrecolchón de lana orgánica o caucho natural (6 puntos)

6. Voy a: (Seleccione todo lo que corresponda)

- [ ] Alejar los equipos electrónicos de la cama (3 puntos por cada elemento que haya alejado hasta una distancia de al menos 1.2 metros)
- [ ] Desconectar regularmente los dispositivos y aparatos cuando no están en uso (5 puntos)
- [ ] Dejar de usar una manta térmica o desenchufarla antes de irme a la cama (10 puntos)

7. Voy a: (Seleccione todo lo que corresponda)

- [ ] Reducir a cero toda la luz en el dormitorio mientras duermo (7 puntos)
- [ ] Quitar o reemplazar los equipos electrónicos del dormitorio que dan luz blanca o azul (4 puntos)

8. Voy a: (Seleccione uno)

- [ ] Tomar un suplemento de melatonina antes de irme a la cama para facilitar los procesos corporales naturales del sueño (4 puntos)
- [ ] Calentar o enfriar la habitación lo suficiente como para no despertarme con mucho calor o mucho frío (3 puntos)

9. Voy a: (Seleccione todo lo que corresponda)

- [ ] Hacer el experimento para dormir el fin de semana indicado en la páginas 56-57 para saber cuánto descanso realmente necesita mi cuerpo (4 puntos)
- [ ] Fijar una hora razonable para irme a dormir y respetarla durante los días de semana y fines de semana (6 puntos)
- [ ] Adaptar el horario de dormir para irme a la cama antes de las 10:30 p.m. para maximizar la producción de melatonina y la hormona del crecimiento (6 puntos)

10. Voy a: (Seleccione todo lo que corresponda)

- [ ] Hacer actividad física -"trabajo real" como se menciona en el texto- todos los días (5 puntos)
- [ ] Evitar el consumo de cafeína, alimentos o alcohol tres horas antes de irme a dormir (5 puntos)
- [ ] Crear una rutina de relajación y a cumplirla todas las noches (3 puntos)
- [ ] Suspender estimulaciones tales como los videojuegos y la televisión al menos treinta minutos antes de irme a dormir (3 puntos)

Su puntuación positiva para las soluciones simples:

Su puntuación en el peligro "Roce": -

Su puntuación en el peligro "Eléctrico": -

Su puntuación en el peligro "Dormir": -

Total para la salud de su dormitorio:

¿Está logrando una diferencia positiva? Siga trabajando para implementar una o dos soluciones simples por vez hasta que su puntuación sea positiva. No tiene que ser difícil, simplemente tenga voluntad para dar "pasos muy pequeños" regulares. Muchos pasitos durante una vida suman para mejorar la salud.

> Puede hacer el seguimiento de la puntuación que obtuvo en la prueba y los puntos de solución en el sitio web *El hogar saludable* en www.myhealthyhome.com/cuestionario.

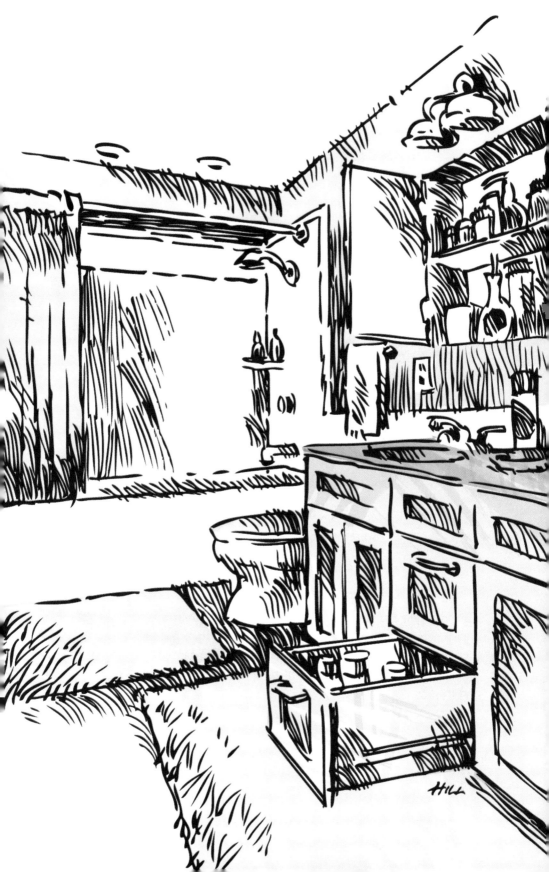

3

El cuarto de baño

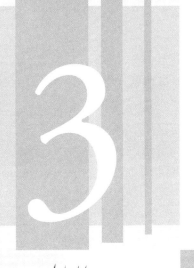

Todas las mañanas, cuando nos levantamos, entramos torpemente al cuarto de baño sin prestar atención a lo que nos rodea. Nos sentimos seguros en nuestro dulce hogar, pero nuestro cuarto de baño también debería tener el símbolo de la calavera y los huesos cruzados en la puerta.

Muchos cuartos de baño contienen sustancias químicas más tóxicas que la cochera. Entre más botellas y tubossobre el lavador, y filas de medicina en el botiquín, amontonados en los cajones y acumulados en la ducha, más veneno estará acumulando en su cuerpo. En esta sección hablaremos sobre las cosas que deberían generarle más preocupación, aquellas que debería evitar y qué soluciones simples puede aplicar fácilmente para proteger su salud sin sacrificar el propósito universal de verse lo mejor posible.

Después de haber recorrido el dormitorio principal de Dave recientemente renovado, el Dr. Wentz se dirige al baño principal. Diseñado con estilo y decorado en piedra natural, con líneas contemporáneas, colores tierra cálidos, toallas gruesas y una ducha tipo spa: el escape final para el día más estresante.

¿Cómo podría haber algún peligro allí dentro?

Dave: Papá, no deberías mirar ahí.

Dr. Wentz: [*Sonriendo mientras abre el armario próximo al lavabo*]. El cuarto de baño tiene un terrible impacto en nuestra salud. Compite con la cocina en su importancia para determinar nuestra calidad de vida.

Donna: ¿Cómo es eso?

Dave: Cuando pensamos en cambiar hábitos para mejorar nuestra salud, generalmente pensamos en cambiar nuestros hábitos alimentarios. Pero, dado que el cuarto de baño es pequeño, generalmente mal ventilado y excesivamente contaminado, es uno de los lugares más peligrosos de la casa por los metales pesados, los perturbadores endócrinos y los compuestos orgánicos volátiles ahí presentes, y más peligroso para mí si no saco a mi papá de ahí antes de que comience a tirar los productos para el cabello de mi esposa.

Dr. Wentz: [*Sosteniendo un frasco de fijador para el cabello para inspeccionarlo mejor*] Verdaderamente, estoy muy impresionado. Hasta ahora sólo encontré siete cosas que debes tirar.

Donna: ¿Porque ya están vencidos?

Dave: No, no es eso. El problema es que la mayoría de las personas subestiman las sustancias químicas presentes en los productos que usan para su cuidado personal.

Dr. Wentz: Siempre recomiendo a las personas que lean las etiquetas de los productos que usan. Probablemente encontrarán treinta o cuarenta ingredientes, la mayoría de los cuales no son conocidos para la persona común. Pero, los aplicamos en todo nuestro rostro, cabello y piel sin hacer una sola pregunta sobre su seguridad. ¿Qué es esto? Dave, ¿no estarás usando antitranspirante, verdad?

Dave: Bueno, algunas veces necesito usarlo, como podrás imaginarte. Sin embargo, ¿viste ese desodorante que está justo al lado? Lo uso los fines de semana y en otros momentos en los que no tengo que preocuparme si alguien me ve sudar.

Dr. Wentz: ¡Ajá! sabes lo que pienso sobre el aluminio en en los productos para el cuidado personal. [*abriendo un cajón*] Veo que tu pasta dental no tiene flúor. Bien hecho. Pero, también veo un enjuague bucal . . .

Dave: Es mi culpa, ha estado allí por algunos años. Hace mucho tiempo que dejé de usar enjuague bucal. Por alguna razón creo que nos cuesta botar aquello que ya no usamos.

Dr. Wentz: En especial, aquellas cosas que son valiosas para nosotros. Aun cuando sea una práctica muy peligrosa, las personas no desechan los medicamentos recetados que no usan por esa razón. Piensan que quizás puedan necesitar un antibiótico o calmante en algún momento. Pero, aparentemente, el acetaminofeno es lo más peligroso que hay aquí.

Capítulo 4
Vayamos a lo personal

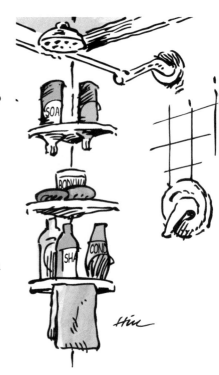

Cuando consideramos los peligros que podrían acechar en el cuarto de baño, lo primero que se nos viene a la mente son los limpiadores de azulejos, limpiadores de inodoros, lejías y otros productos de limpieza que dejan olores tóxicos en el aire, asfixiándonos hasta que terminamos la tarea y escapamos.

Sin embargo, los limpiadores son solamente una pequeña parte de una temible lista de sustancias químicas que debemos considerar. Muchas más sustancias, se encuentran en los productos para el cuidado personal como lociones, antitranspirantes, limpiadores, maquillaje y fijador para el cabello, pueden hacer tanto daño como las anteriores. Quizás más, así que tomemos las mismas precauciones que cuando usamos lejía o limpiacañerías.

De hecho, dejamos esos peligrosos productos en nuestra piel durante todo el día.

CUESTIONARIO

¿Cuán tóxico es su hogar?
Puntuación

1. ¿Cuánta colonia o perfume usa habitualmente? (seleccione una)
   - Nada (0 puntos)
   - Una pequeña cantidad (2 puntos)
   - Una pulverización larga (4 puntos)
   - Un chorro o varias pulverizaciones (6 puntos)

2. ¿Cuántos productos en aerosol usa? Considere los antitranspirantes, fijadores para el cabello, etc. (7 puntos cada uno)

3. ¿Usa un desodorante antitranspirante? (Si no está seguro lea la etiqueta del producto). Sí_____ (7 puntos).

4. ¿Cuántos productos para el cuidado personal usa diariamente? Considere los productos listados arriba además de los productos cosméticos, para afeitarse y para el cuidado de la piel. (2 puntos cada uno)

Su puntuación para el peligro de "Cuidado personal"

1-8	9-16	17-24	25+
Belleza natural	Tiempo de renovarse	Algunos hábitos desagradables	Piel química

Lociones y pociones

La piel es una malla intrincada que provee una barrera parcial contra los elementos ambientales, buenos y malos, pero que deja entrar una cantidad de éstos mucho mayor de lo que pensamos. Considere todos los fármacos y terapias disponibles en los parches que se aplican en la piel para tratar afecciones como cinetosis, abstinencia de nicotina, enfermedad cardíaca y dolor. Estos parches suministran fármacaos a través de la piel y directamente al torrente sanguíneo.

Si bien la piel tiene capacidad de absorción, también excreta toxinas del cuerpo a través de nuestros poros. Debido a las funciones vitales de la piel, protegerla es tan importante como cuidar lo que comemos y bebemos.

Mi padre frecuentemente dice: "Si no estás dispuesto a comer algo, entonces no deberías aplicarlo en tu piel". Y está en lo cierto. Si nos da miedo rociar ese antitranspirante en nuestra lengua o colocar una gota de esa crema para los ojos en nuestra boca, no deberíamos aplicarlos en nuestra piel. Después de todo, las mismas sustancias químicas tóxicas que nos negamos a ingerir están igualmente entrando en nuestro cuerpo y circulando hacia nuestras células. Cuando nuestra compañía lanzó una línea para el cuidado de la piel sin conservadores a base de parabeno, el Dr. Wentz se paró en el escenario frente a miles de personas y exprimió el pomo para colocar una pequeña porción de loción sobre su lengua y así demostrar su teoría. Los productos para el cuidado de la piel deberían elaborarse a partir de ingredientes naturales y saludables: posiblemente no tengan un sabor agradable, pero no nos harán daño.

¿Una cubierta tóxica?

¿Quien no imagina tener una piel firme y con menos arrugas en el futuro, tal como prometen los comerciales sensuales y las fotos retocadas? Incluso podríamos considerarnos adictos a la búsqueda de la belleza. En nuestra cultura, belleza significa éxito, y todos esperamos el milagro de tener una piel radiante, labios seductores y cabello brilloso.

Tanto los hombres como las mujeres disfrutan el probar productos nuevos y confiesan abiertamente su credulidad cuando los fabricantes lanzan pociones nuevas que, según dicen, detienen el envejecimiento, o productos para el cabello que prometen generar una textura más gruesa. Mantienen vivo el interés y la diversión de la vida, y nosotros nos apuntamos para cualquier cosa que promete detener el reloj.

Cuando usted hizo la prueba al inicio de este capítulo, posiblemente se sorprendió por la cantidad de productos para el cuidado personal que usa diariamente. No es el único. Una encuesta realizada en el 2004 entre 2,300 hombres y mujeres estadounidenses determinó que un adulto normal usa por día nueve productos que contienen aproximadamente 126 ingredientes individuales.[1]

¿Nueve o más productos por día? Eso significa que recubrimos el órgano más grande de nuestro cuerpo fragancias, conservadores y otras sustancias químicas.

Asumimos que estos productos deben ser seguros o de lo contrario, no estarían en los anaqueles de las tiendas. Sin embargo, si el armario de su baño es similar a muchos otros, es seguro que contiene una reserva de sustancias químicas que podría durar hasta que su cabello se llene de canas. Simplemente, lea la lista de ingredientes incluida en los removedores de maquillaje, jabones líquidos, espumas para afeitar, champús, acondicionadores, antitranspirantes, humectantes, lápices de labios, bases de maquillaje, polvos, delineadores líquidos, lápices, gelatinas para el cabello, espumas, fijadores, pastas dentales, enjuagues, blanqueadores, perfumes, esmaltes para uñas, protectores solares, bronceadores en aerosol, insecticidas; aun los papeles higiénicos, tampones y apósitos les han agregado sustancias químicas.

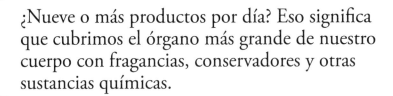

¿Nueve o más productos por día? Eso significa que cubrimos el órgano más grande de nuestro cuerpo con fragancias, conservadores y otras sustancias químicas.

¿Alguna vez ha pensado cuántas sustancias químicas se absorben a través de la piel al interior del cuerpo cuando usamos estos artículos? No es necesario que lo piense. Estudios reciente encuentran más de doscientas sustancias químicas presentes en la sangre del cordón umbilical de los recién nacidos.[2] Una vez que los bebés pierden la seguridad relativa que les provee el útero, ¿a cuántos más compuestos químicos de olor dulce los exponemos deliberadamente?

Recuerde que los productos para el cuidado personal como los listados que se encuentra arriba, las pruebas realizadas solo se han hecho en adultos.

En los cosméticos, tratamientos para el cuidado de la piel y otros productos personales se usa una cantidad aproximada de 10,500 sustancias químicas diferentes. Algunas de estas sustancias químicas son las nitrosaminas, el plomo y otros metales pesados, parabenos, ftalatos, hidroquinona y 1,4-dioxano, todos ellos muy nocivos.[3]

De hecho, el 1,4-dioxano es un probable cancerígeno incluido en casi un cuarto de todos los productos cosméticos, no como un ingrediente, sino como un contaminante.[4]

¿Cuánto veneno es demasiado?

Saber que estos productos contienen esos ingredientes peligrosos nos lleva a la siguiente pregunta lógica: ¿cómo puede ser legal vender productos tóxicos a clientes confiados?

El gobierno determinó el término "niveles de seguridad máximos" para informar la cantidad de ingredientes tóxicos que su cuerpo debería ser capaz de soportar. Esta es la forma encubierta que tiene el gobierno para decir que un científico les informó, con base en estudios hechos en animales, que cinco partes por millón de un ingrediente determinado no causa problemas detectables en la salud. Sin embargo, en un nivel mayor, este mismo ingrediente puede causar signos de afecciones que van desde urticaria hasta cáncer.

Saber que se han realizado esos estudios puede parecer tranquilizador, pero los grupos que usualmente realizan estudios de toxicidad de ingredientes para el cuidado de la piel son los fabricantes mismos que desean lanzar sus productos al mercado. Aun cuando se trata de estudios clínicos, yo podría diseñar un estudio que demuestre que el cianuro es seguro en ratones. Todo lo que tendría que hacer es evaluar los ratones dos segundos después de administrarles el cianuro y concluir que están bien, pero si esperara un minuto para registrar los datos, todos los ratones estarían muertos.

Si bien este ejemplo puede parecer un poco tonto, demuestra los peligros reales de realizar estudios a corto plazo sobre ingredientes que podrían tener efectos acumulativos a largo plazo. El cáncer y otras enfermedades degenerativas demoran años en desarrollarse. Por encima de esto, hay muchas variables que se deben considerar en cualquier estudio. Sin embargo, en lo que respecta a algunos fabricantes, la seguridad es secundaria. Las nuevas sustancias químicas se consideran como seguras hasta que se *prueba* su peligrosidad y, para muchos consumidores, para ese entonces ya será tarde.

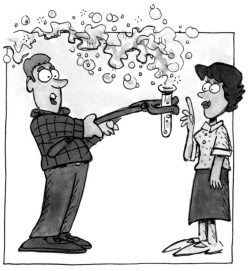

"Es venenoso, entonces toma sólo un sorbito".

Los expertos de la industria del cuidado personal a menudo reclaman que los estudios comprometedores, tales como los que demuestran un riesgo de cáncer, no son realistas. Después de todo, dicen, los estudios pueden haber usado diez veces la "dosis normal" o el "nivel de seguridad máximo" de un ingrediente recomendado para ese producto. Pero, ¿qué pasaría si usted usara diez productos con el nivel de seguridad máxima del mismo ingrediente o los usara por un tiempo diez veces mayor que el tiempo considerado en el estudio? ¿Quién determina que una décima parte del veneno que mata es segura? Si no puedo detectar cáncer pancreático en personas que fuman un cigarrillo por día, ¿puedo entonces concluir que un cigarrillo por día es seguro?

Con respecto a esto, ¿aquellos que realizan los estudios asumen que su sistema inmunitario, hígado, riñones y drenaje linfático están en perfecto estado de salud y que la calidad del aire y del agua potable son excelentes? Justo lo contrario, es más realista asumir que su cuerpo lucha contra cientos de otros ataques celulares en un tiempo determinado.

Si bien no podemos analizar *todos* los peligros ocultos en los productos para el cuidado personal, podemos concentrarnos en algunos de los más comunes y encontrar formas de evitarlos.

"Conservando" la belleza

Los fabricantes saben lo que los consumidores desean, y ellos lo ofrecen. También saben que los consumidores detestan abrir un bote de cosmético y ver que se llenó de moho. Al mismo tiempo, también quieren enviar sus productos a lugares distantes y almacenarlos en depósitos durante meses para que la distribución sea eficiente. Por ello, casi todos los cosméticos contienen conservadores químicos.

Los conservadores, por su propia naturaleza, están diseñados para ser citotóxicos, es decir, para matar células. Particularmente, actúan para evitar el crecimiento de bacterias y hongos, principalmente *Candida albicans*, *Pseudomonas aeruginosa*, *Escherichia coli*, *Aspergillus niger* y *Staphylococcus aureus*, que pueden causar infecciones en la piel y en el cuerpo.

> Los conservadores, por su propia naturaleza, están diseñados para ser citotóxicos, es decir, para matar células.

El problema es que la piel humana también está formada por células, por lo tanto, los conservadores, aun cuando se usen en pequeñas cantidades, son un riesgo para la integridad de las células de la piel. Cuando se absorben en el torrente sanguíneo, los conservadores también se transforman en un peligro para el resto del cuerpo. Por esta razón, los niveles de conservadores se limitan a un pequeño porcentaje de la fórmula total.

Sólo un poquito de veneno.

Diariamente, estamos expuestos a una cantidad asombrosa de sustancias químicas y pocas veces pensamos en los efectos acumulados que podrían tener en nuestra salud. Cuando nos detenemos a reflexionar sobre la tabla de ingredientes de un producto particular, la mayoría de nosotros hacemos caso omiso y asumimos: "Debe ser seguro. No lo venderían si no lo fuera".

Las cosas que más le gustan de sus productos son hechos con ingredientes "con los niveles máximos de seguridad". Pero, ¿cuáles son esos niveles para usted y su cuerpo cuando:

- Se lava, tonifica y exfolia el rostro?
- Se aplica un rímel, se humecta y usa crema para los ojos?
- Se coloca base de maquillaje, rímel, lápiz labial, delineador de ojos y colorete?
- Usa champú y acondicionador, fijador del cabello?

¿Entiende lo que quiero decir?

Entonces, digamos que el gobierno concluye que no puede detectar problemas para la salud causados por un conservador usado en productos para el cuidado de la piel siempre y cuando la cantidad del conservador no exceda un cierto nivel. Esto es una buena noticia para el fabricante de cremas para el rostro -llamémosla Compañía A- que desea crear un producto que tenga la mayor vida útil posible y al mismo tiempo mate los microbios que tienden a crecer en ese ambiente húmedo y rico en nutrientes. Por ello, la Compañía A incluye en su producto la mayor cantidad de conservador permitida por el gobierno, y así... todos están contentos.

Evidentemente, la Compañía B tiene el mismo plan para su crema para los ojos que efectivamente previene las arrugas. Y la Compañía C tiene que competir con su producto de rímel. Para evitar que sus productos se arruinen antes de que puedan venderlos, las Compañías B y C también agregan la cantidad máxima del mismo conservador en cada uno de *sus* productos.

Todos estos productos se consideran seguros y compatibles de acuerdo con las reglamentaciones gubernamentales que asumen que usted debe estar viviendo en un vacío. Desafortunadamente, si usted usa la crema para el rostro, la crema para los ojos y el rímel, su rostro recibe *tres veces* el nivel máximo de seguridad de ese conservador específico cuando los tres

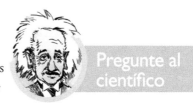

Pregunte al científico

"Dr. Wentz, ¿por qué le preocupan, particularmente los parabenos?"

Los parabenos son conservadores químicos tóxicos y constituyen el ingrediente usado con mayor frecuencia en los productos para el cuidado de la piel. Se calcula que las mujeres están expuestas a una cantidad diaria de hasta 50 mg de parabenos solamente por el uso de cosméticos y productos para el cuidado personal.[5] Los parabenos exhiben actividad estrogénica y se sospecha que son cancerígenos.

La evidencia actual muestra que los parabenos son imitadores hormonales débiles, pero entre las niñas adolescentes que atraviesan una actividad hormonal intensa durante su desarrollo para llegar a ser mujeres maduras, no es muy difícil alterar esa transformación normal de niña a mujer adulta.

Las mujeres jóvenes actuales están sufriendo algunos cambios inquietantes. En las niñas, los pechos comienzan a desarrollarse uno o dos años antes que en las mujeres de hace cuarenta años. Casi la mitad de todas las niñas en los Estados Unidos muestran signos de desarrollo pectoral a los diez años, y en un 14 por ciento de ellas el botón mamario aparece a los ocho y nueve años. Están perdiendo una parte significativa de su niñez.

productos son parte de su régimen diario de cuidados, y esto sin tomar en cuenta los productos de maquillaje y para el cuidado del cabello.

Estas toxinas quedarán en su rostro y piel durante todo el día. Y es posible que durante el día se los aplique otra vez. Al usar todos estos productos inevitablemente está causando un daño en las mismas células que pretende mejorar para que se vean radiantes y saludables.

¿Y qué hay acerca de su crema para afeitar, colonia, antitranspirante, gel para la ducha, champú y protector solar? Si usted aplica en su cuerpo el nivel de seguridad máximo de seis productos diferentes, multiplica por *seis* la dosis segura de esas sustancias químicas que se dirigen a su torrente sanguíneo.

Las mujeres adultas usan diariamente un promedio de doce productos para el cuidado personal, mientras que las niñas adolescentes usan en promedio diecisiete productos cosméticos y para el cuidado personal.[6] Esto significa que se están aplicando *cientos* de sustancias químicas, muchas de ellas de efectos o seguridad desconocida, en su piel y cabello. Un estudio realizado en adolescentes encontró, en promedio, trece sustancias químicas diferentes que alteran las hormonas de su cuerpo.[7]

Con este nivel de exposición tóxica, no puede sorprendernos que las mujeres adultas actuales tengan un desarrollo sexual anormal y prematuro.

Adultos

¿VERDADERO O FALSO? **Los conservadores a base de parabenos contenidos en los productos de belleza pueden acumularse y alterar el desarrollo sexual en los niños.**

Verdadero.

Nos preocupamos y ocupamos de que nuestros niños se alimenten en forma saludable y descansen y se ejerciten lo suficiente, y luego les damos a nuestras hijas perfumes o colonias, maquillaje, lociones para el cuerpo y rociadores tóxicos que usan todo el día. En consecuencia, mientras sueñan con llegar a ser adultas, nuestras niñas están absorbiendo toxinas y respirando humos químicos que, de acuerdo con el gobierno no son suficientemente peligrosos como para matarlas. Sin embargo, se ha probado que estas sustancias químicas afectan seriamente los sistemas hormonales de modo que aceleran la llegada de las niñas de diez años a la madurez sexual.

Finalmente, estamos viendo una preocupación creciente por el efecto acumulado de los parabenos y ftalatos contenidos en los conservadores, y ya era hora. ¿Qué imagina para su hija, nieta o sobrina adolescente? Los ídolos adolescentes no son la única mala influencia para ellas. Los reguladores industriales dicen que los parabenos son seguros, pero los científicos que analizan sus efectos en animales de laboratorio y en la vida marina encuentran que estas toxinas son disruptores hormonales.

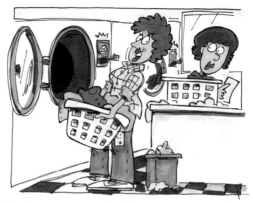

"Resulta que ya no necesito el tratamiento con estrógenos. Simplemente lavo mi ropa con detergentes que contienen ftalatos y uso mucha loción con parabeno".

Por ahora, es mejor ir a lo seguro. No debería permitirse que las niñas preadolescentes usen maquillaje u otros productos cosméticos para adultos, sin importar cuánto rueguen. Y es mejor alentar a los adolescentes a usar la menor cantidad posible de productos para el cuidado personal.

Agentes liberadores de formaldehído

El formaldehído, que posiblemente recuerde de su clase de biología en la secundaria, es la solución contra el olor fuerte usada para conservar las ranas muertas, es tóxico para las células y puede causar cáncer. Pero también es altamente efectivo para matar microbios y, por lo tanto, es un conservador eficaz.

Para evitar algunos de los riesgos del formaldehído para la salud, los fabricantes crearon una clase de compuestos conocidos como agentes liberadores de formaldehído, denominados así porque liberan pequeñas cantidades de formaldehído en productos para mantenerlos libres de contaminantes. Afortunadamente, muchas personas sufren reacciones alérgicas a estas dosis más pequeñas de la potente solución y, entonces, saben que deben evitar estos productos.

Solución simple:
Reduzca el uso de conservadores tóxicos como parabenos, ftalatos y formaldehído al reemplazar primero los productos que deja en su piel durante todo el día, tal como un humectante, por alternativas más naturales y libres de conservantes.

Desafortunadamente, los demás no sufrimos reacciones visibles que nos hagan evitar estos productos. Entonces, somos nosotros los que debemos descubrir de la manera más difícil la cantidad de formaldehído que nuestros cuerpos pueden combatir. Japón, como país, adoptó una postura proactiva contra este compuesto potencialmente peligroso, para lo cual prohibió por completo el uso de formaldehído en los productos para el cuidado personal (con excepción de los productos que se retiran por enjuague que contienen advertencias especiales).

Fíjese cuántos productos de los que usted usa contienen agentes liberadores de formaldehído. Probablemente estén indicados en las etiquetas como: [8]

- Quaternium 15
- 2-bromo-2-nitropropano-1,3-diol
- Diazolidinil urea
- Imidazolidinil urea
- DMDM Hidantoína

"¡Véase más viejo con el uso prolongado!"

No es un eslogan apropiado para una etiqueta de un producto para el cuidado de la piel.

Muchos productos "antiarrugas" contienen sustancias químicas que son citotóxicas para las células de la piel de modo que realmente pueden dañarlas con el tiempo. Es casi un modelo comercial, verdaderamente, convencer a alguien de que se verá mejor por el uso de un producto y al mismo tiempo dañará su piel para que necesite comprar más productos.

Usar maquillaje o parches temporales para el cuidado de la piel para ocultar la piel dañada es como pintar sobre óxido. Si no quita primero el óxido, el daño subyacente continuará socavando la belleza en la superficie. Si usted está preocupado por ocultar la piel seca, las imperfecciones, el acné y similares debería considerar su alimentación, protección solar, sistema inmunitario y la salud general para reparar el problema subyacente.

Solución simple:
Concéntrese en eliminar la causa de los problemas de su piel en lugar de cubrir los síntomas.

Por ejemplo, controle si está bebiendo suficiente agua para hidratar las células de la piel, consumiendo suficientes ácidos grasos esenciales, vitaminas, minerales y otros nutrientes para nutrir adecuadamente las células de la piel, y manteniendo las sustancias químicas y contaminantes lejos de su piel.

Sensibilidad a los perfumes

¿Alguna vez entró en un ascensor y sintió que la colonia o perfume de alguien era tan fuerte que usted apenas podía respirar? Le apuesto dinero a que la persona que la usaba no podía sentir su olor. Nuestros cuerpos tienen una capacidad sorprendente para desensibilizarse frente a los perfumes familiares y dejar de enviar la señal de advertencia a nuestros cerebros. Este fenómeno es especialmente notable cuando usted va a una granja, en donde el olor del estiércol al principio es insoportable y apenas perceptible unas pocas horas más tarde.

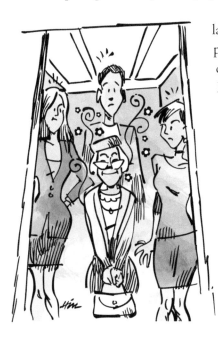

Como aprendimos en el capítulo 1, las fragancias presentes en la mayoría de los productos para el lavado de ropa y para el cuidado personal en la actualidad se crean en los laboratorios, no en campos de flores. Si bien encontrar un detergente sin perfume puede ser bastante sencillo, evitar fragancias en los productos para el cuidado personal que usted usa es una tarea más difícil. Los hidratantes, cremas y exfoliantes contienen, frecuentemente, lípidos, humectantes y otros ingredientes olorosos que usted realmente no desearía usar en su rostro cada mañana. Por ello, en los productos para el cuidado personal se agrega, típicamente, algún tipo de fragancia o un ingrediente enmascarante que hace que el producto sea "sin fragancia", de modo que esos ingredientes sean más agradables para nuestras delicadas narices.

Los aceites esenciales pueden usarse como una fragancia pero, frecuentemente, no son estables y se deterioran rápidamente. Por eso encontrará fragancias artificiales o ingredientes enmascarantes en prácticamente todo producto actual para el cuidado de la piel, particularmente aquellos que tienen una vida útil más larga.

Si bien la fragancia puede ser necesaria en los productos más complejos para el cuidado de la piel, podemos reducir nuestra exposición en esta área si comenzamos a usar productos no tan cargados de perfume. Después de todo, ¿realmente necesitamos cinco o seis fragancias compitiendo entre sí?

- Un humectante que huele a lavanda
- Un antitranspirante con aroma a melocotón
- Un champú y un acondicionador con olor a miel
- Un gel para la ducha que huele a pera

Muchos de nosotros comenzamos a oler como una ensalada de fruta con todas estas sustancias químicas flotando alrededor de nuestro cuerpo. Si compramos productos ligeramente perfumados o *realmente* sin perfume para casi todo nuestro régimen de cuidados personales y solamente usamos uno o dos productos con una fragancia más fuerte, estaremos reduciendo las sustancias químicas, y ahorrándoselas a aquellos que comparten nuestro espacio.

Una nube de aerosol

Ahora ya sabemos que los productos que usamos para el cuidado de la piel contienen ingredientes tóxicos y que éstos se absorben principalmente a través de nuestra piel. También sabemos que eliminan los gases lentamente al aire que nos rodea porque podemos olerlos. Entonces, ¿por qué empeorar las cosas usando un producto de atomización en aerosol que arroja la mitad del producto directamente al aire?

Solución simple:
Evite usar productos en aerosol para los que haya opciones no atomizables. Si debe usar aerosoles, abra una ventana y prenda el ventilador del cuarto de baño.

Estas sustancias químicas se absorben mucho más rápido a través de nuestra boca y pulmones. Además, un rocío en aerosol expondrá a nuestros familiares a cualquier toxina que nos hayamos aplicado recientemente. Saque esa nube tóxica de su cuarto de baño, y de sus pulmones.

Entonces, ¿qué es seguro?

A medida que los consumidores se informan más sobre los ingredientes de los productos que usan, los fabricantes encuentran una *forma* cada vez más inteligente para presentar dichos ingredientes. Las fórmulas "naturales" muchas veces se crean por la adición de ingredientes que parecen naturales, tales como la miel o las hierbas o el aloe, pero realmente no eliminan los ingredientes artificiales no saludables.

Lea detenidamente las etiquetas de los productos; en el mercado encontrará muchas buenas alternativas no-tóxicas para reemplazar las sustancias químicas de las que hablamos recientemente. Para comenzar, apártese de los productos que incluyan los siguientes ingredientes en sus etiquetas, especialmente cuando los niños usen esos productos:

- Parabenos (metilo, propilo, butilo y etilo)
- Mercurio (timerosal)
- Acetato de plomo
- Dietanolamina (DEA)
- Pigmentos colorantes sintéticos
- Propilenglicol (PG)
- Alquitrán mineral
- Tolueno
- Fenilendiamina (PPD)
- Petrolato

Además, si está embarazada, deje de usar todos los productos ya que su bebé estará expuesto a los mismos productos que usted usa en su cuerpo. Y mientras lee las etiquetas de los productos que usa para el cuidado personal, cerciórese de tirar todos aquellos que estén vencidos.

Revise primero y, principalmente, los productos que quedan en la piel todo el día y toda la noche antes de ocuparse de aquellos que retira por enjuague.

Solución simple:
Límpiese todos los productos del rostro en cuanto llegue a su casa en lugar de esperar hasta irse a la cama. Una pocas horas extras diarias sin sustancias químicas podrían agregarle más de seis años de vida.

Si se siente abrumado, recuerde que incorporar unos pequeños cambios lo ayudarán a reducir los efectos acumulados de las sustancias tóxicas en su piel. Simplemente piense, si deja de usar solamente dos de los diez productos que usa diariamente, reducirá su carga en un 20 por ciento. Multiplique eso por los 365 días del año, año tras año. Ese pequeño cambio tendrá un impacto acumulativo impresionante en su salud a largo plazo. Conozca los peligros potenciales y, siempre que sea posible, elija otras alternativas: elegir entre productos que no generan cáncer y productos que eliminan las arrugas podría generar una diferencia a largo plazo.

¿Qué es más importante para usted?

El problema de los antitranspirantes

La escuela intermedia es un capítulo extraño en la vida, de hecho, muchos recuerdos vergonzosos al principio de mi adolescencia aún me persiguen hoy en día. De alguna manera logramos sobrevivir la comida de la escuela, los primeros intentos incomodos de salir con una chica y los pies apestosos en la clase de gimnasia. Pero solamente un par de décadas después, casi todos los adultos conservamos algunos de los temores sociales que nos arrastran de nuevo a ese sentimiento paralizante de inseguridad.

> Si deja de usar solamente dos de los diez productos que usa diariamente, estará reduciendo su carga en un 20 por ciento. Multiplique eso por los 365 días del año, año tras año.

Uno de esos temores era que nos vieran sudados u oler a sudor. Como estudiantes, señalábamos y nos reíamos si alguien levantaba el brazo y tenía marcas de sudor. Por eso, nos poníamos la capa de antitranspirante más gruesa que podíamos. La mayoría de nosotros lo seguimos haciendo. El problema es que al hacerlo estamos inhibiendo uno de los procesos naturales del cuerpo.

Aluminio: un ingrediente mortal

Si bien los antitranspirantes y desodorantes muchas veces se mezclan entre sí para crear un solo producto y ocupan los mismos anaqueles en la farmacia o supermercado, son productos de consumo muy diferentes que actúan en formas marcadamente distintas.

Los *antitranspirantes* funcionan sobre el principio de que si usted no suda, no tendrá olor. ¿Cómo evita sudar? Es fácil: tapona y deshabilita las glándulas sudoríparas y poros de su cuerpo. Casi todos los antitranspirantes logran este efecto porque incluyen compuestos de aluminio, generalmente, clorhidrato de aluminio o circonio de aluminio.

Sin embargo, los *desodorantes* no evitan que usted sude. En lugar de ello, el alcohol u otras sustancias químicas matan algunas bacterias y el estallido de fragancia cubre los olores causados por cualquier bacteria que queda. Los productos desodorantes no antitranspirantes generalmente no contienen compuestos de aluminio.

Como ejecutivo de una compañía he participado como orador en numerosos eventos, ante miles de personas, después de los cuales pasaba una hora o más saludando a los asistentes.

Los nervios que sentía en los primeros años de hablar en público me hicieron tener lo que yo temía como un suicidio social: manos sudorosas. En lugar de arriesgarme a pasar vergüenza tendiendo una mano sudorosa a un colega o socio comercial, me frotaba antitranspirante de resistencia clínica en mis manos durante varias noches antes de un evento, a pesar de que la piel me quemaba durante horas después de la aplicación. Y lo que es peor, estaba haciendo un intercambio consciente entre vergüenza social y la amenaza de

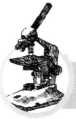

La realidad de las células

Efectos tóxicos del aluminio en la célula

Si bien el aluminio es el tercer elemento más abundante en la tierra, no tiene una función útil en el cuerpo humano. Su presencia solamente produce toxicidad y mal funcionamiento en las estructuras celulares y sistemas biológicos.

Los órganos que se intoxican con el aluminio son, principalmente, los pulmones, huesos y el sistema nervioso central. Algunos estudios en animales demuestran que el aluminio en el sistema nervioso altera la expresión de los genes del citoesqueleto y produce daños en las proteínas estructurales de las células cerebrales que incluyen la formación de filamentos proteicos ricos en fosfato. Estas proteínas se observan en varias enfermedades neurológicas que incluyen demencia, esclerosis múltiple y enfermedad de Alzheimer.

Generalmente, la mayor acumulación de aluminio se produce en células grandes, longevas, que no se dividen, tales como las neuronas. El aluminio se une irreversiblemente a las moléculas dentro del núcleo, reticulando el ADN y bloqueando la replicación de éste. Si la reticulación no se repara, la replicación se detiene y se produce la muerte celular.

El aluminio se acumula dentro de la célula en los lisosomas, núcleos problemas para mi salud que aparecerían más adelante.

Incluso en ese momento, yo sabía que había una relación identificable entre los compuestos de aluminio de los antitranspirantes y cualquier afección que va desde cáncer de seno hasta falla renal, Alzheimer y Parkinson. Afortunadamente, superé mi fobia de hablar en público y dejé a un lado esa singular aplicación de antitranspirante.

Sin embargo, muchas personas persisten en usar antitranspirantes y corren el riesgo de padecer serios problemas futuros en su vida. Nuestros temores sociales siguen prevaleciendo sobre nuestro instinto esencial de supervivencia.

y cromatina, en donde reacciona fuertemente con varias moléculas importantes. El aluminio compite molecularmente con minerales importantes para los sistemas biológicos, especialmente magnesio, pero también calcio. El aluminio compite con el hierro por la transferrina y, en consecuencia, se distribuye a cada órgano y tejido del cuerpo.

Por último, el aluminio puede inducir el daño oxidativo, lo que dificulta la función en las membranas celulares vitales. El daño oxidativo inducido por el aluminio en la vaina de mielina rica en lípidos, que posibilita la función nerviosa, se ha asociado con el Parkinson y la esclerosis lateral amiotrófica (ALS).

Toxicidad del aluminio

La preocupación relacionada con el aluminio es que es acumulativo. La amenaza impuesta por el aluminio en nuestra salud proviene del hecho de que se usa en demasiados productos -literalmente miles- desde escaleras de mano hasta antitranspirantes.

En realidad, los medicamentos de venta libre pueden ser una de las fuentes más frecuentes de contacto personal con el aluminio.

- Los consumidores de aspirina amortiguada, tales como aquellos que padecen artritis, deberían ingerir hasta 500 mg de aluminio por día.
- Una dosis típica de antiácidos que contienen aluminio puede contener hasta 400 mg, y la dosis diaria completa puede suministrar de 800 a 5,000 mg de aluminio.
- Los auxiliares digestivos tales como los remedios para la diarrea y hemorroides también pueden contener aluminio.[9]

Los alimentos cocidos o almacenados en recipientes de aluminio y papel de aluminio pueden ser otra fuente tóxica y las sales de aluminio se usan como aditivos en mezclas para pasteles, masa congelada, mezclas para panqueques, harinas leudantes, queso procesado y alimentos de queso.

Si bien no se conoce una necesidad específica de aluminio en el cuerpo humano o en un animal, hasta donde sabemos, el aluminio puede encontrarse en la mayoría de los tejidos de animales y vegetales. El aluminio causa problemas en el cuerpo, mayormente, por competir con varios otros elementos con características similares. Si usted tiene deficiencia de minerales tales como magnesio, calcio o hierro, entonces el aluminio está siempre ahí para ocupar el lugar vacío dentro de sus células. Compárelo como construir un puente de acero y dejar que un trabajador remplace las vigas de acero por vigas de aluminio cada vez que no haya acero disponible. El puente tendrá muchos puntos débiles que no funcionarán adecuadamente y probablemente colapsará, al igual que colapsarán sus células.

Si bien el cuerpo intenta excretar la mayor parte del aluminio que entra en él, cualquier exceso se deposita en distintos tejidos que incluyen los huesos, el cerebro, el hígado, el corazón, el bazo y los músculos. En ciertos tejidos que tienen una renovación relativamente baja, tales como el cerebro, el aluminio, una vez instalado, es difícil de eliminar y genera un daño a largo plazo.

Lo esencial es conocer los peligros de la toxicidad del aluminio y sopesar los riesgos. Recuerde que aun cuando a los estadounidenses les fastidie la transpiración, el cuerpo ha diseñado este método de enfriamiento y limpieza diaria. Usar un desodorante que no contenga antitranspirante es una buena opción, especialmente en momentos en que sabe que no sudará tanto.

Una camiseta también puede ayudar a ocultar la transpiración en la axila.

Solución simple:
No use desodorante antitranspirante en los meses más fríos o en los fines de semana cuando no importa si tiene un poco de sudor.

Por supuesto, puede tener glándulas sudoríparas hiperactivas o vivir en un clima húmedo y, por lo tanto, puede sentirse obligado a usar un antitranspirante durante todo el año. De ser así, tendrá que enfrentar al aluminio desde otro ángulo.

Puede evitar otras fuentes de aluminio tales como los antiácidos. Además, considere hacer un régimen de desintoxicación que le ayudará a reforzar la capacidad de su cuerpo para limpiar ese aluminio, especialmente, quitarlo de su cerebro. Algunas formas naturales para desintoxicarse incluyen la ingestión de pectina de manzana, jugo de limón, alga marina, cúrcuma o darse un baño, con sal de Epsom, un baño ya pasado de moda.

Solución simple:
Si usted usa antitranspirante, lávese a la noche para quitárselo. No lo necesita mientras duerme.

Y cada vez que pueda, arriésguese a sudar un poco.

Encontrará más información sobre los regimenes de desintoxicación en www.myhealthyhome.com/desintoxicacion.

Capítulo 5
Brillantes, blancos y perlados

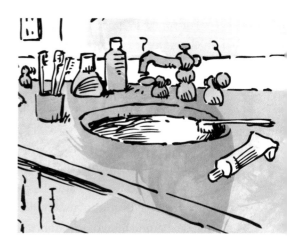

¿Cuántos ascensores se han desalojado y cuántos romances han llegado a su fin a causa del mal aliento? El número puede contarse en millones, al menos en los comerciales.

Ah, y no nos olvidemos de la agonía de los dientes que no son blancos y perlados.

Un paseo por el pasillo de los productos dentales en el supermercado o farmacia puede resultar abrumador teniendo en cuenta las innumerables alternativas disponibles: ultrablanqueador, alivio contra la sensibilidad, contra el mal aliento, para combatir la caries y para prevenir el sarro. Todo suena tan bien, ¿verdad?

El cuidado de los dientes y encías es una parte extremadamente importante para el bienestar corporal. Aun así, muchos de nosotros, sin saberlo, introducimos toxinas directamente en nuestras bocas en un esfuerzo por obtener una sonrisa "de aspecto saludable".

CUESTIONARIO
¿Cuán tóxico es su hogar?   Puntuación

1. ¿Usa pasta dental fluorada? Sí_____ (8 puntos)
2. Haga un inventario de sus dientes. ¿Cuántos empastes color plata tiene en su boca? (10 puntos por cada uno)
3. Si no tiene ningún empaste color plata, ingrese cero (0) para esta pregunta. Si tiene empastes color plata, ¿cuáles son sus hábitos regulares? (seleccione todo lo que corresponda)
   ☐ Goma de mascar (4 puntos)   ☐ Mastica hielo (3 puntos)
   ☐ Bebe bebidas calientes (café, té, etc.) (4 puntos)
4. ¿Qué usa para reducir el mal aliento? (seleccione todo lo que corresponda)
   ☐ Chicle (6 puntos)   ☐ Enjuague bucal (4 puntos)
   ☐ Limpiador de lengua (0 puntos)

Su puntuación para el peligro de "Perlados"

1-12	13-24	25-36	37+
Sonrisa gigante	Cara larga	Mueca de desagrado	Enojado

Boca tóxica

"Mantenga fuera del alcance de los niños menores de 6 años. En caso de ingestión accidental de una cantidad mayor a la necesaria para el cepillado, obtenga asistencia médica o comuníquese con un centro de control de envenenamiento inmediatamente".

Esas palabras han estado en sus manos una o dos veces por día durante más de una década. Es una advertencia obligatoria que aparece en cada tubo de pasta dental con fluoruro fabricado en los Estados Unidos. La Administración de Alimentos y Medicamentos (FDA) de EE. UU. comenzó a exigir esta advertencia a finales de la década de los 90, cuando quedó claro que los niños pequeños podían sufrir lesiones graves, o incluso la muerte, a causa del envenenamiento por fluoruro.

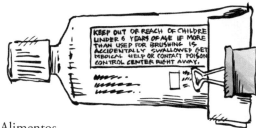

Un momento...

¿Ingerir pasta dental con fluoruro puede ser fatal?

Así es. No obstante, los gobiernos locales de los Estados Unidos han aprobado una ley que exige la fluoración del suministro de agua.

Irónicamente, ingerir demasiado fluoruro, ya sea a través de la pasta dental o del agua con fluoruro, o una combinación de ambas, puede dañar el esmalte de los dientes en niños pequeños. A esta condición se le conoce con el nombre de fluorosis del esmalte y puede causar una decoloración blanca opaca o café y corrosión en el esmalte. La única razón por la que nos exponemos (además de exponer a nuestros hijos) al fluoruro es, claramente, el propósito de tener dientes fuertes. Aun así, ¡el efecto es, sin duda, lo opuesto!

¿Podríamos decir que nos han mentido? ¿O deberíamos ser políticamente correctos y decir que estamos "mal informados"?

Absolutamente.

En esencia, el fluoruro es un residuo industrial que se ha reenvasado extraordinariamente y comercializado de manera eficaz al paso de los años en productos tópicos, como la pasta dental, y como tratamiento masivo del suministro de agua.

Sin embargo, podemos sonreír tranquilos al saber que no tenemos que elegir entre cepillarnos con veneno y tener dientes brillantes y saludables. En primer lugar, la acción física del cepillo de dientes es lo que *realmente* limpia nuestros dientes, no la pasta dental. Y hay excelentes pastas dentales que no contienen fluoruro, disponibles en tiendas naturistas, grandes cadenas de supermercados y en la internet, que crean esa sensación espumosa y mentolada a la que

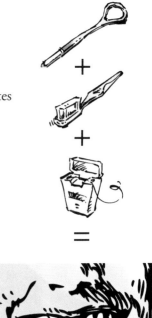

Solución simple:
Tome un suplemento de calcio, magnesio y vitamina D todos los días para mantener los dientes saludables.

nos hemos acostumbrado al cepillarnos los dientes. Todo lo que necesitamos para mantener una bella sonrisa es cepillarnos los dientes dos veces al día, limpiarnos la lengua, usar hilo dental e ir al dentista con regularidad.

Y si se rehusa a dejar de usar pasta dental con fluoruro, aplique la mínima cantidad posible en el cepillo y supervise atentamente a los niños pequeños para evitar que la ingieran.

¿VERDADERO O FALSO? **La mayoría de los enjuagues bucales contienen ingredientes tales como el formaldehído, que pueden ser nocivos si se ingieren.**

Verdadero.

Cuando éramos niños nuestras madres nos lavaban la boca con un poco de jabón para quitarnos la costumbre de decir palabrotas. Sin embargo, algunos de los enjuagues bucales disponibles en el mercado actualmente son un buen motivo para decir palabrotas sin parar.

Al igual que con el resto de los productos que nos aplicamos en la piel, no podemos suponer que los productos dentales son seguros porque están fabricados para usarlos en la boca. Los mismos germicidas (fenol, cresol y etanol) que se usan en los desinfectantes de baño también se utilizan, aunque en concentraciones menores, en los productos diseñados para ser usados en la boca, que podrían ingerirse y que se absorben a través del tejido blando de la boca. Otros ingredientes del enjuague bucal son el formaldehído y el amoniaco. Sin embargo, esto no debería sorprendernos. ¿Cuál sería el otro motivo para que la etiqueta advertiría que el producto no se puede ingerir?

¿Queda alguna duda?

Sabemos qué alimentos ocasionan mal aliento. El ajo y la cebolla, por ejemplo, se absorben en el flujo sanguíneo y posteriormente se exhalan a través de los pulmones, y este proceso puede continuar días después de haber ingerido estos alimentos. El uso de tabaco, por supuesto, causa mal aliento, pero también puede causarlo una boca seca, ya que la saliva ayuda a limpiar la boca. Y cuando las bacterias desintegran las partículas de alimento entre los dientes, también puede percibirse un aliento desagradable.

El cepillado diario, el uso de hilo dental y la ingestión de gran cantidad de agua pura deberían ser suficientes para mantener las encías saludables y prevenir el mal aliento. Pero si tiene halitosis persistente, es conveniente que utilice un limpiador de lengua con regularidad, que podrá encontrar en el pasillo de productos dentales en la mayoría de las farmacias. Este simple utensilio hará mucho más que un enjuague bucal químico para solucionar el mal aliento.

> **Solución simple:**
> Pruebe enjuagarse la boca con agua saborizada con un extracto, tal como menta, anís o canela.

Una boca llena de veneno

Acérquese al espejo y abra bien la boca.

Observe de cerca sus dientes. ¿Qué ve?

Esta es la única vez que no querrá ver algo plateado. Ese empaste color plata está hecho mercurio. Cada vez que mastica o bebe líquidos calientes con empastes metálicos en los dientes, se liberan vapores de mercurio, el metal no radioactivo más tóxico del planeta, y su boca los absorbe.

El mercurio es el único metal que es líquido en su estado elemental. Su símbolo químico, Hg, se deriva de la palabra griega *hydrargyrias*, que significa "plata líquida". A temperatura ambiente, el metal líquido libera vapor en la forma de un gas venenoso, inodoro e incoloro. La cantidad liberada aumenta con la temperatura.

Una vez inhalado, el vapor de mercurio rápidamente pasa por los pulmones y se introduce en el flujo sanguíneo de inmediato. Lo que no se almacena en las células sanguíneas se dispersa rápidamente entre otras células y tejidos de todo el cuerpo. El mercurio puede envenenar y matar, prácticamente, todas las células. Independientemente del lugar del cuerpo en donde se encuentre, este metal pesado es particularmente nocivo por el simple hecho de estar presente.[1]

Probablemente recuerde al Sombrerero Loco, un personaje del libro -y de numerosas películas- *Alicia en el país de las maravillas*. Cuando era niño yo sabía que el Sombrerero estaba loco, pero cuando crecí me enteré de los verdaderos orígenes de su nombre. En el siglo XIX el mercurio se utilizaba en el proceso de fabricación de sombreros. Tras años de inhalar este peligroso metal pesado, los fabricantes de sombreros, o sombrereros, a menudo sufrían de graves desórdenes en el sistema nervioso que les provocaban temblores y les daban aspecto de estar dementes.

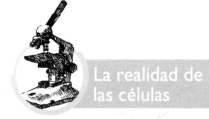

La realidad de las células

Metales tóxicos y reparación del ADN

La peor pesadilla de las células vivas es estar expuestas a metales pesados tales como el plomo, cadmio o mercurio. El daño, la incapacitación y la imposibilidad de reparación celular son consecuencias nefastas que causan desagrado con tan sólo imaginarlas.

Estos metales tóxicos montan un ataque en varios frentes que destruye entidades y sistemas biológicos en toda la célula, y el mercurio es el peor de todos porque es el más devastador. El primer ataque consiste en inducir a la gama completa de especies reactivas de oxígeno (ROS – radicales hidroxilos, radicales superóxido y peróxido de hidrógeno, junto con óxido nítrico) a dañar y destruir la célula. Posteriormente, el mercurio ataca las defensas antioxidantes de la célula al ligarse directamente con los sitios de sulfhidrilo activos, lo cual incapacita aún más a la glutatión peroxidasa, la enzima antioxidante más poderosa del cuerpo. Cada átomo de mercurio consume irreversiblemente hasta dos moléculas de glutatión, lo cual aumenta el riesgo de daño celular y enfermedad degenerativa.

Estas especies reactivas de oxígeno, ahora sin oposición, tienen vía libre para generar disfunción en prácticamente todos los componentes celulares restantes. También pueden destruir la integridad de membranas celulares importantes.

De ahí el término "loco como un sombrerero".

El mercurio es solo uno de los metales pesados que causan estragos en nuestra salud, y es mucho más venenoso que el arsénico, el plomo o el cadmio. La cantidad más ínfima de mercurio, una vez que se absorbe en el cuerpo, puede infligir un daño extendido en las células, tejidos y órganos. El mercurio tiene una alta afinidad por las células nerviosas y entra fácilmente en el cerebro. Una vez que está dentro del cerebro, tiene un efecto particularmente destructivo en las células nerviosas.

Afortunadamente, algunos síntomas relacionados con la toxicidad del mercurio se reducirán o desaparecerán completamente una vez que se eliminan las fuentes de mercurio. La mejora es aun mayor cuando la eliminación de la fuente se combina con un programa de desintoxicación diseñado para limpiar el mercurio almacenado en su cuerpo.[2]

Un lado oscuro del mercurio es que puede usarse prácticamente en cualquiera de los productos que encontramos hoy en el mercado. Los consumidores simplemente no saben que está ahí. El mercurio se encuentra en los antisépticos, baterías, cosméticos, productos de pañales, interruptores eléctricos, bombillas ahorradoras de energía, suavizantes para telas, ceras y lustres para el piso, pinturas, perfumes, suministros para fotografía, tintas para tatuajes, conservadores de madera...[3]

La lista parece interminable.

Un biopeligro dental

Millones de personas están expuestas al mercurio a través del trabajo, los productos que usan y en su alimentación. Pero lo que parece *verdaderamente* loco es que el metal pesado no radiactivo más tóxico del planeta se coloque dentro de la boca como parte de un procedimiento

El ataque final de las especies reactivas de oxígeno hace que las células se transformen en células cancerosas o que mueran a través del suicidio celular.

El mercurio también inhibe las enzimas clave de la mitocondria productora de trifosfato de adenosina (ATP) de la célula, que es la fuente de toda la energía celular. Con una insuficiencia de energía del ATP se pierde la integridad de cualquier membrana restante, y el ingreso de calcio a la célula desata los eventos finales de la muerte celular. Si se observa con un microscopio, el proceso es desastroso: la hinchazón citoplasmática, la aglutinación de cromatina, la formación de vacuolas en la membrana y la congestión mitoncondrial son atroces.

La etapa final de la muerte celular es inconfundible: tras la ruptura de la célula, su contenido se derrama en el espacio intercelular.

médico. De hecho, la fuente más común de exposición al mercurio son los empastes dentales.

Una vez, cuando era niño, jugué con una bolita de mercurio de un termómetro que se había roto en el laboratorio de mi padre. En aquel entonces ya sabíamos que era tóxico, entonces usé una hoja de papel para levantar la bolita de metal líquido y hacerla rodar una y otra vez. Los dentistas saben esto y, por ello, cuando preparan los empastes manipulan este material peligroso como el biopeligro que realmente es.

> Si usted tiene una boca llena de empastes de mercurio, cada vez que mastica, su boca genera suficientes vapores, que el ambiente en su boca exceden las normas de la Administración de Salud y Seguridad Ocupacional (OSHA)

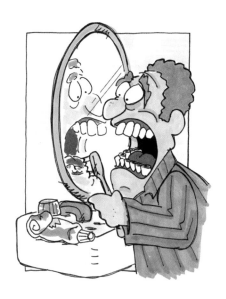

Aun así, no dejan de colocarlo en nuestra boca.

Mienten cuando dicen que el mercurio se estabiliza si se coloca como empaste. Si usted tiene una boca llena de empastes de mercurio, cada vez que mastica, su boca genera suficientes vapores, que el ambiente en su boca exceden las normas de la Administración de Salud y Seguridad Ocupacional (OSHA). Se conoce que se prohíbe trabajar en un espacio que contenga esa gran cantidad de vapor de mercurio. Y aun así liberamos esos vapores y los absorbemos por vía sublingual, de modo que ingresan en nuestra sangre a través de los tejidos de la boca, o por medio de la respiración hacia nuestros pulmones, desde donde se desplazan hasta nuestro cerebro.

La Asociación Odontológica Americana (ADA) ha publicado advertencias sobre la extracción de los empastes debido a que el calor del torno del dentista libera vapor de mercurio y el paciente puede tragar algunas partes de los empastes de mercurio. Si el calentamiento de los empastes de mercurio es un problema, también deberíamos preocuparnos porque esos empastes se calientan por la fricción producida al masticar o mientras bebemos una taza de té o café caliente. Y dado que un empaste de mercurio tiene una duración aproximada de siete a quince años, en última instancia, la mayoría de los empastes se caen y pueden tragarse fácilmente.

Su dentista manipula los empastes extraídos como si fueran desechos nucleares. Entonces, ¿por qué tiene usted ese material en la boca?

La FDA admite que los empastes de mercurio constituyen un riesgo severo

Después de años de negociaciones y estancamientos, la Administración de Alimentos y Medicamentos de los Estados Unidos (FDA) admitió finalmente en 2009 que el mercurio de los empastes de amalgamas dentales puede ser tóxico para los niños y los fetos en desarrollo. La FDA hizo esta declaración cuando puso fin a un litigio entablado por la organización Moms Against Mercury (Mamás en contra del Mercurio) y por otros preocupados por la exposición al mercurio. Como parte del fallo del tribunal, la FDA acordó alertar a los consumidores en su sitio Web sobre los riesgos potenciales del mercurio para la salud.[4]

NORMATIVA

Paradoja de la seguridad del mercurio	
Organización	Opinión
FDA	☠
OSHA	☠
ADA (para los odontólogos)	☠
ADA (para usted)	☺
WHO	☠

Este fallo judicial es un primer paso esencial para prohibir completamente el uso de mercurio en todos los procedimientos médicos y odontológicos. Pero, aun hoy, se siguen usando amalgamas de mercurio en empastes dentales, si bien se observa una reducción constante gracias a la concientización pública.

El mercurio es un veneno y no debe estar en la boca de un ser humano. Sin embargo, históricamente la ADA negó que el uso de mercurio en los empastes dentales produzca algún daño, a pesar de la gran cantidad de pruebas que demuestran lo contrario. Pero, piense en esto, ¿cómo podrían admitir que los empastes de mercurio causan enfermedades como Alzheimer, Parkinson y muchas otras? Si lo admiten, perderían toda credibilidad y los juicios serían infinitos.

Desde su punto de vista, les conviene seguir mintiendo hasta que las amalgamas de mercurio se dejen de usar.

¿Cómo nos deshacemos del mercurio?

Los metales pesados constituyen un gran problema debido a sus efectos devastadores en el cuerpo, y también a su *persistencia* en él. Si usted bloquea toda exposición actual a los metales pesados como el mercurio, pero no refuerza la capacidad de su cuerpo para eliminarlo, necesitará años, tal vez toda una vida, para eliminar la acumulación.

La realidad es que el mercurio se elimina átomo por átomo por medio de las acciones de los sistemas naturales corporales de desintoxicación, que incluyen varios antioxidantes poderosos -sustancias fabricadas por nuestras células o suministradas a través de nuestra dieta- que reducen el daño oxidativo. Algunos antioxidantes pueden quedarse o unirse con el veneno para eliminarlo de las células y transportarlo fuera del cuerpo. Sin embargo, si usted tiene una deficiencia de antioxidantes, si los sistemas de desintoxicación de sus células están obstaculizados o si está entrando demasiado mercurio en su cuerpo, es posible que este proceso de eliminación se sobresature e interrumpa.

Afortunadamente, la desintoxicación puede acelerarse si eliminamos las fuentes de contaminación y proporcionamos un apoyo nutricional óptimo a los sistemas de desintoxicación de nuestro cuerpo.

Solución simple:
Si estuvo expuesto al mercurio, ingiera un suplemento que contenga N-acetil-L-cisteína y ácido alfa lipoico para facilitar la desintoxicación.

Si usted desconocía esta información, seguramente ahora aumentó su preocupación por los peligros del mercurio y por la forma en que los empastes de amalgama de su boca afectan su salud y también la de aquellos familiares que los tienen.

Toda persona que conoce al Dr. Wentz, aunque sea superficialmente, sabe que tiene pasión por desterrar las amalgamas de mercurio de los empastes. Hizo una profunda investigación y en 2004 escribió el libro *A Mouth Full of Poison* (Una boca llena de veneno) para que seamos más conscientes de esta peligrosa práctica médica y de su impacto en nuestra salud. Cuando descubrió el nivel de peligro de los empastes de mercurio, todos los de la familia fuimos al dentista para que reemplazara nuestros empastes de plata por alternativas biocompatibles más seguras. Luego, seguimos un programa de desintoxicación de mercurio con el apoyo de suplementos nutricionales que nos ayudarían a eliminar de nuestro cuerpo el mercurio acumulado.

Usted también puede reducir la exposición, ya sea que su boca esté llena de empastes de plata o que tenga solo uno allí en el fondo. Acuda a un dentista biológico para que le extraiga en forma segura todas las amalgamas de mercurio y las reemplace por empastes biocompatibles. Si tiene problemas de dinero o de tiempo, pida a su dentista que revise sus empastes de mercurio y los reemplace de manera segura, uno a la vez, a medida que se añejan.

> Acuda a un dentista biológico para que extraiga en forma segura todas las amalgamas de mercurio y las reemplace por empastes biocompatibles.

También puede reducir la exposición al mercurio durante su cena. Si le encanta el sushi, querrá dejar de comer las especies de pescado más contaminadas con mercurio, como el atún y el pez espada. En lugar de ello, puede obtener los ácidos grasos esenciales que su cuerpo necesita de un suplemento omega 3 purificado, tal como el aceite de pescado o aceite de semilla de lino.

Para saber más sobre el mercurio y evaluar su exposición, ingrese en www.myhealthyhome.com/mercurio y lea el libro del Dr. Wentz *Una boca llena de veneno*.

Capítulo 6
No sea tonto

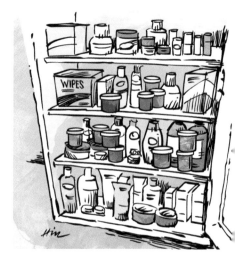

Cada mañana, independientemente de lo que nos espera en las horas siguientes, debemos pensar en nosotros como los gerentes generales de nuestro cuerpo.

Nos enfrentamos a decisiones diarias que tienen repercusiones duraderas. ¿Cómo deberíamos tratar o prevenir nuestras dolencias? ¿Con antibióticos, vacunas, antibacterianos, medicamentos recetados y calmantes del dolor y antiácidos de venta libre? ¿O con un poco de sentido común y nuestro propio sistema inmunitario?

Como cualquier buen estratega comercial, debemos ver más allá de los parches temporales fáciles e invertir sensatamente en nuestra salud: inversiones que a la larga nos brinden recompensas duraderas.

CUESTIONARIO

¿Cuán tóxico es su hogar?

Puntuación

1. ¿Cuáles de los siguientes productos que usa regularmente contienen triclosán u otros ingredientes antibacterianos? (seleccione todo lo que corresponda)
   - ☐ Desinfectante para manos (6 puntos)
   - ☐ Jabón antibacteriano (3 puntos)
   - ☐ Toallitas antibacterianas (4 puntos)
   - ☐ Aerosol antibacteriano (6 puntos)
   - ☐ Cepillo dental antibacteriano (3 puntos)

2. ¿Se aplica una vacuna antigripal anual? Sí_____ (8 puntos)

3. ¿Cuántos medicamentos recetados vencidos sin usar tiene guardados en su botiquín para cuando los necesite? (5 puntos cada uno)

4. ¿Cuándo busca medicamentos para el dolor tales como aspirina, acetaminofeno o ibuprofeno? (seleccione una)
   - ☐ Antes de que me duela (12 puntos)
   - ☐ Apenas me siento mal (8 puntos)
   - ☐ Si el dolor me impide concentrarme (3 puntos)
   - ☐ Si el dolor es intolerable (0 puntos)

5. ¿Cuántos medicamentos de venta libre o con receta (jarabe para la tos, antihistamínicos, atomizadores nasales, etc.) toma o usa habitualmente cuando se resfría? (3 puntos cada uno)

Su puntuación para el peligro de "Doparse"

1-15	16-30	31-45	46+
Sin fármacos	Usuario recreativo	En la antesala de la sobredosis	Adicto

Combatir los gérmenes

Con el descubrimiento y uso extendido de los antibióticos y vacunas en el siglo pasado, nos hemos convertido rápidamente en una sociedad que busca combatir todo microbio que se nos cruza en el camino. Si bien los avances médicos y las normas de higiene mucho más elevadas nos ayudaron a dar pasos agigantados contra las enfermedades infecciosas graves, debemos considerar las desventajas de nuestra guerra contra los gérmenes, una guerra que según mi padre, como microbiólogo, no ganaremos tratando de esterilizar el planeta.

Antibióticos

La mayoría de nosotros nos resfriamos tres a cuatro veces al año, y los niños se enferman con mayor frecuencia. Los síntomas varían: congestión, garganta irritada o dolor de garganta, dolor de oídos, tos, estornudos y secreción nasal intensa. Lo que nunca cambia es que nos sentimos horrible y deseamos recuperarnos *inmediatamente*.

Para muchas personas es inaceptable refugiarse durante una semana o más mientras luchan contra los molestos síntomas virales. Entonces van al consultorio del médico, con sus narices moqueando, para que el médico les recete un antibiótico. O buscan en su botiquín algún frasco viejo de amoxicilina de medio uso.

"Por fin me voy a sentir mejor" piensan los que están resfriados. Unos pocos días después, cuando el virus del resfrío ya siguió su curso natural, se sienten realmente mejor y así refuerzan su creencia errónea de que los antibióticos son un extraordinario "cura todo".
La triste, pero simple realidad, es que los antibióticos no ayudaron en nada y muy posiblemente expusieron a los abusadores de antibióticos, y al resto de nosotros, a un riesgo.

La creación de una bacteria monstruosa

Los antibióticos luchan contra las infecciones *bacterianas*, pero nada hacen para ayudar a curar las infecciones *virales*, tales como el resfrío común, la gripe y la mayoría de las enfermedades de las vías respiratorias superiores. Muchos de nosotros preferimos "ir a lo seguro" y tomar un antibiótico "por si acaso" ayude. De este modo, colaboramos involuntariamente en la creación de bacterias resistentes a los antibióticos.

Una bacteria puede ser una criatura notablemente adaptable cuando se trata de sobrevivir en la naturaleza y en nuestro cuerpo. Las bacterias, al igual que la mayoría de los seres vivientes, naturalmente incluyen variantes que les permiten sobrevivir en condiciones ambientales cambiantes. Cuando una persona toma un antibiótico, el fármaco mata la mayor parte de las bacterias indefensas, pero puede pasar por alto varios microbios que por naturaleza son resistentes a ese fármaco. Luego, estas bacterias renegadas se multiplican rápidamente de modo que llegan a ser miles en un día y se transforman en el microorganismo predominante.

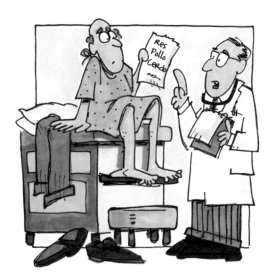

"Es su nueva receta de antibióticos".

Como resultado del uso irresponsable de los antibióticos, casi todos los tipos más importantes de infecciones bacterianas son ahora menos sensibles al tratamiento con antibióticos cuando es realmente necesario. Seguramente escuchó las noticias sobre las formas de tuberculosis e infecciones por estafilococos que son ahora resistentes a los fármacos y, por lo tanto, son muchos más peligrosas y su tratamiento es más costoso. Estas bacterias pueden diseminarse rápidamente entre pacientes de hospitales e individuos internados en asilos así como también entre los miembros saludables de la familia y compañeros de trabajo.

Si bien la formación de bacterias resistentes es un proceso natural, podemos desacelerarlo si reducimos el uso de antibióticos. Esto significa que debemos tomar antibióticos *solo* cuando sea estrictamente necesario. También debemos tomar las dosis de antibióticos recomendadas por el médico. Es importante no interrumpir el tratamiento antes de tiempo solamente porque ya nos sentimos mejor; es casi seguro que las bacterias más fuertes y más resistentes sobrevivirán y se desarrollarán. En consecuencia, seguramente nos enfermaremos de nuevo y, esta vez, tendremos que tomar un fármaco más fuerte y más caro.

Entonces, tome antibióticos *solamente* cuando el médico se los recete y sean absolutamente necesarios, y tómelos *en la forma adecuada*.

Aun cuando usted respete las indicaciones del médico con respecto a los antibióticos, posiblemente esté tomando una dosis de ellos sin siquiera saberlo.

De acuerdo con un informe especial reciente de Associated Press, en los Estados Unidos se usaron aproximadamente quince millones de kilos de antibióticos durante 2008, y el 70 por ciento de esos fármacos se usaron en las vacas, pollos y cerdos que comemos diariamente.[1] Los antibióticos

> # Cada vez que consume carne, probablemente se está drogando con antibióticos.

no solamente se dan a los animales enfermos; también se administran en el ganado saludable para acelerar su crecimiento. Los mismos fármacos recetados a los seres humanos se administran, típicamente, a los animales de cría, lo que significa que estos animales son los que más contribuyen al problema de las bacterias resistentes a los antibióticos.

Cada vez que usted consume carne, probablemente se está drogando con antibióticos.

Pero, espere: los antibióticos no sólo son parte de su cena. También están en el agua que usted bebe, provenientes del exceso de las operaciones agrícolas.

Poderosos agrícolas y farmacéuticos ejercen una gran influencia en los legisladores y reguladores gubernamentales y en consecuencia, los consumidores deben protegerse por sí mismos. Puede comenzar comprando solamente carne orgánica, sin antibióticos y sin hormonas. Es más costosa, pero ya es tiempo de preguntarse qué le venden *realmente* cuando compra en la tienda ese cerdo asado o pechuga de pollo increíblemente económico.

El término "súper oferta" adquiere un nuevo significado.

Solución simple:
Potencie su sistema inmunitario con las bacterias benéficas contenidas en un suplemento probiótico. Cerciórese de comprar en la farmacia o tienda de comestibles algún producto que contenga cultivos "vivos y activos".

Y si debido al costo usted debe reducir el consumo de carne, piense que eso no es tan malo. Recuerde, las tiendas de comestibles y sus proveedores irán tras el dinero. Usted puede convertirse en un serio defensor de la calidad de los alimentos si compra solamente carne saludable sin antibióticos.

Productos antibacterianos

Los comentarios que hace las noticias minuto a minuto sobre los últimos informes de la gripe y los comerciales de agentes de limpieza que nos muestran bacterias microscópicas acechando en todos los lugares de nuestro hogar hacen que estemos cada vez más paranoicos con respecto a los gérmenes. Sin embargo, no necesita encender la TV para darse cuenta de eso. Eche una mirada en el aeropuerto, escuela, lugar de trabajo, edificios públicos y tiendas: ¡hay productos antibacterianos a base de triclosán en todos lados!

El triclosán es un agente antibacteriano sintético que ahora se incluye en una gran cantidad de productos de consumo tales como desodorantes, cosméticos, telas acrílicas, plásticos, casi la mitad de todos los jabones comerciales e incluso pastas dentales. Sin embargo, un análisis reciente realizado en la Facultad de Salud Pública de la Universidad de Michigan demostró que usar jabón que contiene triclosán no es más efectivo para prevenir enfermedades infecciosas que lavarse con jabón común.[2]

También han surgido cuestiones relacionadas con los riesgos potenciales para la salud derivados del triclosán.

Primero, la combinación del triclosán con sustancias químicas habituales en el agua potable, como el cloro, puede formar sustancias tóxicas peligrosas que incluyen dioxinas y gas cloroformo. El triclosán también se ha asociado con la toxicidad del hígado y por inhalación, y puede interrumpir la función tiroidea. Para la Agencia de Protección Ambiental (EPA) el triclosán es un pesticida y cuando la sustancia química se introdujo en 1972, su uso se limitó a entornos para el cuidado de la salud, tal como el lavado quirúrgico. Sin embargo, hoy en día, el triclosán se encuentra en todos los hogares y lugares de trabajo de Estados Unidos.

Segundo, ese uso extendido de los antibacterianos, tales como el triclosán, probablemente incremente la resistencia de esa bacteria a los antibióticos. En lugar de limpiar las bacterias aleatoriamente -tal como lo hace el jabón regular o los productos a base de alcohol- el triclosán puede inhibir el crecimiento de las bacterias de tal modo que queda una mayor proporción de bacterias resistentes.

Tercero, los productos antibacterianos pueden verdaderamente inhibir el sistema inmunitario, particularmente, en los niños pequeños. Nuestros cuerpos naturalmente fabrican anticuerpos y lo hacen en respuesta a la exposición a las bacterias y los virus. Esos anticuerpos permanecen en nuestros cuerpos y evitan que volvamos a enfermarnos por el mismo virus.

Los niños que están permanentemente en ambientes pulcros y estériles, no tienen la oportunidad de formar esos valiosos anticuerpos que necesitarán más tarde en la vida para defenderse de las enfermedades.

Los productos antibacterianos de uso diario están perdiendo su esplendor debido a los pocos beneficios probados y a los muchos peligros potencialmente serios para la salud. Usted no necesita un cepillo dental antimicrobiano, y sus hijos no necesitan jugar en un ambiente tan estéril como el de una sala de operaciones.

De hecho, eso puede hacerles daño.

Vacunas

El tema que sigue no se relaciona directamente con el hogar, pero está asociado con los fármacos habituales en su botiquín. Es muy importante para su salud y bienestar y, *particularmente,* para la salud de sus hijos.

El nacimiento de nuestro primer hijo fue un motivo de celebración para Reneé y para mí. Incluso, la llegada de Andrew fue también la culminación de varios meses de investigación y una búsqueda con toda el alma.

Nuestras largas deliberaciones no eran sobre el color que queríamos para la habitación o el nombre de nuestro hijo. En cambio, nos preguntábamos y nos preocupaba la decisión de vacunarlo o no. La mayoría de los padres están comenzando a hacerse esta pregunta controvertida, y muchos han llegado a la misma conclusión que nosotros.

No a las vacunas.

Es una cuestión que llenó de temores a ambos lados, y es por eso que los padres debemos estar informados. Si conoce los riesgos y beneficios de las vacunas, puede tomar la mejor decisión para su familia.

Solución simple:
Evite comprar productos que contengan triclosán y su primo químico, el triclocarbán. Simplemente, lávese las manos con jabón común y enjuáguelas para deshacerse de los gérmenes.

¿Qué contiene esa vacuna?

¿VERDADERO O FALSO? **Una ley del Congreso otorgó a los fabricantes de vacunas protección frente a la mayoría de los reclamos de responsabilidad y juicios civiles por lesiones o muertes causadas por las vacunas.**

Verdadero. (Posiblemente ya esté notando un patrón en estas preguntas de "verdadero o falso").

La mayoría de las personas asume que se realizaron todas las pruebas necesarias en las vacunas actuales para determinar su seguridad y eficacia antes de su administración al público.

No se hicieron.

No existe un solo estudio que demuestre que las vacunas son seguras a largo plazo, ni se han realizado estudios integrales sobre los efectos acumulativos de dosis múltiples de vacunas.[3] Y ahora que el gobierno de los Estados Unidos aseguró la "inmunidad" financiera a esos fabricantes, éstos no desean gastar dinero o usar su tiempo en realizar estudios de seguridad.

Aunque la cuestión de la eficacia de varias vacunas sigue siendo un tema de debate, hay cada vez más evidencia del *daño* provocado por las vacunas. Existen muchos ejemplos de niños que contraen de una vacuna la misma enfermedad que ésta debía prevenir. También hay evidencias abrumadoras de que ciertas vacunas pueden ser extremadamente

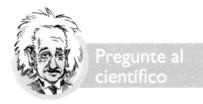

Pregunte al científico

"Dr. Wentz, ¿qué piensa usted sobre las vacunas desde su perspectiva como científico y como abuelo?"

Recibí unas cuantas críticas por haberme opuesto expresamente a recientes campañas de vacunación. Es un tema complejo y controvertido.

El sistema inmunitario humano es un sistema increíblemente poderoso para proteger el cuerpo contra todo tipo de amenazas, tanto internas como externas. Es lógico pensar que presentar un antígeno extraño al sistema inmunitario para estimular la producción de anticuerpos podría mejorar su potencia natural. Desafortunadamente, las estrategias usadas para implementar este concepto se han formulado deficientemente y administrado irresponsablemente.

Como inmunólogo, debo decir que es una buena idea que salió mal.

En lugar de adoptar una postura antivacunas, prefiero pensar que estoy a favor de la seguridad y efectividad de las vacunas. Las palabras y los conceptos "vacunas" y "vacunación" no necesariamente significan inyección. Si esperamos que una vacuna refuerce efectivamente el sistema inmunitario sin interferir con él o dañarlo, la vacuna debería administrarse por una vía natural, casi siempre por vía oral o nasal. Además, agregar materiales tóxicos inseguros en una vacuna para facilitar su fabricación y aumentar su vida útil para mí no tiene sentido.

perjudiciales, causar invalidez e incluso la muerte.[4] Y las vacunas no necesariamente evitan que las personas sufran la enfermedad más adelante en la vida. Solamente porque se aplicó la vacuna contra el sarampión no quiere decir que no tendrá sarampión. Las vacunas solamente proporcionan inmunidad temporal en comparación con la inmunidad de por vida que se desarrolla si el sistema inmunitario del cuerpo lucha por sí mismo contra una enfermedad.

Si usted se enferma y su cuerpo combate esa enfermedad, el resultado que obtiene es mucho más eficaz que cualquier vacuna.

Sin embargo, lo que más me preocupa de este tema es el programa erróneo de vacunación para niños en los Estados Unidos. Atacar el sistema inmunitario de los recién nacidos antes de que se haya formado la barrera sangre-cerebro (aproximadamente a los dos meses) y antes de que el sistema inmunitario haya madurado (a los dos años), lo que resulta en inflamación cerebral y daños en el sistema inmunitario a largo plazo es, en mi opinión, desmesurado.

La mayor preocupación con respecto a la vacunación es el riesgo a largo plazo impuesto por una gran cantidad de aditivos presentes en las vacunas. Contienen virus o bacterias, evidentemente, pero también suministran una dosis de detergentes y conservantes tóxicos, tales como formaldehído, aluminio y mercurio.

Uno de los conservadores de las vacunas del que posiblemente escuchó hablar es el timerosal, que contiene prácticamente 50 por ciento de etilmercurio en peso. En esta sección ya tratamos los peligros del mercurio en nuestros dientes, entonces no debería sorprendernos que las vacunas que contienen mercurio sean extremadamente peligrosas, y que se hayan asociado con un aumento drástico en los trastornos neurológicos, incluso el autismo. De hecho, el autismo se identificó por primera vez como un trastorno en los niños en 1943, solamente unos pocos años después de la adición de un conservante a base de mercurio en las vacunas.

Hay una causa mucho mayor para preocuparse por el autismo que por el sarampión o paperas. Esta vez también, un sistema inmunitario fuerte es la mejor defensa y cura para estas enfermedades infecciosas.

Hace cincuenta años, el autismo afectaba a menos de 1 familia cada 10,000. Hoy en día, la enfermedad ataca a 1 de cada 100 niños.[5] ¿Qué cambió en cincuenta años?

Si bien las autoridades federales y algunos estudios sostienen que no hay una relación establecida entre las vacunas a base de mercurio y el autismo, la creciente evidencia de los efectos adversos ha llevado a muchos estados a prohibir el uso del timerosal. Sin embargo, no nos olvidemos que cuando se produce alguna "crisis nacional de salud" la prohibición del timerosal se deja de lado. En el año 2009, los funcionarios federales dieron luz verde al timerosal en las vacunas contra la gripe porcina en su apuro por sacar rápidamente un producto al mercado. Daba la sensación de que estaban más preocupados por evitar una pesadilla en las relaciones públicas que una pandemia de gripe.

Si bien deberíamos aplaudir a los funcionarios gubernamentales de criterio avanzado por su movida para eliminar el mercurio de varias vacunas, no hemos recibido respuesta alguna para las preguntas sobre el nuevo conservante elegido: el aluminio.

¿Ese conservante es mucho mejor o simplemente menos político?

Inmunidad no natural

Antes de 1989, cada niño en edad preescolar en los Estados Unidos recibía once vacunas para la polio, difteria, tos ferina, sarampión, paperas y rubéola. Una década más tarde, cuando los niños comenzaban a cursar el primer grado ya habían recibido veintidós vacunas. Actualmente, es común que los niños reciban hasta *cincuenta dosis* de vacunas durante sus años de formación, un periodo en el cual el sistema inmunitario en desarrollo es más vulnerable.

El hecho es que un niño que no se vacuna nunca contraería todas las enfermedades para las cuales se aplican las vacunas. Sin embargo, al estar vacunado -expuesto a las enfermedades contenidas en las vacunas- se fuerza a un niño a montar una respuesta coordinada a múltiples enfermedades, a menudo todas ellas en el *mismo* día. En el caso de la vacuna contra la Hepatitis B, los niños pequeños típicamente reciben la primera de las tres dosis el mismo día en que nacen.

Las vacunas evitan las defensas naturales del cuerpo y nos privan de la oportunidad de desarrollar una inmunidad natural a las enfermedades comunes, un sistema que nace de la adaptación evolutiva. Las vacunas masivas esencialmente impidieron que el ser humano desarrollara una valiosa respuesta natural a la infección.[6]

> Las vacunas masivas impidieron, esencialmente, que el ser humano desarrollara una valiosa respuesta natural a la infección.

Para la mayoría de los padres, la decisión de vacunar o no a sus hijos es una tremenda decisión. Nos preguntamos si nuestras acciones accidentalmente causarán daño a nuestro hijo. Desafortunadamente, el hecho de que la industria farmacéutica mundial tenga un control tan amplio sobre la financiación y dirección de la investigación de las vacunas significa que posiblemente nunca podamos confiar en sus estudios. Hasta que haya estudios científicos *independientes* relacionados con los efectos de las vacunas a largo plazo no recibiremos respuestas creíbles para nuestras fastidiosas preguntas.

Mientras tanto, le daremos algunas sugerencias que podrían ayudar sin importar si elige vacunarlos o no.

Puede decir "No"

Hay ciertos derechos inalienables que debe conocer:

- Debe saber que nadie tiene derecho a vacunar a sus hijos sin su consentimiento.
- Hacer cambios en los formularios de tratamiento médico *antes* de que la mamá empiece el trabajo de parto. (Recuerde, la vacuna contra la Hepatitis B se aplica el mismo día del nacimiento).
- Cuando llega el momento de registrar a su hijo en la escuela, pida una exención legal de vacunas basada en razones filosóficas, religiosas o médicas.

Vaya a www.myhealthyhome.com/vacunas donde encontrará información sobre formularios de exención de vacunas en los Estados Unidos y Canadá.

Aquí hay algunas cosas que usted debe considerar:

- Si decide vacunar a su hijo espere todo lo que pueda de modo que el sistema inmunitario del niño tenga la oportunidad para desarrollarse. Dos años es el tiempo recomendado.
- Siempre que sea posible, elija una vacuna de atomización nasal en lugar de la inyección.
- Haga todo lo que pueda para que su hijo reciba una sola vacuna por vez.
- Cerciórese de que la inyección no contenga timerosal.

Sea un elocuente defensor en representación de la salud de su hijo a largo plazo. Nuevamente, recuerde que nadie puede decidir las vacunas de su hijo por usted.

La realidad del colesterol

El colesterol es el factor menos comprendido y el que cuenta con menor información en la nutrición o biomedicina. Entonces es importante hacer todo lo que está a nuestro alcance para aclarar las cosas.

¿Por qué hablar del colesterol aqui en el baño en lugar de la cocina? Porque la socieda esta tan obsecionada con el colesterol, podemos encontrar millones de medicinas en los botiquines en forma de estatinas.

¿Qué es el colesterol?

Antes de que podamos hablar sobre los fármacos que muchos de nosotros tomamos para controlar los niveles de nuestro colesterol, realmente deberíamos entender simplemente qué es en realidad esta sustancia tan maligna.

El colesterol es un esteroide ceroso lipídico (o graso) encontrado en las membranas celulares y transportado en el plasma sanguíneo. No es muy emocionante, considerando toda la controversia existente, pero hay mucho más para hablar con respecto al colesterol de lo que parece a simple vista.

La realidad es que el cuerpo necesita el colesterol. Este bloque estructural especial proporciona un balance de estabilidad y flexibilidad a todas las membranas celulares. Prácticamente, cada célula del cuerpo fabrica colesterol para mantener la permeabilidad y fluidez de la membrana.[7] Sin el colesterol, ni siquiera los glóbulos rojos maduros podrían sobrevivir en su paso por el sistema circulatorio corporal al pasar a través de los capilares a medida que suministran el oxígeno que da vida a todos los tejidos.

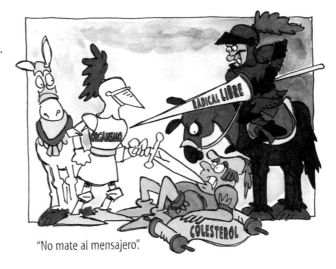
"No mate al mensajero".

Así como el colesterol en sí mismo tiene esa función estructural tan importante en la membrana celular, una vez que ingresa en cualquier ruta bioquímica genera otros compuestos esenciales para la vida. En el hígado, el colesterol se transforma en sales biliares. Las sales biliares se almacenan en la vesícula hasta que el sistema digestivo las necesite. Las sales disuelven las grasas y ayudan a absorber moléculas grasas en el tracto digestivo además de las vitaminas solubles en grasas: vitaminas A, D, E y K.

En las glándulas suprarrenales, el colesterol también es un precursor para la síntesis de la vitamina D y varias hormonas importantes que incluyen cortisol, aldosterona y las hormonas sexuales progesterona, estrógenos y testosterona.[8]

Sin colesterol, no hay sexo.

Personalmente, soy un fanático del colesterol.

En la piel, las glándulas ubicadas justo debajo de la superficie secretan colesterol para protegerla contra la deshidratación y el desgaste producido por el sol, el viento y el agua.[9] El colesterol también participa en la curación de heridas y en la protección frente a infecciones.[10]

Por último, el colesterol puede tener una función antioxidante cuando el suministro de ciertas vitaminas y minerales es bajo. Sin embargo, el proceso genera un daño en el colesterol y el colesterol oxidado *es* malo para el cuerpo, independientemente de que el nivel de colesterol sea alto o bajo. Por ello es tan importante suministrar antioxidantes al cuerpo en forma estable durante el día. Deje que las vitaminas y minerales en su cuerpo lo protejan de los radicales libres de modo que su colesterol pueda realizar todas las demás funciones esenciales.

El colesterol *No* es...

El colesterol no es un veneno que pueda matarlo cuando usted lo consume como parte de su dieta.

En realidad, aun cuando usted ingiera solamente alimentos completamente *libres* de colesterol -muy difícil a menos que su dieta sea estrictamente vegetariana: cuatro galletas de soda o cuatro galletitas con chispas de chocolate contienen 5 mg de colesterol, y una porción de arroz con leche contiene 15 mg[11]- su cuerpo insistirá en fabricar al menos 1,000 mg de colesterol puro por día. ¿Por qué?

Porque lo necesita sin objeción. Necesita el colesterol para sobrevivir.

Es muy fácil identificar los alimentos que no contienen colesterol. Cualquier alimento vegetal no procesado -frutas, vegetales, granos enteros- están libre de colesterol. La razón por la cual los alimentos de origen vegetal no contienen colesterol es que las plantas usan celulosa -fibra- como sustancia para la estructura celular en lugar de grasas como el colesterol.

Parece evidente que el cuerpo debería controlar la cantidad de cualquier sustancia que las células sintetizan naturalmente en forma individual y que también sintetizan los órganos, como el hígado. Por ello, 499 de cada 500 personas pueden controlar su nivel de colesterol solamente por medio de la nutrición.[12] No necesitan productos farmacéuticos para ello.

En sí mismo, el colesterol no causa enfermedad cardiovascular ni apoplejía. La ateroesclerosis es una enfermedad inflamatoria. Lo que la inflamación hace al colesterol es lo que causa las placas arteriales. Culpar al colesterol por la enfermedad cardíaca es como culpar a la madera por el fuego que quemó su casa. Es la culpa del fuego arrasador, o de la chispa que lo generó, y no de la madera. En general, las principales causas de inflamación casi nunca se relacionan con la presencia de una gran cantidad de colesterol, en lugar de ello hay muy *poca* cantidad de otros compuestos, incluso nutrientes esenciales, especialmente antioxidantes, vitaminas B y ácidos grasos esenciales, que son parte de un estilo de vida saludable.

> En sí mismo, el colesterol no causa enfermedades cardiovasculares ni apoplejía... lo que la inflamación hace al colesterol es lo que causa las placas arteriales.

En realidad, deberíamos controlar más si nuestras células y nuestro cuerpo contienen *suficiente* colesterol y asegurarnos de que los radicales libres no estén dañando ese colesterol. Esto contribuiría en gran parte a reducir las enfermedades degenerativas tales como el apoplejía y las enfermedades cardiovasculares.

Proteja su colesterol, no lo extermine

Hemos escuchado que los antioxidantes son buenos para el cuerpo, pero algunos de nosotros podemos sentir cierta confusión con respecto a su función real para ayudarnos a estar saludables. Otra vez, la respuesta se encuentra en pequeñas reacciones químicas a nivel celular que finalmente producen problemas como el cáncer y enfermedades cardíacas.

Los radicales libres son los subproductos de las reacciones químicas en el cuerpo, compuestos altamente reactivos que quitan electrones de otras moléculas. (Preste atención, por favor). La actividad de los radicales libres puede producir una reacción en cadena que puede dañar partes importantes de nuestras células tales como las membranas celulares o el ADN en el núcleo. Los radicales libres se producen durante las funciones corporales normales, pero también se derivan de la exposición a toxinas ambientales tales como la contaminación del aire y los metales pesados.

Solución simple:
Comience con una protección antioxidante adecuada, suplementos de vitamina B, ácidos grasos omega 3 y mucha CoQ10. También pruebe uno o varios de los alimentos que reducen el colesterol, tales como harina de avena semimolida.

Cuando nuestras células se exponen a una actividad artificialmente alta de radicales libres, puede producirse un estrés oxidativo descontrolado. El estrés oxidativo está asociado prácticamente con cada enfermedad degenerativa e incluso con el proceso mismo de envejecimiento. Los antioxidantes dietarios y los sistemas enzimáticos antioxidantes de nuestro cuerpo pueden aplacar los radicales libres y ayudar a prevenir las reacciones en cadena que dañan las células.

Para continuar con la analogía del fuego forestal, piense en los radicales libres como un rayo que genera una chispa, en el estrés oxidativo como el incendio forestal que puede producirse por esa chispa y en los antioxidantes como los guardabosques que apagan la chispa antes de que se produzca un fuego arrasador que salta de un árbol a otro. Es imposible evitar completamente los radicales libres, pero podemos ayudar al cuerpo a recuperar el equilibrio y reducir el estrés oxidativo por medio del consumo de alimentos tales como plantas y vegetales que tienen un alto contenido de compuestos antioxidantes, y complementando nuestra dieta con vitaminas y minerales antioxidantes y ácidos grasos omega-3.

Estatinas: ¿Vale la pena el riesgo?

Un grupo al que seguramente le gusta el colesterol es el de las grandes compañías farmacéuticas. En los últimos años han ganado miles de millones de dólares por la venta de estatinas: fármacos que ayudan a bajar los niveles de colesterol. Estos fármacos parecen ser el último "cura todo" para cualquier persona mayor de cincuenta años.

Sin embargo, incluso el personal médico que considera que los fármacos de estatina son el mejor descubrimiento desde la penicilina, ahora reconocen que estos fármacos claramente tienen efectos colaterales -al igual que todos los fármacos- y que los efectos colaterales deben tomarse en cuenta cuando se indica a un paciente un tratamiento con estatinas.

En los últimos años se publicaron cientos de trabajos que demuestran los riesgos potenciales para la salud que incluyen dolor muscular, daño hepático, problemas digestivos, sarpullido o enrojecimiento de la piel, diabetes de tipo 2, efectos colaterales neurológicos. ¿No se parece esto a alguno de esos comerciales sobre fármacos? Sin embargo, prácticamente en todos los casos, se da a los fármacos el beneficio de la duda con la explicación de que los beneficios de las estatinas son mucho mayores que los riesgos.[13]

Conozco un doctor que piensa que todos en el planeta deberían tomar estatinas, incluso los niños. Esta postura podría ser más aceptable si no hubiera otra opción, que parece ser lo que muchos doctores asumen. Actúan como si fuera una cuestión de blanco o negro con las estatinas de un lado y la invalidez o muerte por enfermedad cardíaca en el otro, con un gran vacío en el medio. Sin embargo, esto está muy alejado de la realidad.

Cada paciente es diferente y cada caso de enfermedad circulatoria involucra múltiples factores, desde la dieta hasta el nivel de actividad y el estilo de vida, además de la diversidad genética de la raza humana.

No olvide que el colesterol es un nutriente esencial. Llevar sus niveles de colesterol a un nivel demasiado bajo puede causar serios problemas de salud. Si tiene niveles de colesterol en el límite o mayores, deberá considerar otros factores de riesgo tales como antecedentes familiares de enfermedad cardiovascular, estilo de vida sedentario, alta presión sanguínea, edad, diabetes, obesidad y su estado general de salud. Sin embargo, si está convencido de que debería reducir sus niveles de colesterol, hay ciertas cosas que puede hacer en lugar de comenzar un régimen con fármacos a base de estatina.

Recuerde, evitar las enfermedades cardíacas comienza y termina con llevar un estilo de vida saludable, y *no* con consumir productos farmacéuticos. Envenenar la capacidad de sus células para fabricar colesterol no es la mejor forma para evitar las enfermedades cardíacas.

Soluciones de estilo de vida para el colesterol

Si usted desea reducir sus niveles de colesterol, puede hacer algunos cambios en su estilo de vida que le proporcionarán también otros beneficios para su salud. Estos incluyen:

- Aumentar el consumo de fibras
- Reducir la exceso de peso
- Hacer ejercicio físico, todos los días
- Dejar de fumar
- Moderar su consumo de alcohol[14]

Cuando somos niños, nos dicen constantemente que aprendamos de nuestros errores. Una causa como intentar saltar el borde de la acera en una patineta genera un efecto: una nariz sangrante y grandes raspones. Pero, por alguna razón, cuando somos adultos tendemos a ignorar la relación entre "causa" y "efecto" cuando se trata de problemas de la salud y preferimos olvidar la responsabilidad personal y buscar remedios fáciles.

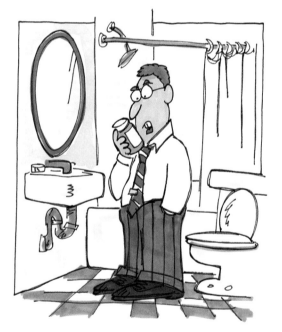

"Si tomo ahora un calmante, después no me dolerá la cabeza".

No hay un lugar en el que sea más evidente que en nuestros botiquines.

"Dr. Wentz, ¿debo preocuparme por los efectos de los fármacos en el hígado?"

Sí. Dado que es nuestra primera línea de defensa en la desintoxicación de venenos, el hígado es, frecuentemente, vulnerable a sufrir un daño severo.

Todas las sustancias tóxicas, desde los pesticidas hasta los metales pesados, se dirigen al hígado desde el tracto gastrointestinal, pulmones, incluso la piel, para la desintoxicación. La toxicidad de muchas de las toxinas con las que el hígado debe lidiar se incrementa después del procesamiento inicial, pero aun sigue siendo el hígado el que debe lidiar con ellas. El hígado puede tener dificultades para metabolizar los fármacos sintéticos, tales como algunos antibióticos, y los compuestos no metabolizados pueden acumularse en el hígado, y, por lo tanto, reducir su eficiencia. La raza, el género, la edad y los factores genéticos pueden influir en la susceptibilidad personal a las lesiones hepáticas producidas por fármacos.

En una época, el alcohol era la causa principal de la enfermedad hepática aguda, pero hoy en día la causa más común de la enfermedad hepática inducida por fármacos es el acetaminofeno, tal como el Tylenol®, que se encuentra en más de 700 medicamentos de venta libre para la tos, el resfrío, la alergia y la sinusitis.[15] Se producen casi 100,000 incidentes de envenenamiento con acetaminofeno por año.[16]

Hoy en día, nos automedicamos para cada pequeño dolor, resfrío y tos sin pensar siquiera un poco en las consecuencias a largo plazo para nuestra salud. ¿Le duele la cabeza? Tome un par de pastillas de ibuprofeno o acetaminofeno. Es muy probable que estemos deshidratados y hayamos tomado nuestra segunda taza de café, pero ¿por qué luchar contra la causa del dolor de cabeza cuando simplemente podemos tomar una píldora, o dos o tres, para adormecer nuestros sentidos y ocultar el mensaje de dolor que nuestro cuerpo está enviando? Nuestra sociedad, una sociedad feliz con fármacos, no reconoce que el vaso de agua que estamos tomando para acompañar las píldoras está haciendo tanto como los fármacos mismos para aliviar nuestro dolor de cabeza.

La gravedad de este problema indica que debemos ser responsables con nosotros mismos para reducir el daño hepático inducido por fármacos. Cualquier fármaco que usted toma aumenta su carga tóxica y si toma más de uno, una mezcla de medicamentos, se exacerba la carga en el hígado y el daño hepático por la interacción de los productos. El hígado también debe desintoxicarse del alcohol que *jamás* debe mezclarse con productos farmacéuticos.

Preste atención a los peligros de los fármacos que consume y las toxinas ambientales a las que está expuesto. Cuide su hígado para que éste pueda cuidarlo a usted.

Los fármacos que nos permiten hacer cosas que realmente no haríamos, como tomar mucho alcohol o comer en un horario muy cercano a la hora de dormir, sin sentir los efectos de nuestras acciones son una receta para el daño en nuestra salud a largo plazo. Debemos prestar atención a las señales de nuestro cuerpo y aprender de ello.

- ¿Tiene acidez porque comió demasiado?, asi que no solamente tome, un antiácido: *coma menos.*
- ¿Se rompió los ligamentos de la rodilla?, entonces no tome ibuprofeno para continuar corriendo e infligirse un daño adicional: *espere el tiempo necesario para curarse.*
- ¿Está estreñido porque no ingiere suficiente fibra o bebe suficiente agua?, entonces no tome un laxante y continúe con sus malos hábitos: *mejore su dieta.*

Recuerde, nosotros pagamos el precio por ignorar las señales de nuestro cuerpo.

Vemos reportes sobre muchas enfermedades inducidas por fármacos, sin mencionar la loca y devastadora realidad de las muertes producidas por las reacciones adversas a los fármacos. No prestamos atención a las advertencias generalmente largas y espantosas que escuchamos en los comerciales o que encontramos en la publicidad de nuevos fármacos en las revistas escritos en letra minúscula.

Pero, ya es tiempo de cambiar.

El hecho es que cuando la FDA aprueba un medicamento para uso del público general, se conocen menos de la mitad de las reacciones severas al fármaco. Para enterarse de la otra mitad, la FDA confía en las experiencias del consumidor. Independientemente de que nos demos cuenta o no, somos los conejillos de Indias usados para determinar la seguridad de algunas de los fármacos más peligrosos del mundo.

"Si compró un fármaco recientemente lanzado al mercado o consumió muestras gratis provistas por su doctor, usted también es parte de esta prueba clínica en proceso", escribe Ray Strand, M.D., en su libro *Death by Prescription* (Muerte por receta). "El uso de medicamentos recetados es la tercera causa principal de muertes en los Estados Unidos. Eso significa que usted tiene cinco veces más posibilidades de morir por una reacción adversa a un fármaco que por un accidente automovilístico".

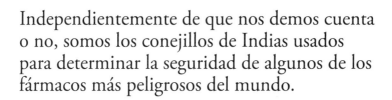

Independientemente de que nos demos cuenta o no, somos los conejillos de Indias usados para determinar la seguridad de algunos de los fármacos más peligrosos del mundo.

Más de la mitad de estas muertes pueden evitarse.[17]

Somos vulnerables a las elecciones que las instituciones y agencias gubernamentales hacen por nosotros, pero tenemos más influencia de la que pensamos. Podemos hacer elecciones seguras y efectivas cuando tomamos medicamentos recetados o fármacos de venta libre, si hablamos francamente con nuestros médicos sobre los fármacos que ya estamos tomando y los nuevos fármacos que nos recetan.

Por último, recuerde lo que dijo el Dr. Strand sobre las recetas médicas: los fármacos se parecen mucho a los impuestos, se acumulan fácilmente, pero se requiere una "ley nacional" para reducirlos o eliminarlos.[18]

Debería consultar con su médico las decisiones que usted toma con respecto a los medicamentos recetados. Sin embargo, puede tomar hoy mismo la determinación de reducir a la mitad los medicamentos de venta libre autorrecetados. Antes de tragar otra píldora, pregúntese si su dolor de cabeza, nariz tapada, insomnio o acidez es realmente tan mala y si puede evitar los síntomas en el futuro haciendo cambios simples en su estilo de vida.

Encontrará más detalles sobre los medicamentos en www.myhealthyhome.com/meds.

El escenario causa-efecto que aprendimos de niños tiene la misma relevancia en la actualidad.

Resumen de soluciones simples

Debemos tomar más conciencia sobre el efecto acumulado de las toxinas del cuarto de baño. Hemos tratado solamente unos pocos problemas de los que acechan en la mayoría de los armarios y cajones del cuarto de baño, pero espero que haya notado un patrón. Siempre que sea posible, reduzca su exposición a los productos tóxicos.

Lea las etiquetas y aprenda su significado.Sea responsable por lo que se pone sobre y dentro de su cuerpo, porque nadie lo hará por usted. Y lo que es más importante: no se desaliente. Incorporar gradualmente cambios pequeños con el tiempo puede hacer una gran diferencia en una vida.

1. Voy a: (seleccione todo lo que corresponda)

 ☐ Buscar alternativas para reemplazar los productos que contienen parabenos, liberadores de formaldehído u otros conservadores químicos fuertes, especialmente aquellos que quedan todo el día en la piel (2 puntos por cada producto que deje de usar)

 ☐ Reducir en un 20 por ciento la cantidad de productos para el cuidado personal que uso diariamente, por ejemplo, si habitualmente uso diez productos dejaré de usar dos (8 puntos)

 ☐ Limpiar todos los productos de mi rostro en cuanto llego a casa por la noche en lugar de esperar hasta irme a la cama (4 puntos)

 ☐ Reducir la cantidad de productos altamente perfumados que uso para el cuidado personal (2 puntos por cada producto que reemplace por una versión ligeramente perfumada o sin perfume)

2. Voy a: (seleccione una)

 ☐ Dejar de usar antitranspirante y a reemplazarlo por un desodorante natural (10 puntos)

 ☐ Lavarme para eliminar el antitranspirante después de llegar a casa (5 puntos)

 ☐ Dejar de usar antitranspirante durante los fines de semana y meses más fríos (5 puntos)

3. Voy a: (seleccione todo lo que corresponda)

 ☐ Empezar a usar una pasta dental sin flúor (5 puntos)

 ☐ Comenzar a tomar suplementos de calcio, magnesio y vitamina D (4 puntos)

 ☐ Empezar a usar un limpiador de lengua en lugar del enjuague bucal (4 puntos)

 ☐ Enjuagarme con agua saborizada con unas pocas gotas de extracto de canela, menta o anís en lugar de usar un enjuague bucal (3 puntos)

4. Voy a: (seleccione todo lo que corresponda)

 ☐ Desechar en forma segura todos los medicamentos vencidos (5 puntos)

 ☐ Hacerle caso al médico si indica que no necesito tomar un antibiótico (2 puntos)

 ☐ Reducir el consumo de antibióticos para lo cual compraré solamente carnes/productos lácteos orgánicos (7 puntos)

 ☐ Dejar de usar jabones antibacterianos con triclosán en mi casa y en el trabajo (6 puntos)

5. Voy a: (seleccione todo lo que corresponda)

 ☐ Conversar con el médico sobre alternativas para los medicamentos que contienen estatinas, por ejemplo, cambios en el estilo de vida (7 puntos)

 ☐ Comenzar a tomar un suplemento de ácido graso de omega 3 (3 puntos)

 ☐ Tomar diariamente un suplemento CoQ10 (3 puntos)

 ☐ Incorporar en mi desayuno de todos los días una fuente de fibras adecuada (3 puntos)

6. Voy a: (seleccione todo lo que corresponda)

☐ Hacer una lista de todos los medicamentos y suplementos que llevo en mi billetera o bolsa(2 puntos)

☐ Hacer un balance de los medicamentos de venta libre que tomo durante la semana; analizaré las correlaciones con elecciones del estilo de vida (2 puntos)

☐ Dejar de consumir regularmente al menos un medicamento de venta libre por medio de cambios conductuales, por ejemplo, beber cantidades abundantes de agua para evitar los dolores de cabeza (5 puntos cada uno)

Su puntuación positiva para Soluciones simples:	
Su puntuación para el peligro de "Cuidado personal":	-
Su puntuación para el peligro de "Dientes perlados":	-
Su puntuación para el peligro de "Doparse":	-
Total de la salud del cuarto de baño:	

¿Está logrando una diferencia positiva?

Puede hacer el seguimiento de la puntuación que obtuvo en las pruebas y los puntos de la solución en el sitio web El hogar saludable en www.myhealthyhome.com/cuestionario. Asegúrese de obtener su código de acceso web al final del libro.

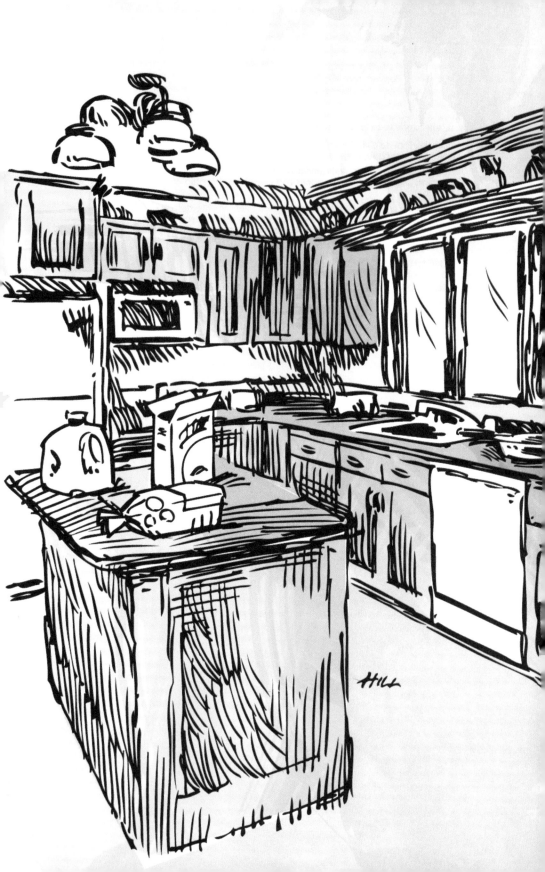

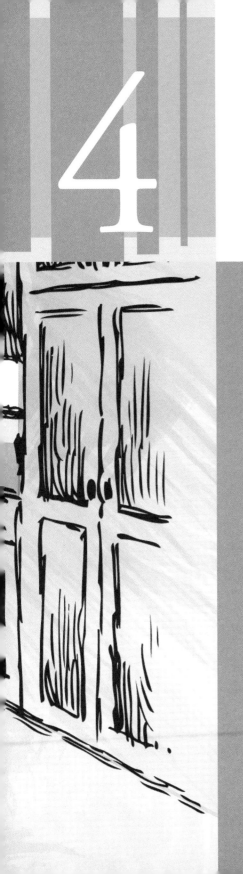

4

La cocina

La cocina es el lugar de reunión para comer y compartir las historias del día. El espacio frecuentemente más caótico de la casa, sin embargo, el centro de nuestras celebraciones y tradiciones culturales, un lugar para renovar y restaurar nuestros cuerpos, almas y relaciones.

Lea cualquier libro sobre comida saludable y encontrará muchos consejos sabios. Pero, la alimentación saludable es mucho más que el bocado que ingerimos. Las simples realidades sobre las comidas, la preparación de los alimentos y el almacenamiento pueden ser la clave para lograr el mayor impacto en la salud familiar a largo plazo.

Las soluciones simples nunca han sido más fáciles de encontrar... o de saborear.

El Dr. Wentz es un apasionado de la comida saludable. Casi todas las personas que lo conocen preferirían que él revise los botiquines o debajo del lavabo del cuarto de baño antes que cenar con él. La presión por elegir correctamente los alimentos es inmensa. Hombres grandes y joviales acostumbrados a comer bistec y papas ordenan una ensalada bajo la mirada atenta de él.

Entonces, con cierta aprensión, salimos del cuarto de baño y nos dirigimos a la cocina de Dave. Un escenario con luz brillante que ostenta encimeras de piedra blanca reluciente; una cocina con mucho espacio y muchos aparatos eléctricos. Al igual que con los otros espacios que visitamos, aquí también podemos suponer que nos acechan peligros sorpresivos detrás de las puertas de esos armarios de arce color claro.

Dave: Este es, verdaderamente, el dominio de Reneé. Durante la remodelación, yo me ocupé de los equipos audiovisuales y ella asumió el control total de la cocina. Si hubiera sabido cuánto costaba un horno, habría hecho un trato diferente.

Donna: Si va a hacer algo, imagino que lo mejor es hacerlo bien. Y parece que ella no se equivocó.

Dr. Wentz: Sí, esta cocina es impresionante, pero aun así no podemos subestimar los peligros que puede haber en este espacio.

Donna: Si juzgamos en función de lo que encontramos en otros lugares de la casa, apuesto a que no se refiere solamente a tocar la estufa caliente o cortarse con un cuchillo.

Dr Wentz: No, generalmente cometemos esos errores solamente una o dos veces en la vida. Las cosas a las que me refiero son decisiones que tomamos cada vez que nos sentamos a comer. *[Revisando un armario lleno de pequeños artefactos de cocina].* Dave, ¿cuántos aparatos tienes en esta cocina?

Dave: Muchos, pero algunos de ellos son regalos de casamiento, así que no puedes culparme por tenerlos. No tenemos freidora, y mira aquí, tenemos vaporera.

Dr. Wentz: Con excepción de la vaporera, deberías usarlos poco, y no pulverizar las bondades de los alimentos que consumes. *[Abre un cajón grande].* Recipientes de vidrio para almacenar, muy bien. ¿Dónde está el cajón de Andrew?

Dave: A tu izquierda encontrarás biberones y tazones de vidrio también. Solamente debo esperar que sean suficientemente resistentes para soportar el castigo o que mis reflejos sean suficientemente rápidos cuando él comience a tirar las cosas.

[El Dr. Wentz mira el bote de basura y saca un objeto].

Dr. Wentz: ¿Una bolsa de In-N-Out®? ¿No es un lugar de comida rapida?

Dave: Esto es algo que me permito muy de vez en cuando. Debemos permitirnos placeres prohibidos ocasionalmente o el trabajo de vivir saludablemente se tornará abrumador. Una comida de hamburguesa y papas fritas es uno de los premios que me doy a mí mismo, pero rara vez.

Dr Wentz: Bueno, al menos tu despensa no está abarrotada de provisiones de alimentos para dos años.

Donna: ¿Le preocupa que los alimentos se deterioren?

Dave: Para nada. Tener *ese* tipo de provisiones significaría que estamos comiendo muchos alimentos conservados que se procesaron. El procesamiento les quita los nutrientes y les alarga la vida útil. Papá *prefiere* alimentos que se deterioran rápidamente porque entonces es más probable que no estén procesados y que sean saludables.

Dr. Wentz: *[Mirando debajo del fregadero]* Dave tiene un grifo de ósmosis inversa para el fregadero y éste puede ser el dispositivo más importante en cualquier hogar. Siempre le dije que beba mucha agua purificada durante todo el día, excepto con las comidas.

Donna: Pero siempre nos han dicho, una y otra vez, que debemos beber toda el agua que podamos, pero ¿por qué no con las comidas?

Dr. Wentz: El problema es que los líquidos neutralizan o diluyen el ambiente ácido del estómago que es crítico para digerir los alimentos y para que los nutrientes se absorban.

Donna: Eso no es algo que la gente podría haber considerado como un problema, complejidades como esta van a parecer abrumadoras.

Dave: Le aseguro que será menos trabajo que una dieta de moda promedio. Nos concentraremos en algunas cuestiones menos conocidas con respecto a los alimentos que consumimos diariamente. Y le mostraremos cómo todos podemos hacer cambios fáciles que beneficiarán a la mayoría.

Capítulo 7
Por amor a la comida

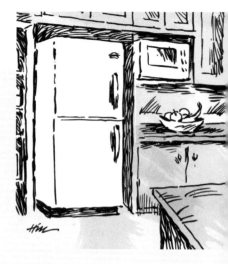

La comida es abundante, al menos en la mayoría de las naciones desarrolladas. Y para la mayoría, es económica y fácil de adquirir. Aun así, muchas veces no nos sentimos satisfechos y queremos más. Como sociedad, desarrollamos algunas ideas falsas sobre lo que significa "cenar bien".

¿Por qué comemos?

Nos gusta festejar, comer por diversión y para celebrar. Algunos de nosotros comemos cuando estamos aburridos o estresados.

Podríamos incluso admitir alguna adicción secreta a ciertos tipos de alimentos o bebidas. Y también está la razón real para comer: porque necesitamos nutrir nuestro cuerpo.

CUESTIONARIO

¿Cuán tóxico es su hogar?

Puntuación

1. ¿Cuántas frutas y verduras de colores brillantes (rojo, verde, azul, púrpura, naranja, etc.) había en su plato en su cena de anoche?

3 o más	2	1	0
0 puntos	1 punto	3 puntos	7 puntos

2. ¿Cuál es la opción que más se parece a su desayuno habitual? (Elija una)

- ☐ Omelette vegetariano (0 puntos)
- ☐ Tostada de trigo integral y fruta fresca (0 puntos)
- ☐ Harina de avena cortada y fruta fresca (0 puntos)
- ☐ Yogur (4 puntos)
- ☐ Barra dulce/barra de cereal (4 puntos)
- ☐ Cereal frío (6 puntos)
- ☐ Huevos, tocino y papas fritas con cebolla (4 puntos)
- ☐ Producto de pastelería y café (7 puntos)
- ☐ Bagel y queso crema (6 puntos)
- ☐ Comida que se ordena desde el carro (8 puntos)
- ☐ ¿Qué es el desayuno? (10 puntos)
- ☐ Café (15 puntos)

3. ¿Cuál es la proporción de frutas/verduras frente a carnes/lácteos en su alimentación?

Proporción Frutas/Vegetales	10:0	8:2	6:4	5:5	4:6	6:4	8:-2	0:10 Carnes/Lácteos
	0 puntos	0 puntos	1 punto	3 puntos	5 puntos	8 puntos	10 puntos	15 puntos

4. ¿Con qué frecuencia hace las compras en la tienda de comestibles? (seleccione una)

- ☐ Una vez al mes (15 puntos)
- ☐ Todas las semanas (2 puntos)
- ☐ Cada 2 semanas (8 puntos)
- ☐ Varias veces por semana (0 puntos)

Su puntuación para el peligro de "Alimentos"

1-12	13-24	25-36	37+
Gastrónomo	Comensal fino	Adicto a la comida rápida	Muerto de hambre

Dificultades de la alimentación moderna

En nuestra sociedad abundan los problemas de alimentación que se hacen evidentes cuando se analizan en el nivel de la cintura, pero en este capítulo elegimos mostrar la cocina y las cosas que tenemos allí, y esto nos permite darnos el lujo de aprender de las conversaciones que mantenemos durante la cena con mi familia y amigos.

Muchos fabricantes y publicistas nos han engañado.

Muchos de los elementos que guardamos en el refrigerador y la despensa -las cosas que nos hicieron creer que nutrirán nuestro cuerpo- no son siquiera comida. Porque algo comestible pase de nuestros labios, no necesariamente se califica como alimento. Pocos ingredientes son reconocibles en estos pseudoalimentos altamente procesados y la mayoría de los aditivos, como colorantes, saborizantes y endulzantes artificiales, a la larga son tóxicos. La comida chatarra es deficiente y no tiene valor nutritivo: son solamente calorías vacías que lo dejarán atiborrado de comida y mal nutrido.

Y como su organismo necesita los nutrientes exactos para sobrevivir, continuará enviándole señales de que debe comer, sentirá más ansias de comer y comerá más y más.

El Dr. Ray Strand, médico y autor, también trató el tema de las ansias de comer en su libro *Healthy for Life* (Saludable de por vida). Describe un escenario que muchos experimentaron personalmente:

Piense en una gran fiesta o picnic a la que haya ido recientemente. En un extremo de la mesa, la anfitriona coloca un tazón de tamaño mediano con manzanas, bananas y naranjas (no más de dos o tres de cada una). En el otro extremo de la mesa, en tazones del tamaño de una piscina para niños, pone montones de botanas. Difícilmente podrá obligar a sus invitados a comer esas pocas frutas, pero definitivamente tendrá que volver a llenar los tazones de botanas.[1]

Era de esperarse. Es divertido masticar las botanas. El factor crujiente salado nos hace disfrutar.

"¿Alguna vez intentó comer cinco plátanos uno tras otro?" pregunta el Dr. Strand. "Me encanta, pero solo puedo comer uno. Por otro lado, ¿alguna vez intentó comer solamente una patata frita de bolsa?"

Esta situación ilustra la diferencia entre lo que sucede cuando usted consume comida real, comparada con comida chatarra. Los alimentos buenos satisfacen. Los alimentos de alta calidad que son densos en nutrientes nos hacen sentir satisfechos, de modo que no necesitamos comer en exceso. Todos los demás alimentos nos incitan a volver continuamente por más. Los fabricantes de alimentos lo saben, cuentan con ello. Las tiendas inmensas, tipo bodega, donde venden cajas enormes dan prueba de ello.

Ingenuamente, no preguntamos sobre la expansión rápida de gigantes tiendas de alimentos o sus efectos de largo alcance. Vemos personas empujando carritos del tamaño de autos pequeños entre filas y filas de alimentos procesados. ¿Cuantas son las veces al mes que tienen que ir a la tienda de comestibles?

Cada vez estamos más lejos de nutrir a nuestro cuerpo. Y si no lo estamos nutriendo, entonces ¿que estamos haciendo? Quizás sea necesario reconsiderar la cantidad y la calidad de los alimentos.

Genios de la comercialización

Una dosis saludable de escepticismo nos será útil cuando compremos alimentos. Encontraremos varios argumentos que nos venden los aspectos de "fomento de la salud" de un producto determinado, aun cuando esos aspectos no estén confirmados o cuando el producto genere muchos efectos negativos en nuestro cuerpo.

Por ejemplo, a los especialistas en comercialización les gustan frases como "totalmente natural", ¿pero sabía usted que la FDA no definió el término y que no hay normas legisladas con respecto a ese término? Puede argumentarse que *cualquier cosa* es "completamente natural".

¿Y qué me dice de "menos grasa"?

¿Menos grasa que qué? ¿Grasa de ballena?

Los alimentos pueden contener tanta grasa como decidan los fabricantes, solamente deben tener menos grasa que cuando menos otra versión del producto que están vendiendo. Una de las estrategias de comercialización que más me gustan es la de la Diet Coke®, que pone en sus latas un corazón gigante y la frase "La verdad sobre el corazón®", y pide a la gente que apoye los programas de salud cardíaca para las mujeres. Ahora podemos sentirnos bien por tomar sus sustancias químicas porque estamos reduciendo las enfermedades cardíacas en las mujeres.

¿Es cierto?

No todos los carbohidratos son iguales

¿VERDADERO O FALSO? **Ingerir cereal frío puede ser malo para el corazón.**

Verdadero. Las marcas populares de cereales pueden incluir afirmaciones en sus envases sobre los beneficios de sus productos para la salud cardíaca y de ese modo evaden su responsabilidad, ya que los fabricantes concentran la atención del consumidor en estudios sobre las fibras, que son buenas para el corazón. Luego se describen a sí mismos como preocupados por la salud, aun cuando en su producto la fibra se haya procesado tanto que ya no cumpla con su función. Lo que es más importante aún, su producto tiene varios aspectos negativos que ellos no mencionan.

Los publicistas se olvidan de mencionar que consumir cereal altamente procesado es como verter azúcar de mesa por la garganta y estimular los picos de insulina que, a su vez, favorecen la aparición de diabetes en los adultos. Muchas personas conocen el daño que esta enfermedad puede producir –daño que puede derivar en amputación, ceguera y problemas del corazón. ¿Eentonces cómo hicieron las compañías publicitarias para convencernos de que consumir un tazón de su azúcar formulada es saludable?

{ Los publicistas se olvidan de mencionar que consumir cereales exageradamente procesados es como verter azúcar de mesa por la garganta. Esto estimula los picos de insulina que, a su vez, favorecen la aparición de diabetes en los adultos. }

Esto no quiere decir que todos los comercializadores sean mentirosos o que todas las compañías están allí para venderle productos dañinos. Pero, *es* muy cierto que no siempre puede creer lo que lee. Instrúyase y preste atención a los ingredientes, no a los anuncios llamativos.

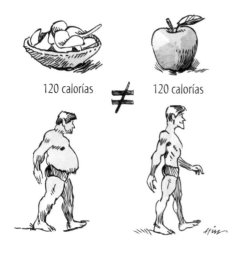

120 calorías ≠ 120 calorías

¿Alguna vez se le hizo tarde y se compró una rosquilla para desayunar camino al trabajo? ¿Cómo se sintió más o menos una hora más tarde?

Posiblemente sentía poca energía. ¿Qué tuvo ganas de comer más tarde ese día?

Lo más probable es que quisiera más carbohidratos dulces. Cuando consumimos alimentos procesados, especialmente harina, estamos engañando al cuerpo. Nuestros cuerpos absorben estas calorías con mucha rapidez, en realidad, con demasiada rapidez. El resultado es una reacción fisiológica que hace que nuestro cuerpo desee más calorías. Es parecido a tener una adicción.

Muchos de nosotros crecimos con la pirámide de alimentos. Probablemente fue una de las primeras lecciones que aprendimos sobre nutrición. Ahora, debemos *desaprender* lo que memorizamos de las cajas de cereales, bolsas de pan y carteles del comedor de la escuela. De hecho, *no* deberíamos consumir de ocho a once porciones de lo que en ese entonces creíamos que eran granos saludables, ya que muchos de ellos están blanqueados y carecen de valor nutritivo.

Muchos de los alimentos más populares en nuestra nación son peligrosos porque están altamente procesados, y porque se elaboran con harina refinada que proviene de molinos de cilindros de alta velocidad que reemplazaron a las piedras de molino tradicionales del siglo dieciocho. La velocidad y la eficiencia de los nuevos molinos aumentaron después del descubrimiento de la desgerminación, proceso que toma el grano y elimina la cubierta de la semilla, llamada salvado, y el germen, que es el embrión de la semilla y parte integral de los alimentos de grano entero. Ese proceso también elimina gran parte del valor nutritivo de la harina porque el salvado es el que contiene fibra, vitaminas B y oligominerales, en tanto que el germen contiene antioxidantes y vitaminas B y E.

El impacto de este proceso cambió para siempre el curso de la historia de los estadounidenses, ya que es muy raro que en algún hogar de los Estados Unidos pase un día sin que se consuma pan.

La harina obtenida con el nuevo proceso de molienda es una harina blanca, pura, extrafina, que no se deteriora. ¿Qué podría ser mejor para los panaderos? Los panes y pasteles que elaboran con esta harina son livianos y muy sabrosos y, además, tienen una vida de anaquel extra prolongada.

Desafortunadamente, para los que consumimos estos alimentos duraderos, los resultados obtenidos fueron menos que ideales. El organismo puede absorber la glucosa de las partículas extrafinas de la harina blanca o del trigo con tanta rapidez que se genera un rápido aumento en nuestro valor de azúcar en la sangre, peor que si se comiera una barra de caramelo. (¡Si usted hubiera sabido durante todos estos años que una barra de Snickers® era mejor para su cuerpo que la tostada de pan blanco que consumió en el desayuno!)

Y como ya sabe, todo lo que sube debe bajar. El aumento rápido del azúcar en la sangre va seguido de una caída rápida después de que se libera una oleada de insulina para almacenar esa azúcar en la grasa, de modo que sus células grasas se hinchan y usted queda con ganas de flojear. Y si esto no fuera suficientemente malo, también tendrá ansias aparentemente incontrolables de consumir *más* dulces para que su nivel de azúcar en la sangre vuelva a estar en equilibrio.

Estamos comenzando a darnos cuenta de que nuestro amor por los pasteles y el pan blanco es fundamental en la epidemia de obesidad, diabetes y otras enfermedades inflamatorias que vemos en el mundo actual. Consumir en forma repetida alimentos que aumentan el nivel de azúcar en la sangre, conocidos como alimentos de alto índice glicémico, nos hace aumentar de peso y, con el tiempo, causan un daño perdurable a nuestra salud.

Partamos el pan

Muchos panes que encuentra en el supermercado contienen más que harina -mucho más. Sólo compare los ingredientes simples de un buen pan casero ya pasado de moda con la lista de ingredientes del pan blanco que usted compra en la tienda.

Pan hecho en casa:

Harina de trigo integral, azúcar, sal, levadura, leche, mantequilla y agua.

Pan blanco comprado en la tienda:

Harina de trigo enriquecida, agua, gluten de trigo, jarabe de maíz con
alto contenido de fructosa, aceite de frijol de soya, sal, melaza, levadura,
monoglicéridos y diglicéridos, monoglicéridos y diglicéridos etoxilados,
acondicionadores de masa (estearoil lactilato de sodio, yodato de calcio, dióxido
de calcio), ésteres de monoglicéridos del ácido diacetil tartárico (DATEM),
sulfato de calcio, vinagre, nutriente de levadura (sulfato de amonio), extractos
de cebada malteada y maíz, fosfato dicálcico, fosfato diamónico y propionato de
calcio (para mantener la frescura).

El índice glicémico

Introducido por primera vez por el Dr. David J. Jenkins en 1981, el
índice glicémico se ha convertido en un término de uso en el hogar. Jenkins lo
definió como la velocidad a la que aumenta el azúcar en la sangre después de
consumir un alimento de prueba específico respecto de la de un alimento de
control, generalmente glucosa.

Cuando se publicó por primera vez el índice glicémico, la mayoría de
los dietistas, nutriólogos y médicos quedaron impactados por los resultados:
desafió las presunciones tradicionales de que los carbohidratos complejos
son siempre mejores que los carbohidratos simples, y que todas las calorías se
generan de igual manera.

COMPARACIÓN DE ALIMENTOS DE CONTENIDO GLICÉMICO BAJO Y ALTO

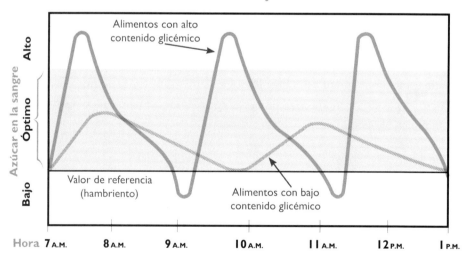

Como ejemplo de esta nueva manera de pensar, los azúcares simples, como el azúcar de mesa -sacarosa-, tienen un índice glicémico de 61, mientras que el azúcar encontrado en las frutas -fructosa-, tiene un índice glicémico mucho mejor, solamente 19. De este modo, muchos de los cereales "saludables" para el desayuno, como hojuelas de maíz, hojuelas de salvado y Cheerios (cereal de avena integral) lideran el índice glucémico, algunos con valores tan altos como 92. De repente, esas bolsitas plásticas llenas de Cheerios (cereal de avena integral) para los niños dejaron de ser un bocadillo óptimo, a menos que usted desee que sus niños sean suficientemente regordetes como para mantenerse calentitos en el invierno.

Para conocer con mayor certeza su respuesta a un alimento específico debe calcular la carga glicémica, la cual toma en cuenta el índice glicémico y la concentración de carbohidratos. Una carga baja es de 10 o menos, media de 11-19 y alta, si es mayor. Por ejemplo, las zanahorias cocidas tienen un índice glicémico medio de 49, mientras que su carga glicémico es muy baja, 2.4, porque las zanahorias contienen pocos carbohidratos. Esto significa que consumir zanahorias no hará que su nivel de azúcar en la sangre aumente. Sin embargo, las papas tienen un alto índice glicémico y una alta carga glicémica, lo que elevará considerablemente el nivel de azúcar en la sangre y estimulará una mayor respuesta de la insulina.

Índice glicémico de alimentos seleccionados

Cereales	IG
Trigo molido	67
Salvado con pasas	73
Cheerios (cereal de avena integral)	74
Hojuelas de maíz	83
Fruta	
Manzana	38
Naranja	43
Uva pasa	64
Dátiles	103
Bocadillos	
Barra de chocolate	49
Papas fritas de bolsa	56
Donut	76
Caramelos de goma	80
Verduras	
Camote	54
Maíz dulce	56
Papas fritas	75
Papa roja horneada	93
Panes	
Centeno	64
Trigo	68
Blanco	70
Bagel, simple	72
Legumbres	
Frijoles de soya, hervidos	16
Frijoles rojos, enlatados	29
Habas, hervidas	32
Frijoles horneados	45

Una de las mejores formas para evitar los carbohidratos de alto contenido glicémico consiste en comer frutas y verduras frescos de color que, en general, también son más ricos en antioxidantes. Los alimentos naturales que crecen cerca de la tierra estan cargados con vitaminas vivientes, minerales, agua, fibra y las enzimas necesarias para digerir el alimento. Son el complemento perfecto para las células de nuestro cuerpo y para nutrir el cuerpo co el correcto equilibrio.

> Encontrará más información sobre el índice glicémico y la carga glicémica de alimentos específicos en www.myhealthyhome.com/glicémico.

Miles de estudios han probado que las frutas y las verduras son fuentes óptimas de importantes fitoquímicos benéficos para combatir las enfermedades.

Desequilibrado

En la vida todo es cuestión de equilibrio. No un equilibrio congelado, como una estatua -que significaría la muerte-, sino un delicado equilibrio que permita el movimiento moderado en una u otra dirección, flexionándose, pero sin romperse.

Solución simple:
Los productos de huerta de colores variados lo ayudarán para que su alimentación sea rica en nutrientes y de bajo contenido glicémico. Cuanto más fuerte el color, mejor.

El cuerpo humano necesita este tipo de estabilidad dinámica, al igual que los demás seres vivientes. El proceso se denomina homeostasis, en el cual las condiciones internas como la temperatura corporal, los niveles de calcio en la sangre y la presión sanguínea, se mantienen dentro de rangos estrechos, a pesar de los cambios extremos que puedan producirse afuera.

Pero, actualmente, casi todos nosotros en el nombre de la conveniencia estamos *desequilibrando* los complejos mecanismos que se superponen en nuestro organismo.

Equilibrio ácido/alcalino

Uno de los mecanismos homeostáticos más importantes del cuerpo es el equilibrio ácido-alcalino, o pH. Nuestro cuerpo se esfuerza mucho para mantener un pH de 7.35 a 7.45 en la sangre, aunque lo ideal es 7.40, o ligeramente alcalino, para que muchos de nuestros sistemas enzimáticos funcionen bien.

El cuerpo humano estableció este intervalo de pH principalmente porque en nuestras primeras dietas la proporción de alimentos vegetales y animales en nuestra alimentación era más o menos de 1:1, y en el componente animal predominaban el pescado y los mariscos.[2] Este tipo de alimentación, con alto contenido de fibras de plantas y frutas no procesadas debe haber sido ligeramente alcalino, lo que guió nuestro desarrollo evolutivo.

Pero los tiempos han cambiado y también nuestra alimentación. Las profundas modificaciones del ambiente cultural y el biológico del género humano que se produjeron hace aproximadamente 10,000 años merced a la introducción de la agricultura y la cría de animales se magnificaron luego con la llegada de la revolución industrial. En una escala evolutiva, esos cambios se produjeron muy recientemente y con demasiada rapidez como para que el cuerpo humano se adaptara. Junto con esta disonancia entre nuestra antigua biología y los patrones nutricionales y culturales que predominan en la actualidad han surgido muchas de las llamadas "enfermedades de la civilización"[3] consecuencia de la alimentación del siglo veintiuno en cuerpos de la edad de piedra.

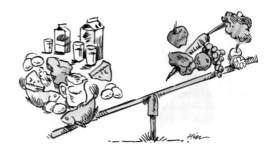

Los alimentos que consumimos actualmente serían irreconocibles para nuestros ancestros cazadores-recolectores y para los primeros granjeros, si bien las necesidades nutricionales de nuestras células apenas han cambiado. Los productos cárnicos, así como los lácteos y los cereales, proporcionan la mayor parte de las calorías en nuestra alimentación, y todos ellos ocupan un lugar alto en la escala de los alimentos productores de ácidos.[4] Pero, recuerde, nuestro cuerpo se inclina hacia lo alcalino, de modo que a nuestros sistemas les resulta difícil mantener el equilibrio ácido/alcalino que predominó desde el inicio de la vida humana.

La regla básica es que los productos cárnicos y lácteos tienen una carga ácida alta, mientras que los vegetales y muchas frutas son reductores de ácidos. Las personas confunden, frecuentemente, la *acidez* de una fuente alimenticia con su *carga ácida*. Parece paradójico, pero un limón, que es bastante ácido, reducirá verdaderamente la carga ácida del cuerpo una vez que su contenido mineral, generalmente encontrado en la pulpa, se absorbe en los líquidos del organismo. Esto se debe a que los minerales predominantes en el limón tienen un efecto alcalinizante o reductor de ácido en el cuerpo. Para ello forman hidróxidos y carbonatos minerales en nuestras células que actúan como esponjas moleculares para "absorber" el exceso de acidez.

Además de consumir más vegetales, también puede ingerir bicarbonato potásico para ayudar a reducir la carga ácida de su cuerpo. Pero, ¿por qué es tan importante reducir la carga ácida del cuerpo y alimentarnos de nuevo en función de nuestro desarrollo evolutivo? La alimentación moderna productora de ácido genera dos riesgos principales:

- Osteoporosis
- Cáncer

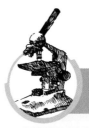

La realidad de las células

Acidez - Sus huesos y el cáncer

Carga ácida neta es una expresión que se refiere a la cantidad de ácido (H^+) que los alimentos que consumimos aportan a las células del cuerpo. Como tal, representa la **carga corporal** total del ácido alimenticio. Una carga ácida neta de cero implica que la acidez y alcalinidad relativas en los alimentos consumidos estaban equilibradas. Si bien la alimentación humana ancestral era ligeramente alcalina, la alimentación occidental moderna tiene una alta carga ácida neta.

Esto tiene un fuerte impacto en la salud ósea a largo plazo.

A través de la disolución química directa del hueso, el tejido óseo amortigua la acidez del cuerpo. En el proceso, se libera calcio (Ca^{+2}) y carbonato (CO_3^{-2}) de la matriz mineral ósea.[5] La liberación de calcio en la sangre y su excreción en la orina *no* se compensan con la captación de la cantidad de calcio equivalente de los alimentos en el estómago. Los iones sodio (Na^+), potasio (K^+) y fosfato (PO_4^{-3}) variados también se liberan del hueso para combinarse con el exceso de hidrógeno (H^+) en la sangre.[6]

Sin control, este proceso degradante hace que los huesos sean más delgados y más débiles: osteopenia y, si no se corrige, deriva en osteoporosis o huesos perforados.

Acidosis y salud ósea

Para proteger el equilibrio del pH de la sangre, el cuerpo sacrifica tejido óseo y recluta a los minerales como amortiguadores contra los efectos corrosivos del exceso de acidez. En apenas una semana de seguir un régimen alimenticio ligeramente ácido, se puede observar una reducción detectable de los minerales de la superficie ósea.[7]

En consecuencia, una alimentación productora de ácido puede alterar drásticamente la estructura y también la función ósea. Se ha demostrado que una carga ácida alta en la alimentación *aumenta* la resorción ósea -proceso por el cual se agota la estructura ósea- y *disminuye* la formación ósea.[8]

Ambiente canceroso

Todos tenemos células cancerosas. Punto. Su mamá, su hermano, su cónyuge, todos las tienen. Las células cancerosas se forman continuamente en el cuerpo humano, y se estima que en cualquier momento específico hay 10,000 células activas, pero su crecimiento es controlado generalmente por un sistema inmunológico saludable y activo.[9] Entonces, la pregunta es: ¿está alimentando estas células cancerosas o recargando su cuerpo de combustible para combatirlas?

Estudios recientes revelan información intrigante respecto de la relación entre la alimentación y el cáncer. Las anomalías del equilibrio ácido/alcalino parecen desempeñar un papel importante en el inicio del cáncer al atacar la respuesta inmunológica y permitir que comience el crecimiento de las células cancerosas.[10] Los niveles de inflamación altos también bloquean las defensas naturales del cuerpo al desarmar los glóbulos blancos especializados y mejorar la producción de moléculas de señalización química para inhibir aún más la inmunidad y fomentar un crecimiento descontrolado.[11] Medir el nivel de

Una alimentación promotora de ácidos también genera un amplio número de cambios bioquímicos y fisiológicos en el organismo que aparentemente nos preparan para el cáncer. Éstos incluyen:

- Estrés oxidativo crónico
- Mayor catabolismo: desgaste muscular y destrucción de las reservas esqueléticas
- Aumento de la insulina y el cortisol
- Inflamación sistémica
- Obesidad
- Debilitamiento de la inmunidad

Se sabe que *individualmente*, cada una de estas anomalías se relaciona con en el inicio del proceso del cáncer. Solamente imagine los resultados cuando *todas* ellas actúan simultáneamente.

inflamación sistémica puede, de hecho, predecir el tiempo de supervivencia de un paciente para varios tipos de cáncer.[12]

Para conocer más información sobre la ciencia que sustenta los alimentos acídicos/alcalinos, ingrese en www.myhealthyhome.com/equilibrio.

Respete a los ancianos

Si bien la ciencia del equilibrio ácido/alcalino suena complicada, puede lograr fácilmente que su alimentación sea más parecida a la de sus ancestros: consuma más alimentos naturales y menos basura procesada.

Puede devolver a su mesa el equilibrio de pH correcto si prepara comidas que consistan en 60 a 80 por ciento de frutas, plantas y verduras alcalinizantes. También puede reducir el uso de harina blanca promotora de ácidos y remplazarla por harina integral multigrano. Asimismo, puede aumentar su ingesta de grasas omega 3, que reducen la inflamación, como las del pescado y las semillas de lino.

Por último, el ejercicio aeróbico diario lo ayudará a eliminar el exceso de CO^2 productor de ácido de los tejidos de su cuerpo y a mantener el tono muscular.

Más potasio, menos sal (sodio)

Estos molestos ancestros tienen otro mensaje para nosotros que se relaciona con el desequilibrio de nuestra alimentación moderna: estamos consumiendo mucha sal y menos potasio del necesario. Se estima que en la alimentación de nuestros ancestros la relación potasio/sodio era de 10:1, mientras que ahora se invirtió a 1:3, tres veces más sal que potasio, lo que refleja un cambio que se multiplicó por treinta.[13]

Solución simple:

Comience el día con un vaso alcalinizante de agua con limón; para ello, exprima un limón fresco (sin azúcar) en agua purificada. Asegúrese de incluir la pulpa.

Básicamente, nuestras comidas solían incluir frutas ricas en potasio, verduras, nueces y frijoles combinados con una pequeña cantidad de pescado o carne, todo ello naturalmente contiene solo una pequeña cantidad de sodio.

En contraposición al nivel alto de daño que puede causarnos el sodio, el potasio proporciona un amplio rango de beneficios: ayuda a mantener saludable la presión sanguínea, un índice de metabolismo saludable y resistencia muscular y también reduce las posibilidades de sentir ansiedad o sufrir trastornos cardíacos y renales y apoplejia.

Compárelo con la alimentación moderna llena de alimentos altamente procesados y con alto contenido de sodio. En esa comida congelada o lata de sopa condensada que almorzó, quizás con una sola porción de verduras, consumió hasta 1,700 mg de sal. Se sabe que esta relación inversa entre el potasio y el sodio en nuestra alimentación contemporánea afecta negativamente la función cardiovascular y contribuye a generar hipertensión y apoplejia.

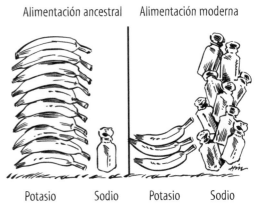

Alimentación ancestral   Alimentación moderna

Potasio   Sodio   Potasio   Sodio

Como si no fuera suficientemente perturbador, hace poco nos enteramos de que los alimentos con alto contenido de sodio y los alimentos productores de ácidos pueden actuar *independientemente* e inducir y mantener una mayor acidez en los tejidos. El efecto de esta combinación se intensifica a medida que usted envejece y como resultado de la menor capacidad del riñón para excretar el exceso de acidez.[14]

Aun si usted evita usar el salero, podría estar consumiendo demasiado sodio. La mejor forma para ingerir menos sal consiste en reducir el consumo de alimentos procesados o de preparación rápida como sopas enlatadas, comidas congeladas y papas fritas de bolsa. Lea las etiquetas. Aun cuando algo no tenga *sabor* salado, contiene la cantidad recomendada de sodio para todo un día.

Solución simple:

Cambie la sal de mesa por sal marina natural que contiene una mezcla de complejos alcalinos. Y use pimienta u otras especies para condimentar sus comidas.

Si bien es importante diminuir los niveles de sodio consumiendo menos alimentos procesados y menos sal, no olvide también aumentar la cantidad de potasio. Los alimentos ricos en potasio incluyen chabacanos, aguacates -¡olvídese del guacamole!- plátanos, melón, kiwis, zanahorias, jugo de ciruela, pasas y muchos más.

> Visite www.myhealthyhome.com/potasio en donde encontrará más ejemplos de alimentos ricos en potasio.

El equilibrio entre las grasas buenas y las malas

Ya hablamos de los carbohidratos buenos y los malos, y de la necesidad de alejarse de los alimentos blancos de índice glicémico alto. Bueno, pues también estamos bastante fuera de equilibrio respecto de nuestro consumo de grasas.

Durante años, los gobiernos y comercializadores nos perjudicaron sermoneándonos para que elimináramos la grasa de nuestra alimentación. Verdaderamente *necesitamos* grasa, de hecho, no podemos vivir sin ella. Nuestro cerebro es mayormente grasa. Sin embargo, en nuestros intentos por alcanzar el ideal "libre de grasa", redujimos principalmente la cantidad de grasas buenas que consumimos y aumentamos las cantidades de azúcar y grasas malas en nuestra alimentación.

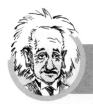

Pregunte al científico

"Dr. Wentz, ¿cómo llegó a entender la importancia de la nutrición?"

C reo que la nutrición es la ciencia más importante de toda la medicina. Tomé conciencia sobre la importancia de la nutrición como resultado de mi investigación científica. Durante veinte años, mientras cultivaba células en mi anterior compañía, Gull Laboratories, aprendí cuáles son los nutrientes, vitaminas, minerales y cofactores necesarios para mantener la verdadera robustez y salud de las células humanas.

Más tarde, aprendí cuánto valor nutritivo de nuestros alimentos se perdió en las últimas décadas. Hemos convertido el maravilloso mundo que Dios nos dio en un vertedero para nuestros desechos tóxicos, hemos quitado de nuestros alimentos los nutrientes que necesitamos para mantenernos saludables y exponiendo nuestro cuerpo a sustancias dañinas. Debido a los peligros ambientales para la sociedad actual, nuestros cuerpos -las células, los órganos y los sistemas que comprende- necesitan, más que nunca, cantidades de los nutrientes esenciales, especialmente los antioxidantes protectores. La nutrición que ayudará a nuestras células a defenderse del estrés oxidativo del ambiente actual es crítica.

No hay duda de que las necesidades nutricionales de las células de la mayoría de las personas no se satisfacen con los alimentos que consumen, con consecuencias

Algunas autoridades en nutrición consideran que los ácidos grasos esenciales (EFA) son lo que más se aproxima a un verdadero nutriente milagroso porque participan en muchos aspectos de nuestra salud. Desde enfermedades cardiovasculares hasta enfermedades autoinmunitarias como esclerosis múltiple y cáncer, el listado completo de las afecciones de salud que afecta la deficiencia o desequilibrio de los EFA ocupa páginas enteras.

Sin embargo, sus efectos en nuestra salud celular pueden agruparse en tres categorías importantes principales.

Primero, los EFA son componentes estructurales críticos para todas las membranas celulares. Los ácidos grasos "buenos", omega 3 y omega 6, mantienen la flexibilidad de las membranas celulares, la cual es esencial para transportar nutrientes y oxígeno a las células y eliminar los productos de desecho de éstas.

devastadoras: una epidemia de enfermedades degenerativas crónicas de rápido crecimiento. Sin embargo, la buena noticia es que las enfermedades degenerativas son enfermedades de estilo de vida, lo que significa que se pueden prevenir por medio de pequeños ajustes en los hábitos diarios, como evitar las toxinas y el estrés ambiental, haciendo ejercicio físico regular y nutriendo el cuerpo de manera óptima.

De hecho, con el paso del tiempo, me convencí de que la nutrición personal óptima es la opción más eficaz que podemos elegir para reducir nuestro riesgo de padecer una enfermedad degenerativa.

Segundo, son los precursores de importantes moléculas -prostaglandinas- necesarias para regular más de una docena de funciones críticas, desde la inflamación hasta la transmisión nerviosa.

Tercero, los ácidos grasos esenciales participan en muchos procesos importantes sin los cuales las células y el cuerpo no podrían sobrevivir. Por ejemplo, los ácidos grasos son necesarios para facilitar el transporte de oxígeno desde los pulmones hasta los glóbulos rojos que circulan en los vasos sanguíneos. Para ello transportan oxígeno a través de las paredes de los capilares, paredes de los glóbulos rojos y directamente a la hemoglobina en los glóbulos rojos.

Incorporar las grasas buenas, eliminar las grasas malas

Para evitar consumir grasas dañinas, lea las etiquetas.

Los aceites "parcialmente hidrogenados" de cualquier tipo son nocivos para su salud. Estos aceites contienen ácidos grasos trans que, según muchos expertos, no son saludables para el consumo humano.

Para aumentar su ingesta de grasas buenas, busque frases clave en la etiqueta:

- Prensado en frío
- Sin refinar
- Orgánico

Use aceite de oliva extra virgen, aceite de canola, aceite de coco, aceite de salvado de arroz, aceite de semilla de uva o mantequilla para cocinar. Coma nueces: almendras, avellanas, y semillas: calabaza, sésamo, como colaciones. Otra fuente adecuada de grasas saludables es el aceite de semilla de lino que se puede rociar sobre una ensalada o añadir a un batido.

Alimento para el alma

Con todo lo que hablamos sobre la importancia de la nutrición adecuada, no perdamos de vista lo divertida que es la comida. Sí, los alimentos son el combustible, pero también algo que se debe disfrutar y compartir.

Cada fin de semana, tómese el tiempo necesario para programar las comidas de la semana. Diviértase planificando su menú e invite a la familia a participar. Con un poco de esfuerzo y un poco de sentido común disfrutará de una alimentación saludable plena de alimentos verdaderos, sanos y nutritivos.

Empiece como lo que es, novato en nutrición o genio de la alimentación, y avance día a día, a largo plazo, la diferencia radicará en las decisiones cotidianas.

Capítulo 8
Cocinemos

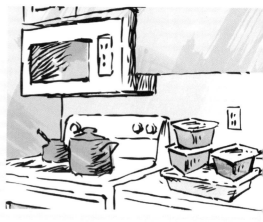

La ciencia de los alimentos y su capacidad para dar sustento a la vida o acabar con ella, es un tema fascinante sobre el que debatimos incansablemente. Es alentador ver cuántas personas ya reconocieron *que* lo que comemos es increíblemente importante para nuestro bienestar y longevidad. Pero, también estamos aprendiendo que *nuestra forma* de comer, que incluye la forma en que preparamos y guardamos los alimentos, es otro factor esencial en nuestra ingesta nutricional y salud general.

CUESTIONARIO ¿Cuán tóxico es su hogar?   Puntuación

1. ¿Usa cacerolas antiadherentes?

Siempre	Algunas veces	Nunca
10 puntos	5 puntos	0 punto

2. ¿Cómo le gusta comer las verduras? (seleccione una)
   - ☐ Crudas (0 puntos)
   - ☐ Cocidas pero crujientes (1 punto)
   - ☐ Cocidas hasta que se ablanden (4 puntos)
   - ☐ En puré (7 puntos)
   - ☐ Fritas en abundante aceite (10 puntos)

3. Seleccione los tres métodos que usa más frecuentemente para preparar su cena.
   - ☐ Asado a la parrilla/rostizado (5 puntos)
   - ☐ Frito en abundante aceite (8 puntos)
   - ☐ Hervido (5 puntos)
   - ☐ Horneado (2 puntos)
   - ☐ Salteado/Frito (1 puntos)
   - ☐ A fuego lento (2 puntos)
   - ☐ Microondas (1 puntos)
   - ☐ Al vapor (0 puntos)
   - ☐ Producto natural cortado (0 puntos)
   - ☐ Comidas preparadas (8 puntos)

4. Cuando come carne, ¿generalmente, cómo la ordena o prepara? Si no come carne, anote cero puntos.

Cruda (tártara)					Bien cocida
0 puntos	1 punto	2 puntos	3 puntos	4 puntos	5 puntos

5. ¿Qué función cumple el plástico en su cocina? (seleccione todo lo que corresponda).
   - ☐ Recipientes de plástico o poliestireno para calentar los alimentos en el microondas (8 puntos)
   - ☐ Envoltura plástica para cubrir alimentos que se calentaron en el microondas (8 puntos)
   - ☐ Envoltura plástica para cubrir alimentos guardados (4 puntos)
   - ☐ Recipientes de plástico o poliestireno para almacenar alimentos/sobras (4 puntos)
   - ☐ Vasos, platos, tazones, etc. de plástico o poliestireno (5 puntos cada uno)

Su puntuación para el peligro de "Cocinar"

1-15	16-30	31-45	46+
Maestro cocinero	Cocinero de línea	Ayudante de cocina	Lavaplatos

La preparación de una comida

Digamos que está preparando una rica comida casera para cenar hoy con su familia. Ante todo, ¡bravo! Eligió la mejor opción para usted y para sus seres queridos en lugar de salir a cenar u ordenar comida a domicilio. Pero antes de sacar los ingredientes y sus implementos de cocina favoritos, considere algunos cambios que puede hacer para que esa deliciosa comida hecha en casa sea aún más saludable.

Dado el extenso agotamiento de los nutrientes de nuestro suelo superficial, muchas de las frutas, las verduras y los granos que compramos actualmente en la tienda tienen menos vitaminas y minerales esenciales que la de nuestros antecesores -y esto sucede antes de que los alimentos lleguen a la despensa o el refrigerador de su cocina. Cuántos más beneficios nutricionales perdemos, depende de nuestros métodos culinarios. La forma que usted elige para guardar, cortar y cocinar el brócoli, por ejemplo, podría reducir menos de la mitad sus niveles de vitamina C.

Una regla simple que debe recordar es que cuanto menos sea el trabajo en la cocina, mayor será el valor nutritivo de los alimentos. Cuando los alimentos se recocen o achicharran también se corre el riesgo de crear compuestos tóxicos. Simplifique, y no corte tanto los alimentos en rodajas o en dados, ni tampoco los cocine, mezcle, hierva o pele.

{ Cuanto menos trabajo deba hacer en la cocina, más valor nutritivo tendrán sus alimentos... trate de cortar en rodajas, en dados, cocinar, mezclar, hervir y pelar lo menos posible. }

Método hacia la locura

Si consideramos la gran variedad de tipos de alimentos disponibles, no existe un solo método perfecto que podamos usar en la cocina para preservar el contenido nutritivo de los alimentos. Pero algunas modificaciones simples en los métodos de preparación de los alimentos minimizarán el agotamiento de nutrientes y mejorarán su salud personal.

Cortar en rodajas y en dados

Cuando se trata de cortar productos agrícolas en rodajas y en dados, cuanto mayor sea la exposición superficial creada, mayor será la cantidad de minerales y antioxidantes clave que se perderán. Por ejemplo, cortar zanahorias en rodajas diagonales delgadas expone un área mayor de la zanahoria a los efectos de agotamiento del oxígeno y a una mayor filtración durante la cocción. Piense en esa manzana cortada en rodajas que se vuelve de color marrón cuando queda expuesta al aire aun antes de que usted pueda terminar de comerla.

La sección de la tienda de alimentos en la que se encuentran los alimentos preparados será especialmente problemática por esta misma razón. Si bien un recipiente de plástico con melón cortado en dados o zanahorias cortadas en rodajas *parece* práctico, será mejor que compre frutas y verduras enteras y las corte justo antes de comerlas.

Ahorrará dinero y obtendrá valiosas vitaminas y minerales.

Solución simple:

Preserve el valor nutritivo de las frutas y verduras que consume cortándolas en dados o simplemente comiendo toda la porción. Reserve los cortes diagonales divertidos para los cócteles.

Cocinar al vapor

No hay sorpresas en esto: la cocina al vapor parece ser uno de los mejores métodos de cocción para mantener las vitaminas y minerales de las verduras, especialmente brócoli, repollitos de Bruselas, coliflor y col.[1] Los efectos positivos se optimizan si el tiempo de cocción es mínimo y las verduras no se sumergen en el agua. Si cocinamos nuestros alimentos al vapor hasta hacerlos papilla, hasta que parezca comida para bebés, se perderán demasiados nutrientes.

Deje que las zanahorias estén un poco crujientes.

Si bien la cocción al vapor es una opción excelente para preparar sus alimentos, evite las comidas y guarniciones "al vapor" que venden en la sección de congelados de la tienda de comestibles. Estos productos están diseñados para cocinar en microondas en su envase plástico que, como aprenderemos más adelante en este capítulo, acarrea muchos más riesgos que los nutrientes perdidos.

Freír

Si bien sabemos que freír no es la forma óptima para preparar los alimentos, este método ocupa el nivel medio cuando se trata de preservar el contenido antioxidante.[2] Sin embargo, ésta no es una excusa para hacer que las papas fritas se conviertan en un nuevo grupo de alimentos.

Freír en abundante aceite, uno de los métodos de cocción más comunes fuera del hogar, es el método de cocción de alimentos que más debemos evitar. Independientemente de que el menú conste de papas fritas, piezas de pollo o aros de cebolla, nos estaremos exponiendo a cancerígenos y aceites rancios. Evítelos completamente o, en última instancia, cómalos con moderación.

Hervir

Hervir se asocia, generalmente, con la mayor pérdida de nutrientes de carnes y verduras.[3] Un estudio determinó que el ácido fólico del brócoli -importante para producir glóbulos rojos saludables y disminuir la anemia- se redujo 55 por ciento después de hervirlo. Comparemos el brócoli hervido con el brócoli cocido al vapor que se demostró no exhibe una reducción considerable en los niveles de ácido fólico.[4] En los alimentos hervidos, la pérdida de nutrientes se produce principalmente cuando éstos se filtran al agua,[5] entonces, para reducir esa pérdida de nutrientes se puede agregar una pizca de sal y usar menos agua para la cocción.[6]

Microondas

Aquí hay mucha confusión y debate. A algunas personas les encanta y otras lo odian. La ciencia e información actual no es suficiente para declarar un ganador, así que vamos a mostrarle lo bueno y lo malo para que usted pueda tomar su decisión.

Cuando los científicos de los alimentos analizaron la retención de vitaminas y minerales en veinte verduras diferentes, determinaron que el microondas, como cocinar al vapor, en parrilla o al horno, era un método ideal. Al igual que la cocción al vapor, si cocina los alimentos en el microondas con menos agua y durante menos tiempo, éstos conservarán más nutrientes. Distribuir el calor de manera uniforme también ayudará a conservar los nutrientes y, a pesar de lo que generalmente se dice, la investigación sugiere que las microondas *no* causan cáncer.[7]

La pregunta sin respuesta es: si los campos electromagnéticos pueden alterar nuestras células, ¿también alteran la integridad energética de nuestros alimentos? Las microondas son ondas electromagnéticas, pero aún hay poca evidencia que demuestre que generan una mutación en nuestros alimentos, pero la migración de contaminantes de los recipientes que contienen los alimentos durante el calentamiento es una preocupación creciente. A diferencia de los procesos de preparar a la parrilla, hornear, freír y vaporizar, en los cuales no pueden usarse recipientes plásticos porque se fundirían, en el microondas se puede cocinar en recipientes de plástico, y el plástico es un peligro que ya conocemos.

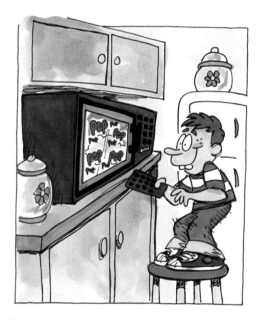

"Estamos en los segundos finales, 4,3,2... revienta y anota".

Además, antes de arruinar un tazón grande de nuestras verduras favoritas, o una bolsa de palomitas de maíz, si somos honestos, deberíamos recordar que los hornos de microondas son poderosas fuentes de campos de radiofrecuencia y que pueden filtrar cantidades considerables de EMF. La única forma para asegurarnos del nivel de filtración que se está produciendo consiste en medir las EMF con un medidor de Gauss económico que podemos comprar en línea o en tiendas de mejoras para el hogar.

En cualquier caso, si elegimos usar un horno de microondas para cocinar, no deberíamos quedarnos parados y mirarlo como si estuviéramos viendo televisión.

Muerte por carbonización

La forma en que usted cocina sus alimentos significa más que la pérdida potencial de minerales. Algunas personas disfrutan del sabor a rostizado, pero no hay duda de que el sobrecalentamiento de los alimentos, independientemente del alimento que sea, puede producir compuestos tóxicos en lugar de comida saludable.

> **Solución simple:**
>
> Mantenga una distancia adecuada -al menos 3 metros de frente y 1.5 de costado entre usted y el microondas cuando está en uso.

No es el tiempo de cocción; la temperatura usada para cocinar puede transformar los nutrientes saludables en sustancias químicas imposibles de digerir que amenazan su salud.

El ejemplo más evidente es el asador que todos los estadounidenses tienen en su patio y que llenan de filetes, hamburguesas y salchichas que crepitan sobre una caldera encendida. La cocción de las carnes a temperatura alta crea sustancias químicas llamadas aminas heterocíclicas (HCA), y la exposición de las carnes a la llama directa produce hidrocarburos aromáticos policíclicos (PAH), ambos relacionados con un mayor riesgo de cáncer, en particular, cáncer gastrointestinal.[8]

Los compuestos llamados acrilamidas están presentes en cantidades peligrosas en los alimentos ricos en carbohidratos cocidos en exceso, ya sea fritos, a la parrilla o rostizados.[9] La acrilamida se encuentra con mayor frecuencia en alimentos como papas fritas y de bolsa, y también se genera cuando se tuestan algunos panes.

Sin embargo, la conexión entre las acrilamidas y el cáncer y otras enfermedades degenerativas es menos evidente que en el caso de los compuestos producidos por la sobrecocción de las carnes.

La solución consiste en mantener las temperaturas de cocción tan bajas como sea posible, tratando de que los alimentos queden dorados y no de color marrón o negro. Mejor aún, incluya en su alimentación tantos alimentos crudos, por ejemplo frutas y verduras, como sea posible.

Por último, las grasas monoinsaturadas como los aceites de canola, semilla de lino, oliva y girasol son mejores para cocinar que las grasas poliinsaturadas, pero tan pronto como observe que el aceite está humeante, sabrá que la temperatura es demasiado alta.[10] En este caso, no solamente puede haber un incendio, sus alimentos pueden tener un sabor desagradable y se puede producir una masa de radicales libres que atacarán su sistema circulatorio.

Situación peligrosa

Si con frecuencia le toca lavar los platos en casa, sin duda conoce la frustración de lavar una olla con restos de comida pegados en el fondo. Pone en remojo y restrega, restrega y pone en remojo. Y si tuvo la mala suerte de que su cena se haya quemado en esa olla, la tarea es mucho más difícil.

Por esa razón, muchas personas que cocinan en casa han cambiado sus utensilios de cocina por utensilios antiadherentes. Después de todo, para cocinar en esas cacerolas no se usa aceite o solamente una pequeña cantidad y como por arte de magia, los alimentos se despegan fácilmente del interior oscuro de la cacerola. De repente, lavar estas cacerolas parece una tarea mucho más sencilla.

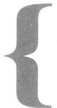{ El material que recubre un sartén antiadherente y que ayuda a que los huevos revueltos se deslicen sobre el plato también está envenenando a su familia. }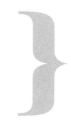

Pero, el material que recubre un sartén antiadherente y que ayuda a que los huevos revueltos se deslicen sobre el plato también está envenenando a su familia.

La mayor parte de los utensiliso de cocina antiadherentes están revestidos de politetrafluoroetileno (PTFE), polímero descubierto por un científico de DuPont en 1938 y considerado como uno de los materiales más resbalosos del mundo. El PTFE, que DuPont registró como Teflon®, se encuentra actualmente en muchos productos de consumo, desde pintura hasta alfombras resistentes a las manchas y aun en afeitadoras eléctricas.

Se sabe que a altas temperaturas, el Teflon libera humos y partículas potencialmente peligrosas. De acuerdo con el Environmental Working

Group (EWG), una cacerola antiadherente a 360°C en una estufa eléctrica común libera al menos seis gases tóxicos que incluyen dos cancerígenos, dos contaminantes globales y una sustancia química que se sabe es letal para los humanos.[11]

El EWG determinó que las partículas tóxicas se liberan aun a menor temperatura, 240°C.[12]

Estas temperaturas podrían parecer increíblemente altas, pero el EWG observó que las cacerolas pueden alcanzar una temperatura de 360°C o mayor en un par de minutos de precalentamiento a una temperatura alta.[13] Es incomprensible que los utensilios de cocina, cuyo único fin es colocarlas sobre una fuente de calor, tengan un revestimiento que al ser expuesto al calor emita humos tóxicos.

Los peligros de los utensilios de cocina antiadherentes a altas temperaturas sorprendió a muchos desafortunados dueños de mascotas cuyos canarios, guacamayos, pinzones y otras aves mascota murieron debido a la "toxicidad del Teflon". Las aves envenenadas con los humos del PTFE calentado en exceso muchas veces se asfixian después de que sus pulmones sufren una hemorragia y se llenan de líquido.

Por esta razón, incluso DuPont recomienda sacar a las aves de la cocina antes de cocinar con sartenes antiadherentes.[14] (Esto se parece a la advertencia hecha en la Sección 3 para la pasta dental). Una vez se usaron aves como detectores de monóxido de carbono en una mina de carbón debido a que tienen un metabolismo más alto y un sistema respiratorio más sensible. Si

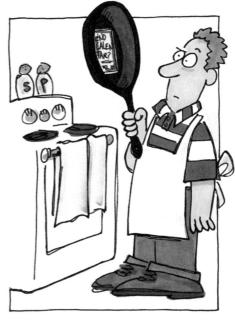

"¿No calentar?"

un canario exhibía síntomas de agotamiento, los mineros sabían que el aire era inseguro y que debían evacuar.[15]

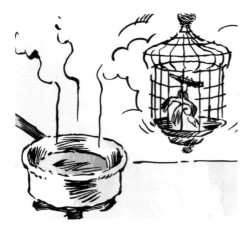

Es hora de preguntarnos si podemos darnos el lujo de ignorar el ejemplo metafórico del canario y ahora bastante literal- en la mina de carbón... o, en este caso, en la cocina.

Alternativas antiadherentes más saludables

Aunque no puede deshacerse de todos los implementos de cocina, debería desechar sus tradicionales cacerolas antiadherentes a medida que se rayan o abollan. Pero antes de tomar la esponja para lavar y comenzar de nuevo a restregar, debería saber que existen alternativas adecuadas.

Primero, puede usar una cacerola de hierro fundido, cacerolas que han estado en el mercado por mucho tiempo. Necesitan cierto mantenimiento, pero proporciona una antiadherencia adecuada.

En el mercado también pueden conseguirse excelentes cacerolas antiadherentes "ecológicas". Muchas de ellas tienen revestimientos naturales, como cerámica y arena, para crear una superficie antiadherente duradera que no contiene PTFE ni otras sustancias químicas perjudiciales. Varias de estas nuevas alternativas antiadherentes se clasificaron en un rango alto o más alto que sus contrapartes revestidas de PTFE en cuanto a durabilidad, calidad de la superficie antiadherente y la cocción uniforme de los alimentos.

> ## Solución simple:
> Si debe usar una cacerola revestida de PTFE, mantenga el quemador de la hornilla en medio o bajo. Además, nunca precaliente una cacerola vacía.

Si usted es de los que comen bocadillos y miran películas hasta tarde, debe saber que las bolsas de palomitas de maíz para microondas también tienen un revestimiento interior de sustancias químicas tóxicas antiadherentes para ayudar a que las palomitas de maíz se deslicen fácilmente en la bolsa. Si no puede evitar ese bocadillo salado, considere la posibilidad de comprar una máquina que utiliza aire o una de las antiguas máquinas para hacer palomitas.

No es muy difícil, y las palomitas tienen mejor sabor.

La cocina plástica

Observe cualquier habitación de su casa y verá fácilmente docenas de elementos que contienen plástico: la fibra de la alfombra, las prendas de vestir, y también la pintura de las paredes. En menos de un siglo, este material artificial pasó a ser una parte indispensable en nuestra vida diaria.

Sin embargo, es potencialmente peligroso para nuestra salud.

En estos últimos quince años pensé mucho en el plástico y su impacto en el medio ambiente. Después de todo, dirijo una compañía que envasa la mayoría de sus productos en algún tipo de plástico. La seguridad y calidad del producto terminado es nuestra prioridad principal, pero también nos esforzamos por seguir prácticas sustentables y buscar activamente alternativas viables a los envases plásticos. Y, fue el nacimiento de mi hijo lo que hizo que mi interés profesional por el plástico se transformara en una preocupación mucho más personal.

Relatos recientes en los diarios nos alertaron sobre el bisfenol A (BPA), una sustancia química que se encuentra en algunos productos de plástico duro -incluyendo en algunos biberones para bebés- los cuales están relacionados con problemas neurológicos y conductuales en los bebés. La idea de alimentar a mi hijo con un biberón que pudiera hacerle daño me perturbaba, por no decir algo peor. Entonces, me propuse aprender todo lo posible sobre el plástico:

- Cómo está hecho
- Cuáles son los tipos de plástico más seguros para mi familia
- En qué lugares de la casa podía reducir fácilmente los riesgos para nosotros

Concluí que era en la cocina, en donde usamos plástico para guardar, preparar y servir los alimentos y líquidos que consumimos diariamente, en donde podía generar fácilmente un impacto positivo.

¿Qué es el plástico?

Plástico es un término común para un amplio rango de sólidos sintéticos y semisintéticos que incluyen nylon, PVC, poliestireno (espuma de poliestireno) y policarbonato. Las materias primas más comunes que se usan para fabricar el plástico son aceite crudo y gas natural, de los cuales se extraen compuestos que, a la larga, se unen en cadenas flexibles (polímeros). En el procesamiento final, los plásticos muchas veces se modifican con aditivos químicos para ayudar a crear texturas o colores específicos, resistencia al calor o a la luz y flexibilidad.

Manipule con cuidado

A pesar de la durabilidad bien conocida de la mayoría de los productos plásticos, éstos *siempre* contendrán una pequeña cantidad de sustancias químicas que pueden escaparse en las condiciones adecuadas. Esto es problemático porque muchos de los bloques estructurales usados en los plásticos son altamente tóxicos.

Y lo que es peor, hay otros aditivos químicos peligrosos, incluyendo, estabilizadores, plastificantes y colorantes, que no son parte del polímero original y que también pueden filtrarse del plástico a nuestros alimentos, agua y suelo.

Cuando somos jóvenes nos enseñan que no debemos tirar una botella plástica en la fogata aun cuando sea divertido ver cómo el plástico se consume y funde hasta convertirse en líquido. Si lo hacemos, se liberan gases tóxicos -dioxinas- que son extremadamente peligrosos, en especial, si se inhalan. Desafortunadamente, los artículos de plástico de la cocina se degradan de la misma manera con bastante facilidad, independientemente de que podamos verlo u olerlo.

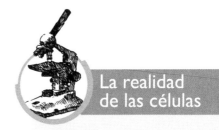

La realidad de las células

Comunicaciones tóxicas

Muchas de las sustancias químicas contenidas en los productos plásticos tienen similitudes estructurales con las hormonas que proveen comunicación a través del cuerpo humano o pueden unirse a los receptores de esteroides en las membranas celulares e interrumpir las acciones hormonales. Los mismos aditivos que proporcionan características de flexibilidad, color y retardo de llama a los recipientes plásticos, por ejemplo, pueden migrar a los alimentos y al agua, y producen efectos no intencionales en los seres humanos y animales.

"Señalización ambiental" se refiere a los efectos biológicos causados por las sustancias químicas de nuestro ambiente que imitan hormonas naturales, y es una hipótesis que se está desarrollando rápidamente para explicar la forma en que ciertos elementos tóxicos en el ambiente causan efectos negativos en la salud. Estas sustancias químicas llamadas *disruptores endócrinos* pueden alterar el sistema hormonal del cuerpo y producir efectos adversos en el desarrollo reproductivo, neurológicos e inmunológicos.

Si esta hipótesis es correcta, entonces las víctimas somos nosotros mismos y nuestras mascotas.

Los fetos y bebés en desarrollo cuyos sistemas nerviosos y reproductivos aún se están formando corren el mayor riesgo de sufrir daños por la acción de los disruptores endócrinos. En los estudios de laboratorio, consecuencias adversas como

Calentar y colocar en el microondas, lavar repetidamente con detergentes fuertes en lavavajillas, raspar o agrietar y el contacto prolongado con alimentos grasos y aceites dañarán el plástico lo suficiente como para que las sustancias químicas peligrosas se escapen.

Espere, leamos de nuevo la lista.

- Lavar en lavavajillas
- Cocinar en el microondas
- Almacenar alimentos grasos o acídicos

fertilidad baja, desarrollo sexual prematuro y cáncer se han asociado con la exposición temprana a estas sustancias que imitan a las hormonas.

Estos compuestos sintéticos nos envían mensajes, pero cuando nuestras células reciben la información se confunden y, como resultado, la función celular se distorsiona.

{ Calentar y usar el microondas, lavar repetidamente con detergentes fuertes en lavavajillas, raspar o agrietar y el contacto prolongado con alimentos grasos y aceites dañarán el plástico lo suficiente como para que las sustancias químicas peligrosas se escapen. }

¡Eso es lo que más nos gusta de nuestros tazones, platos, vasos y recipientes plásticos! Pero, como alternativa, podemos lavar todos los artículos de plástico manualmente y no usarlos cuando calentamos los alimentos. Entonces, ya es hora de preguntarse: ¿para qué tenerlos?

Por eso mi esposa y yo estamos cambiando metódicamente los artículos de plástico por los de vidrio que no generan los problemas para la salud inherentes al plástico. Por el bien de nuestra salud y la salud de nuestro hijo, compramos biberones de vidrio, recipientes de vidrio para almacenamiento y tazas medidoras de vidrio, y nos estamos deshaciendo de los artículos plásticos que pueden degradarse y filtrar toxinas en nuestros alimentos.

Plástico peligroso

Se podría escribir una serie completa de libros sobre las muchas formas diferentes del plástico y sus elementos potencialmente tóxicos. Sería imposible resumirlas todas aquí. Sin embargo, hay unos cuantos elementos plásticos comúnmente usados que debería evitar, *especialmente* cuando se trata de la preparación y almacenamiento de los alimentos en su cocina.

Recipientes de espuma de poliestireno

Estireno: -el bloque estructural para el poliestireno- La entidad gubernamental U.S. Environmental Protection Agency (Agencia de Protección Ambiental de los Estados Unidos) describió al estireno como un probable cancerígeno y una toxina potencial para los sistemas gastrointestinal, renal y respiratorio.[16]

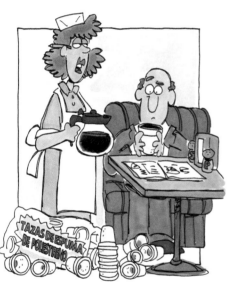

"¿Le gustaría estireno y etilbenceno con su café?"

La espuma del poliestireno es la versión que habitualmente se usa para envasar las sobras del restaurante que uno se lleva a casa. El poliestireno también se usa para vasos desechables, especialmente para bebidas calientes, como chocolate y café. Si consideramos lo que acabamos de aprender sobre el calor y el plástico, no nos sorprenderá saber que algunos estudios demostraron que las sustancias químicas se escapan del poliestireno cuando se expone al calor o sustancias aceitosas.[17]

Pero, la mayoría de las personas usan estos recipientes "desechables" para calentar las sobras en el microondas al día siguiente y llevar café, té y chocolate caliente humeante en vasos de espuma de poliestireno.
Es un pensamiento aterrador.

Sin embargo, el estireno no necesita calor para escaparse. Un estudio realizado en la Louisiana State University (Universidad del Estado de Louisiana) demostró que los huevos, aun en el cascarón, almacenados en recipientes de espuma de poliestireno por dos semanas contenían hasta *siete veces* más etilbenceno y estireno que los huevos frescos de granja.[18] ¡Esas toxinas atraviesan el cascarón!

A pesar de esto, muchas cajas de huevos son de espuma de poliestireno. (Después de leer los estudios, elegí comprar huevos envasados en cajas de cartón).

Para reducir el riesgo, mi esposa y yo nos acostumbramos a pasar inmediatamente a un recipiente de vidrio cualquier alimento que llevemos a casa de un restaurante. De esta forma, ese salmón graso o pasta aceitosa no reaccionará con el plástico, y no tendremos la tentación de poner el recipiente de espuma de poliestireno en el microondas

Biberones y botellas de agua

Como dijimos al principio de esta sección, el BPA se usa para fabricar plásticos de policarbonato duro, incluyendo biberones y botellas de agua reutilizables. También encontrará BPA en las resinas que se usan para revestir el interior de las latas de alimentos: desde sopa de fideos y pollo hasta vainitas.

El BPA es un potente disruptor endócrino que imita al estrógeno, y se ha demostrado que aumenta la resistencia a la insulina, la inflamación crónica y enfermedades del corazón.[19]

Otra vez más, evitarlo es la mejor apuesta. Si bien la mayoría de los fabricantes de biberones en los Estados Unidos han dejado de usar gradualmente el BPA, todavía se encuentra en las botellas de agua de plástico (policarbonato) duro. Si no está seguro de que su botella de agua sea de policarbonato, mire el número en el medio del triángulo de reciclaje impreso en la parte inferior. Si es 7, probablemente sea policarbonato BPA.

Es fácil dejar de usar botellas de agua de policarbonato, y aun así, seguir bebiendo ríos de líquido por día,como se debe. Comience a usar una botella de acero inoxidable. Podrá llevarla a cualquier lugar durante años sin necesidad de reemplazarla. Si salió a comprar una botella de agua, no elija envase de aluminio, generalmente están revestidos de BPA y generan los mismos riesgos que las botellas de policarbonato.

Para reducir el riesgo de exposición al BPA también debería evitar consumir alimentos enlatados. Quizás sea imposible deshacerse de todos los que tenga en la despensa, pero al menos intente evitar aquellos para los cuales existen alternativas frescas o congeladas. Además de evitar las toxinas, obtendrá también más vitaminas y minerales de los productos agrícolas no procesados.

En Japón, los fabricantes ya encontraron una forma para eliminar el BPA de sus alimentos enlatados, y espero que los Estados Unidos siga el mismo ejemplo. Tal como lo hicieron con los biberones de BPA, los consumidores preocupados *deben* presionar a las grandes compañías de alimentos para que cambien.

Envoltura plástica

Durante años, la envoltura plástica con la que envolvía los alimentos horneados y las sobras fue de cloruro de polivinilo (PVC).

El PVC es un material resinoso duro que requiere plastificantes, estabilizadores, retardantes de llama y lubricantes para ser útil. Estos aditivos, que no se unen químicamente a los bloques estructurales básicos del plástico, son lo que hacen que el PVC sea uno de los plásticos más tóxicos en los hogares modernos.

Uno de esos aditivos, el ácido ftálico, se usa a menudo en el PVC para aumentar la maleabilidad. Como aprendimos antes, los ftalatos tienen varios efectos adversos para la salud, que incluyen interferencia con el metabolismo, disfunción tiroidea, pubertad temprana y alergias. Uno de los informes más coherentes relaciona al ftalato con problemas reproductivos en niños pequeños y este resultado probablemente se genera desde el útero materno. Una mujer embarazada expuesta a los ftalatos, ya sea del plástico o de los productos para el cuidado personal, corre el riesgo de que esta sustancia química nociva atraviese la placenta e ingrese en la circulación fetal. Los problemas para los niños que sufren esta exposición a los ftalatos pueden incluir un nivel de hormonas masculinas mínimo, testículos no descendidos, menor fertilidad y mayor riesgo de padecer cáncer testicular.[20]

Sí, leyó bien: es posible que un bebé expuesto a los ftalatos mientras está en el útero materno padezca los efectos veinte o treinta años más tarde un cáncer testicular.

> Es posible que un bebé expuesto a los ftalatos mientras está en el útero materno padezca los efectos veinte o treinta años más tarde, en un cáncer testicular.

Debido a las preocupaciones de los consumidores con respecto a los ftalatos, la mayoría de los grandes fabricantes comenzaron a usar un plástico diferente -polietileno de baja densidad (LDPE)- para fabricar productos de envoltura plástica para uso regular en el hogar. Si bien la envoltura plástica a base de LDPE no contiene ftalatos, su eficacia es menor que la de la envoltura hecha de PVC ya que la adherencia de envasado y el sellado de los olores son menores (quizás lo notó y se preguntó por qué cambió la eficacia).

Por lo tanto, la mayoría de las salchichonerías, carnicerías, proveedores de comida a pedido y restaurantes continúan usando envolturas a base de PVC.

Afortunadamente, no es tan difícil reducir la exposición al PVC, aun la generada por el envasado de los alimentos de salchichonerías y tiendas de alimentos. La "Guía Ecológica" de *National Geographic* da el siguiente consejo: desenvuelva el producto en cuanto regrese a su casa de la tienda de comestibles. Si es posible, corte cualquier parte de la carne o queso que haya estado en contacto con la envoltura de PVC o bandeja de espuma de poliestireno, y luego guarde lo que queda en un recipiente de vidrio con tapa.[21]

> **Solución simple:**
> Si usa envoltura plástica, cerciórese de que sea plástico a base de **LDPE**, e independientemente del tipo que sea, no la use jamás en el microondas.

Clasificación de los plásticos

Los plásticos se clasifican en función de su base química y de su potencial de reciclado. Si aprendemos a reconocer los símbolos y números que aparecen en la parte inferior de los elementos plásticos que compramos, podremos elegir mejor. Estos números aparecen en el símbolo triangular parecido a este.

01 (PET):
El tereftalato de polietileno se usa en el envasado de alto impacto, botellas de agua y bebidas sin alcohol, recipientes de aceite de cocina y bandejas de alimentos para microondas. **Se considera que es seguro en condiciones normales, pero con el tiempo se degrada**.

02 (PE-HD/HDPE):
Polietileno de alta densidad, la forma de PET más durable, se usa para recipientes opacos u oscuros que contienen productos para el cuidado personal, vitaminas, detergentes, galones de leche y aceite para el motor. No es apropiado para líquidos calientes, **se considera que es seguro en condiciones normales, pero que se degrada con el tiempo**.

03 (PVC):
El cloruro de polivinilo se encuentra en cortinas para la ducha, envolturas de carnes y quesos, aglutinantes, algunas envolturas encogibles, materiales de cañerías, pisos de vinilo y en muchas más cosas. Contiene plastificantes de ftalato altamente tóxicos que pueden filtrarse a los alimentos o bebidas. **Evítelo siempre que sea posible, en especial en la cocina**.

04 (PE-LD/LDPE):
Polietileno de baja densidad usado en las bolsas para compras, cajas de CD, computadoras, la mayoría de las envolturas encogibles y envases de productos. **Generalmente se considera seguro**.

05 (PP): El polipropileno se encuentra en tapones para botellas, pañales, muchos utensilios de cocina, recipientes de yogur y requesón, y en el envasado de productos electrónicos. **Resistente al calor, reutilizable y considerado como el plástico más seguro para uso humano**.

06 (PS): El poliestireno se usa en los recipientes para llevar alimentos, vasos para bebidas, cajas para huevos y materiales de construcción. Está compuesto de cancerígenos potenciales para los humanos. **Se sabe que se degradan y expelan toxinas cuando se exponen a temperatura alta o aceite caliente; evítelo siempre que sea posible**.

07 (O): Todos los otros plásticos no mencionados anteriormente están incluidos en la categoría de "otros", tal como se indica por medio de la letra "O", e incluyen policarbonato, poliuretano, acrílico, fibra de vidrio, nylon y muchos plásticos híbridos compatibles con el ambiente. **Muchos de éstos se consideran seguros, pero tenga en cuenta que las botellas de policarbonato que contienen BPA están incluidas en este grupo**.

Estos son los puntos de información clave que debe considerar de esta lista.

- Los plásticos más seguros para usar (y reutilizar) están indicados con el número 5 (PP).
- Los plásticos en las categorías 1 (PET), 2 (PE-HD) y 4 (PE-LD) son generalmente seguros, pero tienen algunas cuestiones relacionadas con la toxicidad y una vida de anaquel limitada.
- Evite los productos marcados como 3 (PVC), 6 (PS) y 7 (O) en lo que respecta a los envases de alimentos o líquidos a menos que usted esté seguro de que el plástico número 7 sea un híbrido especial biodegradable.

Nuestro mundo plástico

Si bien este libro se centra en el reducido escenario del hogar, debemos recordar que el plástico tiene impacto en un mundo mucho más grande.

La mayoría de los plásticos están hechos de recursos no renovables, como petróleo crudo. Este solo comentario nos debería poner a pensar, porque es un recurso no renovable del cual dependen muchas cosas. Pero aun si las reservas de petróleo fueran ilimitadas, tendríamos que reconocer que las mismas propiedades por las cuales el plástico es tan increíble -durabilidad relativa y estabilidad química- pueden hacer que el plástico sea una amenaza considerable para nuestro ambiente.

Si no se descarta o recicla adecuadamente, el plástico termina en las vías fluviales, y se degrada tan lentamente y forman "islas plásticas" y estos plásticos flotan actualmente en los océanos Pacífico y Atlántico. Poco a poco, encendedores, chucherías, bolsas de tiendas y recipientes, se desintegran en fragmentos pequeños, que los peces, mamíferos marinos y aves marinas lo confunden por comida,[22] error fatal para los animales y para nosotros.

Repentinamente, las toxinas que tanto evitamos en nuestro hogar están en la cadena alimenticia marina, y en consecuencia, volverán a la mesa del comedor.

Si hacemos algunos de los pequeños cambios que mencionamos en estas páginas, tal como reciclar el plástico siempre que sea posible y alentar a los que nos rodean a hacer lo mismo, podremos notar una diferencia positiva en nuestra salud y en la salud de nuestro mundo.

Solución simple:
Compre bolsas reutilizables de materiales naturales, como algodón, y úselas siempre.

Capítulo 9
¡Beba hasta la última gota!

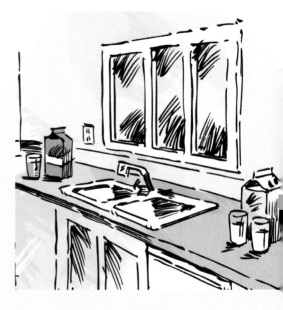

No podemos hablar sobre los aspectos saludables de los alimentos sin considerar las bebidas con las cuales los acompañamos.

En una sociedad en la cual se consume un promedio de 450 calorías por día solamente en bebidas -casi el doble de hace treinta años[1]- las bebidas que consumimos con nuestras comidas son cada vez más importantes. Aun los que elegimos beber agua la mayor parte del tiempo, podemos enfrentar serios riesgos. Es momento de considerar si nuestra "copa se rebalso" del líquido vigorizante, calorías vacías, o lo que es peor, veneno.

CUESTIONARIO

¿Cuán tóxico es su hogar?   Puntuación

1. ¿Consume leche como su principal fuente de calcio? Sí_____ (8 puntos)

2. ¿Cuál de las siguientes bebidas consume frecuentemente? (seleccione todo lo que corresponda)

   ☐ Bebidas de sabores/cócteles, comprados en la tienda (8 puntos)
   ☐ Jugos puros comprados en la tienda (4 puntos)
   ☐ Jugo exprimido en casa (0 puntos)
   ☐ No bebo la fruta (0 puntos)

3. ¿El agua potable de su casa es fluorada? Sí_____ (10 puntos)

4. ¿Cuántas bebidas, incluyendo, agua, consume en una comida?

Nada de líquido	Bebida pequeña	Bebida grande	Bebida extragrande	Recargas
0 puntos	2 puntos	5 puntos	8 puntos	12 puntos

5. ¿Cuántas bebidas cafeinadas consume por día? Cuente las bebidas "extragrande", "grande" y "supergrande" como dos o más bebidas. (4 puntos cada una)

Su puntuación para el peligro de "Bebidas"

1-12	13-24	25-36	37+
Hidratado	Empezando a tener sed	Deshidratado	Completamente seco

Páramo de agua

Irónicamente suponemos que los dos ingredientes más críticos que crean y sustentan toda la vida en la tierra, oxígeno y agua, son cosas a las que tenemos derecho. Nos enseñaron que el aire y el agua son gratis y, en consecuencia, actuamos como si existieran fuerzas naturales encargadas de prefiltrarlos constante y automáticamente para mantener la calidad que necesitamos para vivir y crecer.

En el capítulo 3 hablamos sobre la importancia de concentrarnos en la calidad del aire en cada cuarto de la casa, especialmente en los dormitorios, en donde pasamos gran parte de nuestro tiempo para recargar, reparar y renovar nuestras células mientras dormimos. Tomamos conciencia de los miles de contaminantes liberados a la atmósfera por las fábricas, plantas de energía y vehículos, y los comentaristas del clima por TV diariamente nos informan del pronóstico sobre la calidad o la falta de calidad del aire para la semana siguiente.

La contaminación del aire, "el efecto invernadero" y el calentamiento global dominan las noticias de primera plana. Sin embargo, prácticamente nunca escuchamos hablar del elixir de la vida misma.

Nuestro suministro de agua.

Apenas rastros es demasiado

A pesar de que muchos científicos encuentran que los niveles de sustancias químicas tóxicas y contaminantes en nuestro suministro de agua son alarmantes, nosotros, los consumidores, estamos mayormente ajenos al hecho de que nuestras familias se están envenenando lentamente.

Suponemos que si el agua se ve limpia cuando sale del grifo es segura. La cantidad de toxinas puede ser pequeña, pero necesitamos beber tanta agua como podamos para estar saludables. Es una paradoja: con cada sorbo vigorizante acumulamos más y más sustancias malas en nuestros sistemas.

Al igual que un lento aumento de peso -medio kilo o un kilo al año-, el sutil envenenamiento de nuestro suministro de agua rara vez llamará nuestra atención hasta que repentina y personalmente sintamos los efectos. Una señal de alerta y una experiencia directa nos harán actuar de forma positiva para evitar esas sustancias inaceptables en el agua y protegernos.

La guerra del agua

¿A cuántos de nosotros nos preocupa beber agua cuando vamos de campamento o cuando viajamos, pero no lo pensamos ni un segundo en nuestros hogares?

Posiblemente pensaría diferente si supiera que la Ley del Agua Potable Segura de 1974 regula solamente noventa y un contaminantes, aunque se estima que en los Estados Unidos se usan *60,000 sustancias químicas.*[2] No se equivoque muchas de esas sustancias químicas terminan en arroyos, ríos, lagos y finalmente, en nuestro suministro de agua. De acuerdo con un artículo publicado en el *New York Times* del 7 de diciembre de 2009, una investigación realizada por el periódico-- conducido desde el 2004-- encontró que el agua suministrada a más de 49 millones de personas contenía concentraciones ilegales de sustancias químicas como arsénico o sustancias radiactivas, como uranio, además de las bacterias peligrosas habitualmente encontradas en las aguas residuales.[3]

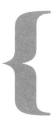

> Ley del Agua Potable segura de 1974 abarca solamente noventa y un contaminantes, si bien se estima que en los Estados Unidos se usan *60,000 sustancias químicas.*

Las plantas de energía son la mayor fuente de subproductos tóxicos, y por consiguiente, muchos de estos desechos se liberaron en la atmósfera, y porque las leyes de contaminación del aire son más estrictas, comenzaron a desecharse generalmente en los ríos, lagos o vertederos de basura que se filtra a las aguas cercanas.

Según la EPA, el agua que se usa en la agricultura es la principal causa de la contaminación del agua en los ríos y corrientes de la nación. Sin embargo, muchas de las leyes federales diseñadas para evitar la contaminación y proteger los suministros de agua potable no regulan los desechos agrícolas. Cuando el exceso de agua de lluvia inunda nuestras zonas verdes, recoge los residuos de 34 millones de kilos de fertilizantes y pesticidas aplicados por año y los deposita en el agua superficial y el manto freático.

Desde que nos convertimos en una sociedad industrial, moderna, con intensa migración de las comunidades rurales a las urbanas, nuestros sistemas de alcantarillado son cada vez más inadecuados para satisfacer la creciente demanda y se han sobresaturado, de tal forma que se derraman en las vías fluviales, los cuales se contaminan con desechos humanos y animales, y también con sustancias químicas industriales. Cuando vivía en San Diego, frecuentemente nos advertían no nadar en el océano debido a la contaminación por aguas residuales.

Esta discusión no pretende ser una táctica amenazadora para lograr un impacto. El objetivo aquí es concientizar, para que seamos proactivos y logremos que nuestro hogar sea un oasis en el que nuestras familias disfruten la mejor calidad de vida posible.

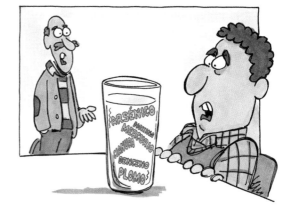

"Qué, ¿hay un insecto en tu vaso?"   "Ya quisiera".

El cuento del fluoruro

Uno de los contaminantes principales del agua potable es una sustancia que nuestro gobierno local frecuentemente agrega intencionalmente. En el capítulo 5 hablamos sobre la pasta dental y algunos de los peligros generados por el fluoruro.

Sin embargo, gran parte de nuestro suministro de agua también contiene fluoruro proveniente de fuentes naturales o agregado por la municipalidad local. Un estudio solicitado por la EPA y publicado recientemente por el National Research Council (Consejo Nacional de Investigación) reportó que "los altos niveles de fluoruro que se generan naturalmente en el agua potable pueden causar daños en los dientes y huesos, y deberían reducirse". [4] Otros estudios han descubierto que el fluoruro de sodio puede comprometer la salud celular, afectar negativamente la función tiroidea y producir efectos neurológicos adversos. Por desgracia, de acuerdo con el estudio, el agua fluorada artificialmente fluye a los hogares de más de 160 millones de estadounidenses.[5]

De lo que muchos *no* se dan cuenta es de que los silicofluoruros, las sustancias químicas usadas para fluorar artificialmente el suministro de agua, son, en esencia, desechos industriales provenientes de la extracción y fabricación de fosfatos. Esto significa que la industria de los fertilizantes descarga sus desechos tóxicos en las plantas de agua del país y ¡lo hacen como un producto para la "salud pública"! Es desconcertante que los compuestos de gas flúor estén regulados como contaminantes severos en el aire, pero puedan usarse como un aditivo supuestamente benéfico en el agua.

La cuestión del agua fluorada puede tener un aspecto aún más oscuro que la codicia corporativa. Por largo tiempo se rumoró que la Alemania nazi usó agua fluorada debido a sus potenciales efectos neurotóxicos. La teoría era que el fluoruro hacía que las personas fueran más dóciles y controlables y en consecuencia, se añadía a los suministros de agua en regiones acupadas y campos de prisioneros de guerra. Dejaremos que se siga debatiendo en los foros en línea si se trata de un mito o un hecho histórico, pero es un excelente ejemplo de lo poco que sabemos realmente sobre la seguridad de las sustancias químicas existentes en los productos y servicios de todos los días.

No estamos expuestos solamente al fluoruro del agua corriente y de la pasta dental. En general, el agua embotellada contiene fluoruro, igual que los refrescos, jugos y muchos alimentos fabricados con agua fluorada artificialmente. Cuando consumimos varias de estas fuentes es muy posible que excedamos la dosis diaria recomendada de fluoruro y comencemos a notar los efectos negativos para la salud. Por esta razón, hasta la American Dental Association (Asociación Dental

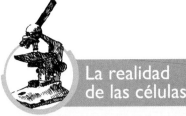

La realidad de las células

Demasiado fluoruro

El flúor, mejor conocido como fluoruro, es el elemento más electronegativo y reactivo que existe. Se une tenazmente a otros elementos y compuestos evitando que éstos entren en otras reacciones químicas. La presencia de un sólo átomo de fluoruro en una molécula de cualquier tamaño puede cambiar completamente su naturaleza y función. El fluoruro tiene la capacidad de envenenar hasta el sistema enzimático más fuerte del cuerpo.

Más importante aún, el fluoruro, al igual que el mercurio, antimonio y arsénico, inhibe el ciclo de Krebs que produce la energía de ATP necesaria para potenciar todas las funciones celulares.

Las acumulaciones de fluoruro en el cuerpo a partir de la exposición a través de la boca, nuestro tracto respiratorio o la piel, son mayores en los tejidos calcificados del esqueleto o dientes. En los seres humanos estos tejidos se restauran durante toda la vida. Las células denominadas osteoclastos desmantelan constantemente el tejido en los huesos y otras células llamadas osteoblastos que forman tejido nuevo para reemplazar el tejido viejo. El colágeno, proteína principal en el tejido conectivo es una matriz orgánica para el depósito de los minerales calcio y fósforo. Por el contrario, cuando los iones fluoruro se incorporan en la matriz, el perfil de mineralización cambia a densidades y dureza mayores. Se piensa que los cristales de fluoruro más grandes no se asocian con la matriz del colágeno tan bien como el calcio.

Esto aumenta la fragilidad de los huesos y reduce la resistencia mecánica generando un mayor riesgo de fracturas

Estadounidense), que está a favor del fluoruro, recomienda mezclar las fórmulas para bebés con agua no fluorada para que el nivel de fluoruro en los bebés alimentados con biberón no sea tóxico.[6]

El agua destilada que se puede comprar en la mayoría de las tiendas de comestibles es probablemente la mejor opción para los bebés y niños pequeños que viven en áreas en las cuales el agua potable está fluorada. El agua destilada no contiene los minerales beneficiosos encontrados en algunos suministros de agua, pero está libre de muchas impurezas comunes, como el fluoruro, que podría dañar los cuerpos más vulnerables de los niños.

La mayoría de los países de la Europa Occidental moderna han optado por no fluorar artificialmente el agua, y de ese modo, evitan la "medicación masiva". Este método moderado para solucionar el problema nos permite elegir si nosotros -y nuestros niños- deseamos ingerir fluoruro.

El "mismo remedio para todos" recomendado para la salud dental no es la respuesta.

Qué usted puede hacer

Sabemos lo contaminada que está el agua y por eso no sorprende que el agua embotellada sea actualmente un negocio de $4 mil millones anuales en los Estados Unidos, en donde millones de personas estamos dispuestas a pagar 240 a 10,000 veces más por litro de agua embotellada que lo que pagamos por el agua potable. Pero el agua embotellada no está necesariamente menos contaminada que el agua potable.

óseas, particularmente en las personas ancianas. En los Estados Unidos, la incidencia de fracturas de cadera continúa en aumento y, frecuentemente, estas fracturas son el inicio de un número de complicaciones que terminan en la muerte.

Muchos estudios demostraron que los efectos del fluoruro en los huesos y dientes son bifásicos. Es decir, pequeñas cantidades de fluoruro pueden hacer que los huesos sean más fuertes, pero por encima de un cierto umbral, los efectos se vuelven negativos y producen huesos más débiles y frágiles. En concentraciones mayores, el fluoruro es mitogénico para los osteoblastos y tóxico para los osteoclastos. Su efecto en las células blásticas consiste en estimular la proliferación celular y, en consecuencia, el posible desarrollo de osteosarcoma, tumor óseo canceroso.

La exposición de moderada a alta de los niños al fluoruro puede derivar en fluorosis dental. La fluorosis comienza con pequeñas estriaciones blancas en los dientes y puede avanzar hasta que los dientes estén descoloridos y picados con propensión a fracturarse.

Además de la fragilidad ósea y fluorosis esquelética y dental, el daño por fluoruro debido al desplazamiento molecular se extiende a las células del cerebro, el hígado, los riñones, los pulmones, las vías gastrointestinales, los vasos sanguíneos, la pie y el tiroides. Por ejemplo, la función crítica de la hormona tiroidea en la regulación del metabolismo de cada célula del cuerpo se interrumpe cuando el fluoruro desplaza al yodo y produce hipotiroidismo -que puede derivar en estreñimiento depresión, fatiga, aumento de peso, dolor articular y muscular, y mucho más.

De hecho, aproximadamente un cuarto del agua embotellada es simple agua potable en una botella.[7] Si bien es necesario que cumpla con las mismas normas de seguridad que el suministro de agua pública, en el caso del agua embotellada no se realizan las mismas pruebas e informes como para el agua de una planta de tratamiento. El agua que se embotella y comercializa en el mismo estado no está sujeta a normas federales.

Y el agua embotellada puede contaminarse con los plastificantes y otras sustancias químicas usadas para fabricar la botella plástica que la contiene. Irónicamente, si esos miles de millones de botellas no se desechan adecuadamente pueden seguir contaminando el agua misma que se usará para llenar botellas nuevas.

Si bebe frecuentemente agua embotellada, no reutilice la botella, especialmente si se desgastó o rayó. Esto daña la integridad del plástico y aumenta la filtración de sustancias químicas dañinas en el agua vigorizante que usted bebe. Y si deja la botella de plástico en un carro bajo el calor o en algún otro lugar en el cual el agua y el plástico se calientan, la filtración de las sustancias químicas en el agua es mucho mayor y por lo tanto, debería desechar esa botella inmediatamente en la forma adecuada, aun cuando esté llena. Para comenzar, todas las cosas que contiene el agua, son malas; no empeore la situación manipulando los recipientes en forma pobre.

¿La solución más simple? Use siempre una botella de acero inoxidable -llena de agua purificada- su nueva compañia.

Sistemas de tratamiento en el hogar

Si desea tener un suministro de agua pura en su casa y quiere evitar la carga económica y ambiental del agua embotellada, puede instalar un sistema de "punto de entrada" (POE), que purifica toda el agua que entra en la casa o sencillamente instale un sitema de "punto de uso" (POU) que purifica el agua de un solo grifo. Los sistemas de punto de uso generalmente se colocan debajo del fregadero, sobre una cubierta o en el grifo mismo.

Filtración con carbón activado:

Estos cartuchos reemplazables que contienen carbón granulado ayudan a eliminar pesticidas, solventes, plomo, cloro, algunos metales pesados y algunos microbios. Los filtros se ubican generalmente en una jarra portátil, debajo del fregadero o en el grifo. Si bien los filtros de carbón son una opción adecuada y económica para comenzar a filtrar el agua en el hogar, no eliminan el fluoruro, ningún metal pesado ni otros contaminantes. Las ósmosis inversa y la destilación son soluciones más completas para asegurar que el agua sea limpia y saludable.

Solución simple:

Use una jarra con filtro de carbón activado para reducir los contaminantes del agua. Si bien no filtrará todos los contaminantes es una buena opción de bajo costo para comenzar.

Ósmosis inversa:

El dispositivo para este método de filtración también se coloca sobre la cubierta o debajo del fregadero, y elimina fluoruro, nitrato, bacterias, pesticidas, solventes, plomo y el sabor desagradable cuando el agua pasa a través de una membrana delgada que atrapa los contaminantes del otro lado. Muchos sistemas de ósmosis inversa en el hogar también usan filtración con carbón activado.

Destilación:

Para eliminar impurezas como bacterias, nitratos, sodio y muchos compuestos orgánicos este proceso hierve el agua hasta que se forma vapor que luego se condensa en un recipiente limpio. Los sistemas de destilación pueden colocarse en la pared o sobre una cubierta.

Encontrará más información sobre sistemas de tratamiento en www.myhealthyhome.com/agua.

De todas formas, beba abundante agua

El agua es, verdaderamente, el elixir de la vida.

Constituye más del 70 por ciento del tejido corporal sólido y ayuda a regular la temperatura corporal, transportar nutrientes y oxígeno a nuestras células, eliminar los residuos, amortiguar las articulaciones y proteger los órganos y tejidos. Si bien casi todos sabemos que debemos beber 1.9 litros de agua por día, frecuentemente tenemos algún nivel de deshidratación porque bebemos menos de la mitad del agua que necesitamos o porque consumimos muchas otras bebidas alternativas.

Pensamos que hacemos lo correcto cuando sustituimos la leche, el jugo, el café y los refrescos en nuestra rutina diaria, sin darnos cuenta de que regularmente nos excedemos en las dosis de bebidas cafeinadas o alcohólicas que son diuréticas las cuales nos deshidratan haciendo que el cuerpo pierda agua a través de una mayor micción. Si usted está consumiendo estas "no bebidas", beba una cantidad adicional de agua para compensar.

> **Solución simple:**
> No olvide beber tanta agua cuando hace frío como cuando llega el verano.

El agua es uno de esos casos en que la cantidad es probablemente más importante que la calidad. Si solamente puede elegir entre estar deshidratado o beber agua potable no purificada, elija el agua corriente. Frecuentemente me pasa esto cuando me quedo en un hotel y no tengo agua purificada. Pero, siempre es mejor correr el riesgo del agua del grifo, que sufrir los efectos adversos de la deshidratación que, *definitivamente*, dañará mis células.

Conclusión: haga lo necesario para que el suministro de agua en su hogar sea lo más seguro posible y beba esos ocho vasos de agua por día. No espere hasta tener sed. Su cuerpo necesita ese elemento tan precioso que es vida.

Una última observación sobre el agua

Si bien hemos expuesto los muchos problemas de salud que a largo plazo puede acarrear el suministro de agua actual estos problemas son pequeños en comparación con la severa sequía y la terrible contaminación del agua que enfrentan millones de personas en los países del tercer mundo. El suministro de agua en los Estados Unidos y Canadá es probablemente uno de los mejores del mundo y además, cada persona puede mejorarlo fácilmente en su propio hogar.

Si en el transcurso cuando este elimnando el plástico de su cocina, y usted haya hecho la decición de no complar agua enbotellada, considere donar lo que hubiera gastado por mes en este innecesario consumible a alguna entidad de caridad que ayuda a proveer agua potable a personas que viven en regiones menos afortunadas. Encontrará enlaces a magníficas entidades de caridad en nuestro sitio Web, www.myhealthycome.com/charity.

Bebidas incorrectas por razones equivocadas

No es solamente el agua que bebemos la que debería analizarse bajo un microscopio. Las opciones de bebidas son muchas y debemos contemplarlas todas -si merecen un espacio en nuestro refrigerador y por qué *no* merecen un lugar en nuestra mesa del comedor.

Bebidas gaseosas

Sabemos que las bebidas gaseosas nos hacen mal. El azúcar, las calorías, la cafeína, el ácido, el jarabe de maíz con alto contenido de fructosa, los endulzantes artificiales. Pero, igual, muchos de nosotros nos detenemos todos los días en la tienda del barrio y compramos un vaso plástico *grande* de esa bebida. Podríamos citar aquí numerosos estudios y estadísticas sobre los motivos por los cuales deberíamos evitar las bebidas gaseosas, y casi ninguno de esos motivos sería novedad ni nos sorprendería.

En síntesis, estamos cambiando las propiedades vigorizantes del agua por las calorías vacías y deshidratantes, el resultado de las bebidas gaseosas.

Ésta es una de mis soluciones más simples en el libro.

No beba bebidas gaseosas.

Para quitarse la costumbre, puede remplazar, poco a poco, un Big Gulp® por agua, y notará rápidamente la diferencia en su piel, su cabello, su cintura y su salud en general.

Los mitos sobre la leche

Cuando crecimos lo suficiente para entender lo que mamá decía, nos enseñaron que beber leche en cada comida era importante para tener dientes y huesos fuertes. El calcio de la leche hacía que nuestros huesos fueran suficientemente saludables para soportar nuestro cuerpo cuando corríamos y saltábamos.

Mamá tenía razón. El calcio *es* importante. Sin embargo, no hay evidencia contundente que demuestre que consumir más de una porción de leche por día reduce el riesgo de sufrir una fractura. La leche no es la única fuente de calcio, ni siquiera es tan buena. Hace pocos años el consumo de leche vacuna se identificó como una preocupación nutricional. El desarrollo de la refrigeración nos permitió poner leche en la mesa cada día, no solo para los niños sino también para los adultos, durante toda la vida. Aun hoy en día, la mayoría de las poblaciones del mundo no incluye la leche como parte de la alimentación diaria de las personas que tienen más de tres o cuatro años de edad.

Cuando decimos que todos deberíamos tomar leche o consumir productos lácteos para tener suficiente calcio y, en consecuencia, huesos fuertes, nos olvidamos que el 90 por ciento de los asiáticos, 70 por ciento de los afroamericanos e indios americanos y 50 por ciento de los hispanos son intolerantes a la lactosa: no pueden digerir la leche, y si la beben pueden padecer síntomas gastrointestinales severos. Y aun así estas personas no padecen raquitismo ni osteoporosis.

¿Cómo lo lograron?

Aun aquellos que *pueden* consumir productos lácteos deben de considerar que la leche tiene un alto contenido de grasas saturadas el cual posee un alto factor para adquirir enfermedades cardíacas. Los niveles altos de galactosa, un azúcar liberada por la digestión de la lactosa de la leche, podría incrementar la aparición del cancer en los ovarios. En un estudio de Harvard realizado por profesionales de la salud, los hombres que tomaban dos o más vasos de leche por día tenían casi el doble de probabilidades de desarrollar próstata cancerosas comparado con los que no tomaban leche.[8]

Por último, la leche entera contiene niveles altos de proteínas que aumentan la excreción de calcio en la orina. En el proceso de metabolización de las proteínas, nuestros cuerpos producen ácidos fosfórico y sulfúrico. Estos ácidos deben amortiguarse con calcio, que extraen de los huesos. El calcio se une a los ácidos y se elimina durante la excreción. Entonces, si bien la leche proporciona cierta cantidad de calcio, elimina sus beneficios porque es productora de ácidos y extrae el calcio de los huesos.

Para reducir la pérdida de calcio puede aumentar la ingesta de vegetales alcalinizantes, que son las fuentes principales de calcio.[9] Una alimentación razonable suele proporcionar unos 300 mg de calcio por día de fuentes no lácteas.

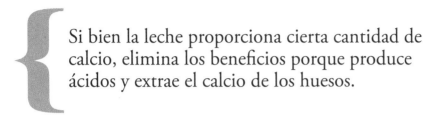

> Si bien la leche proporciona cierta cantidad de calcio, elimina los beneficios porque produce ácidos y extrae el calcio de los huesos.

Y hay muchos otros nutrientes que influyen en la salud ósea, algunos de los cuales son más dignos de atención que el calcio. Una fuente indica que existen "al menos" dieciocho nutrientes esenciales para que los huesos sean saludables.[10] Estos incluyen minerales como el calcio, por supuesto, magnesio y fósforo; vitaminas como C, D y K; y otros nutrientes como los ácidos grasos esenciales y las proteínas. La deficiencia de alguno de estos nutrientes puede inhibir la absorción o incorporación del calcio en la estructura ósea.

A pesar de que la mayoría de los estadounidenses están deficientes de calcio, no es difícil aumentar la ingesta de calcio, ya sea a través de la alimentación o de suplementos.[11]

En los Estados Unidos y en muchos otros países industrializados, la osteoporosis, el adelgazamiento del tejido óseo y la pérdida de densidad ósea que se produce con el tiempo, no es tanto resultado de la ingesta inadecuada de calcio, sino una cuestión de *pérdida* del mismo. Esta pérdida se debe a todos los factores

Solución simple:
El levantamiento de pesas es una de las mejores formas para mejorar la densidad ósea.

mencionados anteriormente. Mucho ejercicio, una alimentación nutritiva y un estilo de vida saludable pueden contribuir a que nuestros huesos y dientes sean saludables. El consumo de leche no es un factor, independientemente de lo *que* mamá nos haya dicho.

Recién exprimido

En el capítulo anterior aprendimos que cuanto más "preparadas" o procesadas estén las frutas y las verduras, más probable es que pierdan nutrientes valiosos. Entonces no debería sorprendernos que los jugos de fruta, típicamente, no sean las mejores fuentes de vitaminas y antioxidantes. Un estudio reciente llevado a cabo en la University of Arizona (Universidad de Arizona) determinó que apenas abrimos un jugo de naranja comprado en la tienda, en caja, los niveles ya reducidos de vitamina C se deterioran rápidamente. ¡Después de algunas semanas en el refrigerador, el jugo de naranja posiblemente ya *no contenga* vitamina C![12]

> ¡Después de algunas semanas en el refrigerador, el jugo de naranja posiblemente ya *no* contenga vitamina C!

La mayoría de los jugos de fruta que compramos en la tienda de comestibles, aun los jugos que son 100 por ciento fruta y sin de azúcar, son simplemente refrigerios con alto contenido glicémico y calórico. Y las "aguas frescas" o los "jugos de cóctel de frutas" parecen contener de todo *menos* jugo de frutas. Sólo lea la etiqueta: agua, jarabe de maíz de alta fructosa, saborizantes y un chorrito de cualquier fruta que el fabricante haya querido mostrar en la etiqueta. Estas bebidas frutales son muy parecidas a las gaseosas frutales y aportan más calorías y generan un aumento rápido del azúcar en la sangre, *especialmente* en los niños. Me enorgullece decir que mi hijo no bebe jugo. Se nutre con alimentos y se hidrata con agua filtrada por ósmosis inversa.

Solución simple:
Si le gusta el jugo, prepare sus propios jugos naturales en su casa para obtener los beneficios de la pulpa y la piel de la fruta y hasta de las verduras.

Si tenemos ganas de disfrutar el sabor de una manzana roja madura deberíamos comer una manzana, no beberla. La piel y la pulpa contienen carotenoides, flavonoides y fibras vigorizantes que ayudan a reducir la carga glicémica de la fruta naturalmente azucarada.

Encontrará recetas de jugos saludables en www.myhealthyhome.com/jugos.

Las bebidas después de comer

Independientemente de cuál sea su bebida favorita, recuerde que no debe consumirlas con las comidas. El Dr. Wentz ha desconcertado a muchos meseros por rechazar el vaso de agua que se ofrece antes de las comidas. Unas pocas pobres almas cometieron el error de preguntar por qué. Su respuesta es, en esencia, que el estómago debe ser un ambiente acidito y lleno de enzimas para digerir los alimentos. Si usted diluye ese ambiente con cuatro litros de bebida gaseosa o dos litros de agua, su sistema digestivo cargado de agua pierde su eficacia.

De ese modo, los vegetales coloridos, orgánicos, frescos y de bajo contenido glicémico que consumió mantienen sus propiedades dentro de su cuerpo. Entonces, ¿cómo puede obtener los nutrientes de ellos? Este problema es aún peor en el caso de los niños que pueden llenar su pequeño estómago con el jugo de su biberón, de modo que no absorben los nutrientes de los alimentos, y tampoco consumen muchos alimentos.

Un vaso extra grande de bebida gaseosa es una de las cosas que más daño ha causado en nuestra ingesta nutricional. Si necesita beber líquidos para comer sus alimentos, beba la menor cantidad posible. Deje de lavar los nutrientes en su sistema y excretarlos en el inodoro: beba la mayor parte de los líquidos entre las comidas.

Resumen de soluciones simples

Así como es importante eliminar los peligros ocultos de toda la casa, la cocina es el lugar en que más fácilmente se puede generar una diferencia significativa y duradera para su salud. Sin el combustible y la hidratación adecuada, su cuerpo no puede defenderse de un mundo cada vez más tóxico.

Aun así, muchos de nosotros seguimos consumiendo el equivalente de desechos alimenticios, alimentos y bebidas con ingredientes que generan enfermedades, que carecen de nutrientes vigorizantes y que se preparan y proveen por medio de métodos tóxicos. La gran cantidad de elecciones posibles en la cocina puede llegar a desalentarnos, pero si hacemos unos pequeños cambios, ese espacio puede transformarse en un refugio pleno de nutrición, sabores deliciosos y conversación revitalizante.

¿Qué soluciones simples incorporará en su cocina?

Puntuación

1. Voy a: (seleccione todo lo que corresponda)

☐ Reducir a la mitad el consumo de alimentos "blancos" de alto contenido glicémico, como el pan blanco, arroz blanco y papas (10 puntos)

☐ Agregar más frutas y vegetales de colores brillantes en mi alimentación diaria (2 puntos por cada porción diaria adicional)

☐ Cambiar un bocadillo cde alto contenido glicémico diario como las papas fritas de bolsa por un bocadillo de bajo contenido glicémico, como las almendras (2 puntos)

☐ Reemplazar la harina blanca por harina integral multigrano (5 puntos)

☐ Consumir una comida diaria que contenga 60-80 por ciento de frutas y verduras alcalinizantes (8 puntos)

2. Voy a: (seleccione todo lo que corresponda)

☐ Eliminar de mi alimentación los alimentos procesados con alto contenido de sodio, como sopas condensadas, comidas congeladas, y carnes curadas (3 puntos por cada alimento que consume regularmente)

☐ Agregar en mi alimentación diaria más fuentes de alimentos ricos en potasio (3 puntos por cada uno)

☐ Cambiar la sal común de mesa por sal marina natural (2 puntos)

☐ Beber un vaso de agua con limón cada mañana (3 puntos)

☐ Tirar cualquier alimento con grasas trans que haya en el refrigerador la alacenas y reemplazarlo por aceite de oliva extra virgen, aceite de canola o aceite de semilla de uva (8 puntos)

3. Voy a: (seleccione todo lo que corresponda)

☐ Dejar de hervir las verduras y comenzar a cocinarlas al vapor (5 puntos)

☐ Dejar de picar y cortar innecesariamente los vegetales frescos (3 puntos)

☐ Estar a una distancia segura (cuando menos 3 metros) del microondas cuando está en uso (4 puntos)

☐ Dejar de cocinar la carne a la parrilla (5 puntos) o disminuir el calor de la parrilla (2 puntos) para reducir el carbonizado

☐ Cambiar los utensilios de cocina antiadherentes por cacerolas sin revestimiento de Teflon (PTFE) (2 puntos por cada cacerola)

☐ Cocinar los alimentos solamente a fuego medio o bajo, si sigo usando los utensilios de cocina antiadherentes (2 puntos)

4. Voy a: (seleccione todo lo que corresponda)

☐ Cambiar mis recipientes de plástico/poliestireno por recipientes de vidrio (10 puntos)

☐ Dejar de colocar los utensilios de cocina plásticos en el microondas (6 puntos) y/o lavavajillas, si continúo usándolos (4 puntos)

☐ Dejar de usar envoltura plástica en la cocina (8 puntos)

☐ Quitar las sobras que traiga de un restaurante de los recipientes de plástico/ poliestireno apenas llego a casa (3 puntos)

5. Voy a: (seleccione una)

☐ Instalar un dispositivo purificador de agua por ósmosis inversa en la cocina (15 puntos)

☐ Usar un filtro de jarra barato para eliminar algunos contaminantes del agua corriente (8 puntos)

☐ Como mínimo, dar a los bebés y niños pequeños agua destilada si el agua potable está fluorada (3 puntos)

6. Voy a: (seleccione todo lo que corresponda)

☐ Beber cuando menos 1.9 litros de agua purificada por día (6 puntos)

☐ Cambiar el agua embotellada en botellas de plástico por agua corriente filtrada en una botella de acero inoxidable reutilizable (5 puntos)

7. Voy a: (seleccione todo lo que corresponda)

☐ Dejar de tomar gaseosas, independientemente de que sean dietéticas o no (8 puntos)

☐ Reducir el consumo de jugos procesados y "aguas frescas" para la familia (5 puntos)

☐ Preparar jugos en extractor/mezcladora y a incluir la pulpa y la piel (2 puntos)

☐ Reducir el consumo de leche (3 puntos)

☐ Reducir el consumo de agua/bebidas con las comidas (6 puntos si no bebe ninguna bebida; 4 puntos para bebidas pequeñas)

Su puntuación positiva para Soluciones simples:	
Su puntuación para el peligro de "Alimentos":	-
Su puntuación para el peligro de "Cocinar":	-
Su puntuación para el peligro de "Bebidas":	-
Total de la salud en la cocina:	

¿Está logrando una diferencia positiva?

Puede hacer el seguimiento del puntaje que obtuvo en los cuestionarios y los puntos de la solución en el sitio web *El hogar saludable* en www.myhealthyhome.com/cuestionario. Asegúrese de obtener su código de acceso web al final del libro.

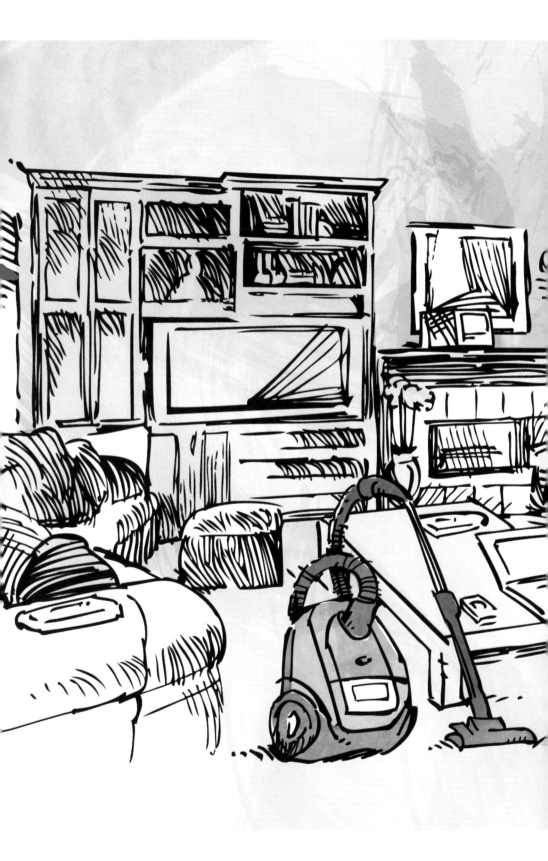

5

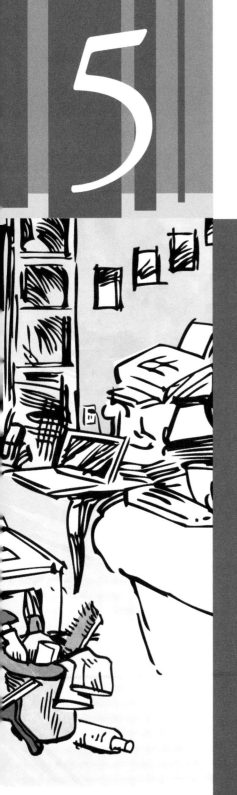

Áreas de vivienda

Las áreas de vivienda deberían ser únicamente eso, lugares donde *vivimos*. Los buenos amigos y la familia comparten estos refugios donde nos relajamos al final del día. Frecuentemente, las mantenemos limpias, pulidas, brillantes y atractivas con el aroma fresco de magia en una lata. Las sillas reclinables, frazadas, libros y chimeneas comparten el espacio con televisores de pantalla gigante, sistemas de sonido, videojuegos y equipo de oficina en casa.

Todos son aparatos electrónicos increíbles, pero pueden convertir rápidamente nuestra área habitable en una zona muerta, en donde la única interacción son los diferentes campos electromagnéticos con nuestro cerebro. Debemos prestar particular atención a nuestras áreas de vivienda para no contaminar nuestros cuerpos, mentes o amistades.

Después de haber conversado alrededor de la isla de la cocina, seguimos a Dave hasta una acogedora sala de estilo contemporáneo. Los muebles, ubicados de cierto modo para facilitar la conversación, están tapizados en colores neutros cálidos y texturizados que contrastan con los cojines de color encendido y con una lujosa alfombra de lana café. Una chimenea flanqueada por estantes incorporados invita a los visitantes a acurrucarse sobre el sofá para una buena lectura, aunque el impresionante sistema de teatro en casa también es tentador. Las fotografías personales que adornan las paredes son el toque final para hacer de esta habitación sea un lugar para relajarse con los amigos y la familia.

A la vuelta de la esquina, los pasos llevan al segundo piso y sobre una pared baja se ve el borde de la pantalla de una computadora que revela una oficina abierta.

Dave: La selección que hicimos para el material de la decoración fue intencional. Elegimos materiales que son fáciles de mantener, de modo que no tengamos que recurrir a limpiadores fuertes. También tratamos de utilizar pegamento natural y acabados de madera, pero aún tenemos trabajo pendiente.

Donna: ¿Qué tipo de cosas tuvo que tomar en consideración con respecto al bebé?

Dave: Reneé ha investigado muchísimo acerca de cómo hacer de este lugar un sitio seguro para Andrew. El está dando sus primeros pasos en este lugar, morderá con sus encías los cojines del sofá y masticará cualquier cosa que puede encontrar.

Donna: Dadas las inquietudes que usted tiene sobre los limpiadores químicos, ¿qué usa en estos pisos para conservarlos tan relucientes?

Dave: Para ser completamente honesto, no limpio los pisos con mucha frecuencia; pero sí sé que Reneé ha experimentado con recetas tradicionales de limpiadores como bicarbonato y vinagre. Y ha quedado muy contenta con los resultados. Sin embargo, no hemos optado *completamente* por la tecnología menos avanzada. Utilizamos nuestro trapeador de vapor todo el tiempo.

Dr. Wentz: Es increíble cómo las cosas vuelven al punto de partida. La industria de la limpieza ha pasado las últimas tres décadas creando productos para trabajos de limpieza que nosotros ni siquiera sabíamos que queríamos hacer y ahora miramos hacia atrás, a lo que usaban nuestras madres y abuelas para fregar los pisos.

Donna: La actitud tradicional acerca de la suciedad también era diferente. Se asumía que los niños eran fuertes y tolerantes y que un poco de suciedad no les haría daño.

Dr. Wentz: De hecho, la tierra no contaminada es buena para los niños. Es la "limpieza química" lo que me preocupa, junto con los retardantes de llamas. Nuestro aire está verdaderamente lleno de contaminantes. Erramos al pensar que si no lo vemos, no hay nada. Son esos contaminantes microscópicos los que deben preocuparnos. *[Saca su medidor de Gauss]* Eso y el Wi-Fi que invaden cada área habitable. Cuando me acerco a la oficina, el medidor se vuelve loco. *[Echa un vistazo a Dave.]*

Dave: Culpable. Aunque me encantan los aparatos electrónicos, coloco la mayoría de sistemas de entretenimiento y tecnología para el hogar en la oficina para mantenerlos alejados de las áreas en donde Andrew podría jugar. El sistema central de control genera algunos campos electromagnéticos, pero no nos sentamos muy cerca y mantenemos a Andrew fuera de allí tanto como sea posible. Los niños son más susceptibles a esos peligros.

Dr. Wentz: Debemos estar consientes de la tecnología por muchas razones. Nuestros días y tareas se mezclan, así que estamos tan ocupados por la noche como lo estamos en el día. Hay valor en desprendernos de nuestros accesorios electrónicos, establecer límites en torno al trabajo y la diversión, y alimentar nuestras relaciones más importantes.

Dave: *[se ríe]* Esto viene del hombre que aún dicta la mayor parte de su investigación. Papá, necesitas *involucrarte* con la tecnología antes de que puedas desprenderte de ella.

Donna: Dada tu carrera, Dave, ¿cómo has logrado establecer alguno de estos límites?

Dave: Algunas veces ha sido, definitivamente, una lucha. Pero este año que pasó aprendí muy rápidamente que si no me desconectaba de mi correo electrónico y del teléfono por la noche, me perdería de muchas cosas que Andrew haría por primera vez. Ha sido maravilloso compartir más tiempo con mi familia.

Capítulo 10
Una vida limpia

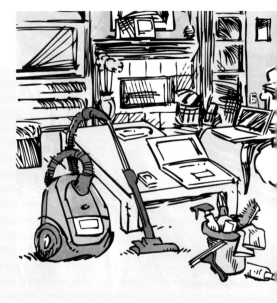

A pesar de los horarios cada vez más frenéticos, pasamos un gran porcentaje de nuestra vida en casa. Para la mayoría de nosotros, es un refugio del mundo exterior. Y por ello, nos aferramos a algunas ilusiones que pueden ser peligrosas.

Más allá de las paredes de nuestro hogar, estamos muy consientes de peligros tales como la contaminación del aire y los residuos industriales, y nos sentimos a salvo y cómodos detrás de nuestras ventanas y puertas totalmente cerradas. Sin embargo, como en las películas de terror que veíamos de niños, el asesino que pensábamos que estaba "allá afuera" está, en realidad, dentro de la casa.

CUESTIONARIO **¿Cuán tóxico es su hogar?**   **Puntuación**

1. ¿A qué huele su casa cuando la ha limpiado? Nada — Limpiadores aromáticos — Blanqueador/amoniaco 0 puntos — 6 puntos — 12 puntos	
2. ¿Utiliza guantes cuando limpia? No_____ (8 puntos)	
3. ¿Usa zapatos dentro de la casa? Sí_____ (8 puntos)	
4. ¿Con qué frecuencia utiliza aromatizante de habitaciones/telas? Nunca — Mensualmente — Semanalmente — Diariamente 0 puntos — 2 puntos — 6 puntos — 10 puntos	

Su puntuación para el peligro de "Limpieza"

1-7	8-14	15-21	22+
Cercano a la divinidad	Necesita desempolvar	Bastante desordenado	Vive en la mugre

Luche por su medio ambiente

La contaminación del aire interior es uno de los enemigos con los que nuestro cuerpo lucha día y noche. Miramos hacia fuera y creemos que el aire de afuera está contaminado, pero no nos detenemos a pensar de dónde proviene el aire en nuestra casa.

En las casas modernas, que frecuentemente están tan selladas como Tupperware® (contenedor plástico con tapa). El aire exterior que esta poco contaminado, circula hacia adentro y se concentra con las emanaciones tóxicas de cientos de productos que usamos dentro y, de este modo, se crea una atmósfera interior verdaderamente desagradable. Tal como se mencionó en el Capítulo 3, el aire que respiramos en casa, está usualmente, de dos a cinco veces más contaminado que el aire del exterior con todos sus contaminantes orgánicos.[1]

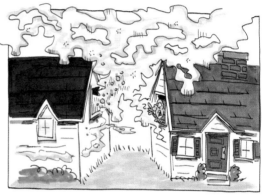

Fue un día de 'aire de buena calidad' hasta que la señora Jones abrió su ventana.

El efecto acumulativo de los contaminantes en nuestras áreas de vivienda debe ser una preocupación grave. Un pegamento tóxico mantiene en su lugar las alfombras sintéticas. La pintura en nuestras paredes emiten gases. Nuestros muebles están rociados con retardantes de llamas, químicos antimanchas y teñidos aun con más sustancias químicas. Las tantas fragancias químicas de nuestros productos para higiene y limpieza flotan por toda la casa.

Pero no saque la máscara antigás todavía.

Siga un simple paso para hacer una enorme diferencia: ¡abra las ventanas! Con hacer esto ha salvado a su familia de *millones* de contaminantes que flotan alrededor en el aire, y sin costo alguno.

Hoy en día hay muchas opciones seguras y eficaces disponibles para mejorar el aire dentro del hogar. Cuando llegue el momento de construir o remodelar, tómese el tiempo para informarse acerca de los componentes que usará.

> **Solución simple:**
> **Abra sus ventanas frecuentemente.**

Hay pinturas con pocos compuestos orgánicos volátiles (VOC) y alfombras naturales. Usted también puede pedir pegamentos y materiales con menos tóxicos. Pero por el momento, empiece por ventilar su casa y respirar mejor.

¿Tiempo de volver a pintar?

¿La pintura de su casa ya se ve opaca y manchada? Una lata de pintura puede hacer mucho para cambiar el ambiente de una habitación. Nosotros escogimos rojos intensos para complementar los tonos blancos, gris y crema mientras nos disponemos a transformar nuestro ático. Afortunadamente, lo más reciente en pinturas para paredes proporcionará mucho estilo, al mismo tiempo que generará menos emisiones.

Las pinturas con etiquetas eco-friendly (pinturas que no dañan el medio ambiente), son fabricadas generalemente con menos compuestos orgánicos volátiles (VOC). Cuando compre pinturas para interiores, busque productos que contengan 50 gramos o menos por litro de compuestos orgánicos volátiles para pinturas mate y 150 gramos o menos por litro para pinturas con brillo. Los fabricantes de pinturas de calidad, listarán los gramos de compuestos orgánicos volátiles por litro justo sobre la lata de pintura o en la literatura de ventas, que están en la tienda. Si no puede encontrar la lista, solicite ayuda al representante de servicio al cliente. Otra indicación de que la pintura cumple las rigurosas normas de emisiones y alto rendimiento es el sello de EcoLogo o el símbolo de un programa similar de ecocertificación tal como Green Seal.

Vea la luz

Cuando la mayoría de personas compra una bombilla de luz, piensa en los vatios, precio, ahorro de energía, aspecto y el tiempo que durara. Pero deberían tomarse en cuenta otros dos factores adicionales al momento de comprar bombillas de luz, ya que éstas pueden tener un efecto directo en nuestra salud.

Primero, ¿cuál es el espectro de luz de la bombilla? La mayoría de lámparas de luz fluorescente únicamente dan un espectro de luz y puede ocasionar que usted se sienta agotado y sin energía. De hecho, absorben su vida y la de quienes se sometan a éstas, ya sea en la oficina o en un centro comercial. ¡Así que no las traiga a su casa!

Segundo, ¿cómo se produce la luz? La mayoría de los gobiernos y grupos ecologistas están "presiónando" en ahorrar energía mediante el cambio a FCF--focos compactos flourescentes. La diferencia entre un foco compacto de luz fluorescente y una bombilla incandescente consiste en que el foco compacta de luz fluorescente tiene, típicamente, una forma espiral y es más caro debido a que tiene una vida más prolongada y las cualidades de ahorrar energía. Esas cualidades pueden sonar maravillosas, pero los focos compactos de luz fluorescente, típicamente, proporcionan una luz insalubre y fuerte y son *extremadamente* peligrosos si se quiebran.

Seamos realistas, todos los focos se quiebran, ya sea en su casa o en camino al vertedero. Y cuando estos pequeños vasos de muerte se quiebran, liberan uno de los gases más tóxicos conocidos por el hombre: vapor de mercurio. Lea las instrucciones en una caja focos compactos de luz fluorescente sobre cómo desechar un foco que se haya roto y se dará cuenta de que necesita un traje de materiales peligrosos cada vez que cambie un foco de luz fluorescente o lo deseche. Comprar focos compactos de luz fluorescente para ayudar a conservar energía y salvar el medio ambiente no tiene mucho sentido si estamos contaminando nuestra tierra con desechos peligrosos para lograrlo.

Los focos regulares de luz incandescente son mucho más saludables y seguros, lo cual los hace la iluminación de elección en nuestra casa, por lo menos por ahora. Pero no pierda de vista el futuro de la iluminación para el hogar, podrían ser los LED, que tienen las propiedades de ahorro de energía sin las toxinas. Por supuesto, la fuente de luz más económica de todas, por lo menos durante el día, es abrir las persianas y dejar que entren los rayos de sol.

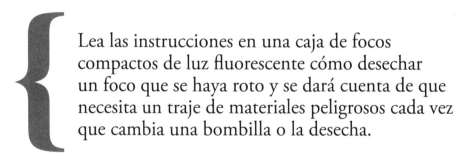

{ Lea las instrucciones en una caja de focos compactos de luz fluorescente cómo desechar un foco que se haya roto y se dará cuenta de que necesita un traje de materiales peligrosos cada vez que cambia una bombilla o la desecha. }

La antinatural necesidad de limpieza

Antes del siglo XIX, la mayor parte de la suciedad que entraba en los hogares era el buen lodo típico, hojas, estiércol y otros materiales orgánicos arrastrados desde el corral o la calle. Una escoba, un trapeador y una cubeta de agua con jabón lograrían bastante bien el truco de una limpieza a fondo. Hoy en día, por el contrario, mucha de nuestra "suciedad" se compone de residuos

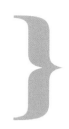

> Los gérmenes en nuestro hogar son *nuestros* gérmenes. Generalmente, nuestros cuerpos no tienen ningún problema para enfrentar lo conocido.

tóxicos provenientes de nuestras soluciones sintéticas de "limpieza".

Nos hemos obsesionado con vivir en ambientes libres de gérmenes como resultado de las tácticas de miedo que utilizan los vendedores. Tenemos una auténtica fobia a los gérmenes mientras que podríamos estar enfocando nuestra energía en algo positivo tal como mejorar nuestro sistema inmunitario.

Pongamos algunas cosas en perspectiva. Su cuerpo, cuando está sano, está perfectamente diseñado para lidiar con los gérmenes. Los gérmenes en nuestro hogar son *nuestros* gérmenes. Generalmente, nuestros cuerpos no tienen ningún problema para enfrentar lo conocido. No hay necesidad de vivir dentro de una burbuja bien limpia y esterilizada.

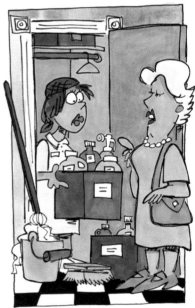

Es una molestia resfriarse, pero debemos entender qué significa un resfriado común en comparación con desarrollar enfermedades degenerativas crónicas que pueden resultar del uso excesivo de limpiadores antibacterianos. Cuando compara la incomodidad de un dolor de garganta con el riesgo de desarrollar cáncer, enfermedades cardíacas o apoplejía, ¿no cree que es tiempo de un nuevo cambio de paradigma?

"Usa el líquido azul en los vidrios, el líquido morado en el lavabo, el líquido verde en los platos y la..."

Utilizamos agentes esterilizantes con la esperanza de evitar un resfriado o gripe, pero esos agentes no se van en unos cuantos días. Los solventes que descomponen la materia orgánica también descomponen la misma clase de moléculas que usted encuentra en su piel y sus pulmones. Estos necesitan ser tóxicos para matar los gérmenes.

Y aún así usted se pone en contacto con eso, tocándolo y respirándolo en nombre de la salud.

Jamás deberíamos absorber las emanaciones tóxicas sólo para convencernos de que los limpiadores que usamos son efectivos. Cuando usted utiliza químicos que sabe que producen sustancias peligrosas, siempre debería tomar precauciones especiales. El simple hecho de que se encuentre en la "seguridad" de su propio hogar no significa que estos peligros deban tomarse a la ligera. En 2008 se reportaron 214,230 casos de humanos expuestos a productos domésticos para limpieza en los centros de control del envenenamiento en los Estados Unidos, y más de 100,000 casos de exposiciónes de mascotas.[2] Las personas que pasan la mayoría del tiempo en su hogar los jovencito y mayores, así como mujeres embarazadas- son los más susceptibles al envenenamiento por limpiadores domésticos.

Es probable que no encuentre mucha información sobre los peligros para la salud del aire en el interior de las casas porque aún no se han realizado estudios, a pesar de que se han gastado millones y millones en investigar el "síndrome del edificio enfermo" cuando se trata de un ambiente de oficina o un sitio industrial. Otra vez, los más vulnerables, y más preciados, se dejan atrás.

El mercadeo es poderoso. Los publicistas una vez nos convencieron de que fumar cigarrillos tenía beneficios calmantes y que masticar tabaco era una excelente alternativa sin humo. Con la cantidad correcta de dinero y suficientes personajes de caricaturas famosas o celebridades para actuar como portavoces, cualquier cosa se vende. Todos lo sabemos, sin embargo, seguimos siendo crédulos. *Queremos creer* porque, a decir verdad, limpiar es un fasidio, sentimos que nos están castigando y nos quita tiempo de entretenimiento.

Siempre guardamos la esperanza de que un nuevo producto hará que las tareas domésticas tomen menos tiempo y sean menos molestas.

¿Por qué razón creeríamos que las ventanas no estarían libres de rayones a menos que el aerosol contenga colorante azul? Sin embargo, si realmente nos detenemos a pensar en eso, ¿un líquido transparente no sería mucho mejor limpiador de vidrios que uno con colorante azul? El vinagre blanco es un limpiador de ventanas perfectamente efectivo y se ha usado desde el tiempo en que se inventó el vidrio.

Durante siglos, los seres humanos alrededor del mundo han mantenido sus hogares higiénicos sin la adorada solución azul o el poderoso producto morado. Pero hoy en día creemos que lo más fuerte siempre es mejor. Tengo una empleada que admite que a ella siempre le ha encantado restregar un baño hasta que la haga llorar. Si la nariz le arde, la habitación seguramente está bien limpia, ¿correcto?

No.

Use el sentido más agudo contra el peligro: su nariz. Su cuerpo está gritando: "¡aléjate ahora!" Hemos aprendido a ignorar estas señales naturales de advertencia porque queremos un baño que huela a limpio o, en otras palabras, que huela a sustancias químicas.

Sus mejores herramientas para una limpieza saludable

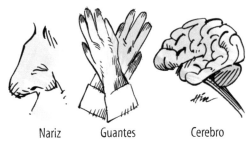

Nariz   Guantes   Cerebro

Esto nos lleva nuevamente a la pregunta ¿qué es lo que esperamos lograr? En su nivel más básico, el objetivo de restregar es mantener un ambiente saludable con un método de dos golpes:

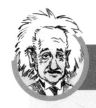

"Dr. Wentz, ¿por qué razón los niños son más susceptibles a las toxinas?"

Muchos factores hacen a los niños más vulnerables a las sustancias tóxicas en el aire, el agua, alimentos y otras fuentes, y los exponen a más toxinas que las que los adultos enfrentan cada día.

De la infancia en adelante, los niños ingieren más alimentos, toman más líquidos y respiran más aire que los adultos. kilo por kilo, una bebé menor que doce meses de edad consumirá el doble de alimento que una niña de siete a doce años y cuatro veces lo que come una mujer joven de diecinueve años. Además, los niños respiran más rápidamente y toman un volumen relativamente mayor de aire por minuto en comparación con los adultos. Los niños no sólo tienen una mayor velocidad basal de respiración, sino también respiran rápidamente con mayor frecuencia, especialmente mientras juegan.

Los niños recién emprenden el viaje de la vida. Exploran constantemente su mundo a través del oído y la vista, como lo hacen usualmente los adultos, pero también a través del gusto, el olfato y el tacto. Mientras más jóvenes sean, más tiempo pasan sobre en suelo, en donde las toxinas tienden a asentarse y acumularse.

Por mucho tiempo se ha sabido que los órganos y tejidos que aún están en desarrollo son más sensibles a dañarse por influencia de toxinas. La inmadurez del tracto gastrointestinal y de la barrera sanguínea del cerebro en los niños permite una mayor absorción de tóxicos. Y sus funciones hepáticas y renales aún no

1) Eliminar toxinas
2) Eliminar un ambiente favorable para el moho, los hongos y las bacterias

Las soluciones químicas son la antítesis de ambos al agregar toxinas y favorecer la descontrolada propagación de gérmenes superresistentes.

Contacto limpio

Además de los terribles humos tóxicos, también debe preocuparse por el contacto físico con el limpiador. Cuando limpia con blanqueador o amoniaco, cree que todo ha desaparecido tan pronto como su nariz se insensibiliza a los humos tóxicos. Sin embargo, nosotros y, especialmente, nuestros hijos, estamos en constante contacto con la superficie de toda la casa. Mi hijo Andrew toca, muerde o chupa *todo*. Se pone en contacto con casi todas las superficies de la casa y es el más susceptible a las toxinas, debido a su crecimiento y desarrollo extremadamente rápido.

Hay muchísimas sustancias químicas en los limpiadores domésticos ordinarios que son realmente peligrosas, pero nadie sabe exactamente *qué tan* peligrosas porque hay 80,000 sustancias químicas registradas ante la Agencia de Protección Ambiental (EPA), demasiadas para someter a prueba su seguridad. Y no quisimos retardar la innovación con molestas prueba, para asegurar su seguridad. Nuevamente, el gobierno elige economía en vez de ecología.

El mismo concepto que discutimos para los productos de belleza aplica para los productos de limpieza: los efectos son acumulativos. Con el tiempo, las toxinas se acumulan en nuestro cuerpo hasta que necesitemos un nuevo término como "carga corporal". Simplemente no tenemos tiempo para esperar a que la ciencia genere datos que nos alerten sobre los efectos de esta exposición crónica, de dosis baja y de por vida. Necesitamos tomar medidas ahora.

desarrolladas son menos eficientes en el metabolismo y excreción de toxinas. Los niños también tienen menos protección debido a su sistema inmunitario inmaduro.

Los niños tienen una vida más prolongada por delante para acumular las grandes cantidades de tóxicos de hoy en día y están desarrollando enfermedades degenerativas más temprano en la vida. La exposición aumentada a toxinas, en combinación con su mayor vulnerabilidad, forman la base de mi predicción de hace años de que los niños hoy en día tendrán una expectativa de vida menor que sus padres.

Empecemos con un inventario rápido de los limpiadores en su hogar. Marque todos los limpiadores que usa actualmente o que compra frecuentemente.

- ❏ Limpiadores multiusos
- ❏ Detergentes para lavavajillas automático
- ❏ Limpiadores para alfombras
- ❏ Refrescantes para alfombras
- ❏ Limpiadores para granito
- ❏ Restregadores para estufa
- ❏ Aerosol/paños para acero inoxidable
- ❏ Blanqueador con cloro
- ❏ Desengrasantes
- ❏ Ceras para muebles
- ❏ Líquidos para lavado de vajillas
- ❏ Paños desinfectantes
- ❏ Destapacaños
- ❏ Limpiadores para vidrios
- ❏ Eliminadores de moho
- ❏ Limpiadores para horno
- ❏ Productos de limpieza para restregar

Si tiene mascotas, debe saber que a los animales también les afectan las sustancias químicas tóxicas de los productos de limpieza. Más información en www.myhealthyhome.com/animales.

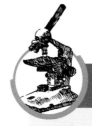

La realidad de las células

Los peligros de mezclar limpiadores domésticos

Mezclar limpiadores domésticos, especialmente amoniaco (que se encuentra, frecuentemente, en limpiadores para vidrios) con blanqueador, puede producir un cóctel mortal. El blanqueador es una solución con 5 por ciento de hipoclorito sódico ($NaOCl$). Si se mezcla con amoniaco (NH_3), se forman las cloraminas (NH_3Cl y NH_2Cl_2). En agua, éstas después se descomponen para formar gas amoniaco y ácido hipocloroso.

Los gases de cloraminas, cloro y amoniaco son sustancias extremadamente volátiles y corrosivas. En sus vías respiratorias, éstos hacen que las células pulmonares se disuelvan y por consiguiente los pulmones se llenan de líquido. La muerte puede ocurrir rápidamente si usted no abandona inmediatamente el área que está limpiando.

El blanqueador mezclado con un limpiador con fosfato liberará gas de cloro, también denominado gas mostaza, así como ácido hipocloroso. El ácido hipocloroso reacciona con una amplia variedad de biomoléculas, que incluyen ADN, ARN, ácidos grasos, colesterol y proteínas.

El hipoclorito sódico y las sustancias químicas orgánicas, por ejemplo, surfactantes y fragancias -comunes para la mayoría de productos domésticos para limpieza- pueden reaccionar con amoniaco para generar COV clorados. Los niveles de cloroformo y tetracloruro de carbono en

¿Es un poco sorprendente ver cuántos productos para limpieza usa realmente, verdad? Por eso le recomendamos que elimine *por lo menos la mitad.*

Hoy en día, las etiquetas de advertencia rara vez muestran la calavera sobre dos huesos, pero sí dirán discretamente: "Nocivo si se ingiere".

el aire de la casa incrementan significativamente siempre que se usa blanqueador. Ambas sustancias químicas se consideran sustancias tóxicas cancerígenas y altamente peligrosas que afectan los sistemas neurológico, cardiovascular y respiratorio.

Solución simple:
Si está limpiando con productos que no comería, ¡use guantes!

Sin embargo, aunque no pruebe restregador para baldosas ni beba el líquido azul, las partículas de las soluciones de limpieza entran de todos modos en el torrente sanguíneo a medida que se absorben a través de la piel de las manos mientras usted restriega, en sus pies mientras camina sobre el piso y en el resto de su cuerpo mientras se baña en la tina.

Si tiene dudas acerca de lo limpio versus lo saludable, tenga en mente que la mayoría de las sustancias químicas que se usan en la actualidad se crearon en los últimos setenta y cinco años. Debería limpiar con ingredientes que se han usado durante cientos de años y que no han mostrado ningún efecto tóxico conocido.

El verdadero olor de la limpieza

No solamente creemos que las cosas están más limpias si olemos las fuertes emanaciones tóxicas del blanqueador y el amoniaco, sino también tenemos la tendencia a creer que si no olemos nada, en realidad no hay nada allí. Y de la misma forma que usamos las pegajosas toallas para secadora para que nuestra ropa huela a frescura y limpieza, también usamos desodorante para alfombras y ambientales para enmascarar los malos olores.

Solución simple:
En lugar de usar un atomizador aromatizante, rocíe su habitación con fragancia real de frutas cítricas. Simplemente vierta unas cuantas gotas de aceite esencial de naranja, limón o lima en un atomizador con agua.

Sin embargo, los malos olores siguen allí. Únicamente los cubrimos con sustancias químicas que son más fuertes y huelen mejor. Y tanto los olores como las sustancias químicas los pulmones los absorben, desde donde se distribuyen por todo el cuerpo.

Limpiadores más ecológicos

En este libro, los productos que le recomendamos usar son no tóxicos y biodegradables, lo cual significa, generalmente, que son a base de plantas.

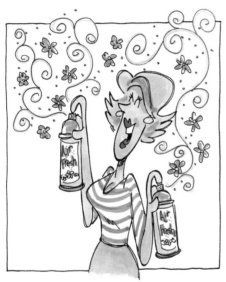

"Ahh, huele como naftaleno, fenol, y pineno, con un toque de formaldehído."

Los detergentes también deben estar libres de fosfato, el cual termina frecuentemente en nuestros lagos de agua fresca y causa el florecimiento de algas que roban el oxígeno del agua y matan la flora y fauna. Prácticamente todos los detergentes de lavandería se encuentran libres de fosfato, pero los fosfatos todavía se encuentran en muchos detergentes para lavar vajillas.

Es difícil estar *al natural* en nuestro hogar porque estamos obsesionados con todos esos gérmenes. ¿Cómo pueden el jabón regular y el vinagre competir con los poderes exterminadores de gérmenes de un desinfectante fuerte? Los limpiadores tradicionales funcionan bien porque representan muchos de los aspectos fundamentales del mundo mismo, especialmente la naturaleza de la suciedad. Las siguientes soluciones para limpieza tal vez no tienen una publicidad de millones de dólares y no vienen en colores brillantes, pero sí tienen generaciones de pruebas que las respaldan.

Agua

El solvente universal, el agua, elimina la mayoría de las manchas con un poco de esfuerzo y determinación y sin ningún residuo restante.

Jabones naturales

Los jabones de Castilla elaborados con aceites vegetales son limpiadores suaves pero versátiles que proporcionan un poder desengrasante natural.

Soluciones ácidas naturales

El jugo de limón es un ejemplo de un ácido limpiador natural. Si tiene un residuo alcalino como herrumbre, residuos de jabón o manchas de agua, la primera opción para limpiar sería una solución ácida, tal como el vinagre. (No utilice limpiadores ácidos sobre piedra).

- *El vinagre blanco destilado* es un ácido suave que disuelve fácilmente residuos de jabón, limpiavidrios, desinfecta superficies y es un perfecto ablandador natural de telas. Use vinagre blanco porque la sidra de manzana o el vinagre de vino pueden manchar.
- *El jugo de limón* es un ácido suave que también tiene suaves propiedades blanqueadoras. Es un excelente removedor de manchas y blanqueador. El jugo de limón recién exprimido es mejor, pero también se puede usar jugo de limón embotellado

Soluciones alcalinas naturales

El bicarbonato de sodio, el almidón de maíz, el agua gasificada y la sal son soluciones alcalinas que funcionan bien para limpiar problemas ácidos como aceite del cuerpo, manchas de comida, suciedad y mugre en general.

- *El bicarbonato de sodio (bicarbonato sódico)* es el producto para limpieza más versátil de la naturaleza, una sustancia natural que se ha usado alrededor del mundo durante casi 150 años para eliminar olores, ablandar agua, disolver la suciedad y la mugre, restregar los residuos de jabón e incluso destapar drenajes.[3]

- *El Bórax (borato sódico)* es un mineral similar en propiedades al bicarbonato de sodio, pero tiene un pH más alto y, por lo tanto, es más fuerte. Puede eliminar olores, ablandar agua y disolver la suciedad. Además, tiene propiedades antimicóticas y antibacterianas y puede detener el crecimiento de moho. Aunque es natural, el bórax se puede usar como insecticida para eliminar cucarachas, pulgas y hormigas. Sabiendo esto, podemos suponer que es tóxico si se ingiere y se debe almacenar lejos del alcance de los niños. Puede encontrar el bórax cerca de los otros detergentes para lavandería.[4]
- *El agua gasificada* (con *citrato sódico*) es práctica para desprender la suciedad y ablandar el agua para secar sin dejar manchas de agua. Esta económica agua carbonatada es excelente para limpiar vidrios y aparatos eléctricos, así como para remover manchas de las telas.

Aceites esenciales

Estos aceites concentrados contienen el aroma de las plantas de las cuales se elaboran. Algunos aceites esenciales comunes incluyen eucalipto, árbol de té, lavanda, limón, naranja y yerbabuena. Cuando se combina con aceite de limón y agua destilada, el aceite de eucalipto es un aerosol antibacteriano efectivo. Los aceites de lavanda y de árbol de té no sólo son placenteramente tranquilizantes, también han demostrado tener propiedades antibacterianas y antimicóticas. Los aceites de limón y naranja son los desodorantes de la naturaleza. Los aceites esenciales vienen en pequeñas botellas, pero debe utilizar sólo unas cuantas gotas a la vez para que duren más tiempo. Sin embargo, tenga cuidado y evite el contacto directo con la piel.[5]

Trabajo duro

También conocido como buen esfuerzo físico a la antigua, hace maravillas. No crea en los anuncios de televisión que proclaman la limpieza instantánea sin ningún esfuerzo. Sin los poderosos -y tóxicos- ingredientes que contienen los limpiadores comerciales, puede esperar restregar un poco más. Pero su salud (y la salud de su familia) valen la pena.

Finalmente, la luz del sol, el agente de limpieza más antiguo de todos

Tome una camisa que haya usado por unas horas -asegúrese de que no esté sucia o manchada- y tiéndala al sol en un lugar bien ventilado. A la mañana siguiente probablemente admitirá que la camisa realmente encaja en la descripción de "limpia". Y también se le quitó el mal olor y se desinfectó.

Algunos de los artículos más básicos en su kit de limpieza son ácidos o alcalinos y usted utiliza la solución respectiva sobre las manchas o los compuestos que son lo opuesto: una limpieza ácida para residuos alcalinos y viceversa. Prácticamente lo que usted está haciendo es neutralizar lo que desea remover, haciéndolo no ácido o no alcalino.

Y ¿cuál es la solución neutral para la limpieza? El agua, a un pH de 7.0. Cuando usted ha neutralizado un compuesto con uno ácido o alcalino, puede enjuagarlo con agua.

Después de sacar la suciedad básica y los ingredientes que necesita eliminar, no nos sorprenderá encontrar muchos limpiadores saludables que funcionen tan bien como sus toxinas de marca de fábrica. ¿Por qué comprar un limpiador de vidrios color azul que contiene vinagre como ingrediente adicional de limpieza cuando el vinagre por sí solo hará el trabajo? Tampoco compre limpiadores comerciales por su fragancia. El residuo tóxico tiene un precio muy alto por un momento de toque floral. En vez de eso, haga una solución efectiva y no tóxica para limpiar ventanas simplemente mezclando agua, jugo de limón y vinagre.

De hecho, la mayoría de los limpiadores naturales son más económicos que los productos comerciales -después de todo, *alguien* tiene que pagar toda la publicidad- y cuando usted combina el costo para el medio ambiente con los gastos que salen de su bolsillo, se dará cuenta de que obtiene una gran ventaja cuando usa los limpiadores "verdes" en vez de los azules.

Para obtener más recetas de limpieza, visite www.myhealthyhome.com/limpieza.

Soluciones caseras simples

Con solo algunos ingredientes económicos que puede comprar en cualquier tienda, usted puede limpiar su casa completa. Estas son versiones saludables de todos esos limpiadores coloridos en los que malgasta su dinero comprando en tiendas. Es tiempo de limpiar, no de contaminar.

- *Limpiador multiusos:* un cuarto de agua tibia, 4 cucharadas de bicarbonato de sodio y 1 cucharadita de vinagre.
- *Eliminador de manchas para alfombras:* bicarbonato de sodio y agua o agua gasificada.
- *Limpiador para vidrios:* tres tazas de agua, un cuarto de taza de vinagre blanco y 1½ cucharada de jugo de limón. Esta fórmula mágica es la nueva fórmula mágica azul sin el azul.
- *Cera para muebles:* dos partes de aceite vegetal o aceite de oliva y 1 parte de jugo de limón. Debe estar refrigerado.
- *Limpiador de drenajes:* combine ½ taza de bicarbonato de sodio y ½ taza de vinagre blanco. Vierta la mezcla en el drenaje. Después, vierta una olla de agua hirviendo por el drenaje para disolver los bloqueos causados por partículas de comida, jabón y grasa.
- *Cera para acero inoxidable:* use bicarbonato de sodio y una esponja suave de dos lados. La pasta dental también funciona; tal vez haya encontrado un nuevo uso para su pasta dental fluorada.
- *Limpieza de alto rendimiento (para trabajos grandes):* agregue 1 cucharadita de bicarbonato de sodio y 2 cucharaditas de jabón líquido en 1 galón de agua caliente. Si es particularmente difícil, agregue 1 ó 2 cucharadas de bórax.
- *Rociador desinfectante (también funciona con el moho):* combine 2 tazas de agua, ¼ taza de aceite de árbol de té, ¼ taza de aceite de lavanda. Úselo como un atomizador y espere que se seque.

El tapete de bienvenida

Es gracioso lo obsesionados que estamos con esterilizar las encimeras de nuestra cocina y baños, sin embargo, caminamos inconscientemente alrededor de aceite para autos, pesticidas, heces de animales, limpiadores y otras toxinas justo antes de pasar tranquilamente por la puerta principal.

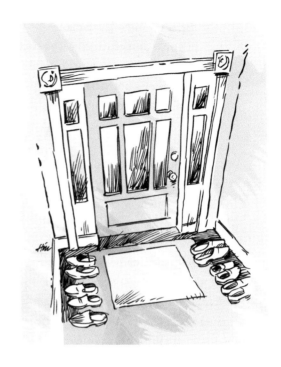

Así que en la casa de los Wentz dejamos un montón de zapatos en la puerta principal como indicación para todos de que los zapatos y su recolección de suciedad no son bienvenidos en nuestro hogar. Mi bebé se sentará sobre ese piso por el cual recién caminaron mis invitados. Sus manitas están sobre la baldosa, madera y alfombra y después las lleva directamente a su boca. Por supuesto, la exposición a nuevos gérmenes lo está ayudando a fortalecer su sistema inmunitario, pero prefiero no exponerlo de golpe a cada germen que hay por ahí.

Seamos realistas: no tenemos que ser amas de casa meticulosas para saber que arrastramos muchas cosas extrañas en nuestros zapatos. Entonces deje los zapatos en la puerta. Además, el andar descalzos prolongará la vida de sus pisos de madera.

Vaporice

Aunque no arrastre el desastre del mundo hasta su hogar, dulce hogar, debe limpiar sus pisos de vez en cuando. Uno de los mejores medios que puede usar es un limpiador a vapor, también denominado vaporizador, que funciona sin usar sustancias químicas tóxicas. Esta es una inversión que vale la pena para eliminar ácaros del polvo y moho, lo cual ayudará a las personas que sufren de alergias o sensibilidad química múltiple.

Busque un vaporizador que produzca "vapor seco", uno con una temperatura de caldera de por lo menos 115.6 grados Celsius.

Aspire

¿Es su aspiradora saludable?

El polvo doméstico contiene bacterias, esporas de moho, granos de polen, ácaros del polvo y muchos otros desencadenantes de alergias, así como muchas sustancias potencialmente tóxicas. La mayoría de las aspiradoras libera de vuelta al aire parte del polvo que recoge. Elija una marca que utilice un verdadero filtro HEPA para atrapar partículas microscópicas y la mayoría de alérgenos del aire.

Las mejores aspiradoras son las que atrapan completamente el polvo y la suciedad, que incluyen alérgenos y residuos químicos, y evitan que se escapen de regreso al hogar.

Esté consciente de que las aspiradoras son una poderosa fuente de campos electromagnéticos. Por lo tanto, mientras menos tiempo pase aspirando y mayor sea la distancia que deja entre su cuerpo y el motor de la aspiradora, mejor.

> **Solución simple:**
> Compre la mejor aspiradora que pueda pagar. Óptimamente, adquiera una con un sistema **HEPA** "completamente sellado".

Un peligro similar se suscita cuando la gente usa una aspiradora o soplador de hojas sobre la espalda. Se están poniendo en una proximidad extremadamente peligrosa con campos eléctricos insalubres. Nuevamente, elija una aspiradora con una bomba y una manguera que le permitan tener más espacio entre usted y el motor y pueda así reducir su exposición continua a los campos electromagnéticos.

Realice pruebas

No, ésto no significa que vaya con el médico y que proporcione una muestra de sangre. Esto se refiere a un simple y económico, pero potencialmente salvador de vidas, acto de solicitar que realicen pruebas en su casa.

Todos deberían, como mínimo, solicitar que realicen pruebas en su casa para detectar moho, radón y plomo, que son elementos potencialmente peligrosos que pueden estar escondidos. Es triste cuántas historias escuchamos en las noticias de algún padre que trabaja en el sótano y después muere debido al moho negro. Incluso sus mostradores de granito pueden estar emitiendo radiación y gas radón. Es necesario que sepa si estos peligros se ocultan en su casa para tomar medidas y proteger a su familia.

Solicitar que realicen pruebas en su casa para detectar contaminantes es fácil y razonablemente económico -*extremadamente* económico en comparación a las cuentas de gastos médicos que puede evitar pagar. Puede dirigirse a la tienda local de su área y comprar kits que le permitirán revisar si hay moho, radón, monóxido de carbono, plomo y otras toxinas; o puede buscar en línea algún servicio profesional que pueda venir y realizar las pruebas en su casa con métodos desde perros que olfatean moho hasta equipo infrarrojo.

Capítulo 11
Alta tecnología, alto riesgo

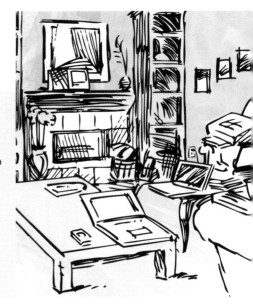

Durante los últimos veinticinco años hemos sido testigos de avances sorprendentemente rápidos en la tecnología para el hogar, de los cuales muchos han hecho nuestra vida increíblemente conveniente.

¿Le preocupa perderse el gran juego? Tome su teléfono celular y envíe una señal a su grabador de video digital para grabarlo. Tampoco tendrá que preocuparse por ver anuncios comerciales.

CUESTIONARIO

¿Cuán tóxico es su hogar?

Puntuación

1. ¿Cuáles son los dos métodos más comunes que utiliza para hablar por teléfono?

- [ ] Línea terrestre alámbrica (0 puntos)
- [ ] Línea terrestre en altavoz (0 puntos)
- [ ] Teléfono inalámbrico (2 puntos)
- [ ] Teléfono celular (10 puntos)
- [ ] Teléfono celular con auriculares Bluetooth® (6 puntos)
- [ ] Teléfono celular con auriculares alámbricos (3 puntos)
- [ ] Teléfono celular con el uso de altavoz (3 puntos)

2. Imagine que no ha tenido su teléfono celular durante el día. (Supongamos que lo olvidó en casa o que perdió su carga.) ¿Cómo se sentiría durante esas 10 horas?

Más relajado de lo usual   Un manojo de nervios

0 puntos   8 puntos   16 puntos

3. ¿Con qué frecuencia acelera su ritmo cardíaco por actividad física? (seleccione uno)

- [ ] Diariamente (0 puntos)
- [ ] Algunas veces a la semana (2 puntos)
- [ ] Semanalmente (5 puntos)
- [ ] Algunas veces al mes (8 puntos)
- [ ] Nunca (12 puntos)

4 ¿Ha reemplazado la iluminación de su casa con bombillas fluorescentes compactas?

Todos   La mitad   Ninguno

10 puntos   5 puntos   0 puntos

Su puntuación para el peligro de "Alta tecnología":

1-12	13-24	25-36	37+
La bombilla más brillante	De bajo vatiaje	De atenuación rápida	Quemada

¿Necesita realizar una reservación de vuelo? Ingrese al Internet desde su computadora portátil mientras descansa en su cama y envíe su tarjeta de embarque a su impresora inalámbrica.

¿Se siente aburrido o solitario? Encienda un videojuego y podrá competir durante horas con un extraño al otro lado del mundo.

¿Preocupado porque la fecha de plazo se acerca? Conéctese a la computadora de su oficina desde su casa y sumérjase otra vez en el proyecto que dejó en el trabajo. ¡Todo es increíblemente fácil! Aun con cada avance en la tecnología y sus beneficios aparentes, enfrentamos consecuencias imprevistas en nuestra salud física y emocional.

Abundancia de dispositivos

Como un obsesionado declarado de los aparatos electrónicos, constantemente debo templar mi entusiasmo por los más recientes avances tecnológicos con mi conocimiento de que el progreso también tiene sus desventajas. Algunos de los aparatos electrónicos que facilitan nuestra vida también nos enferman, nos hacen subir 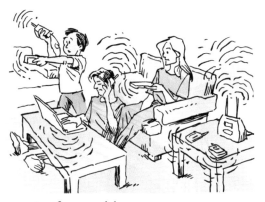 de peso, nos deprimen y nos aíslan. Eso no significa que debemos regresar a los coches de caballos, el reproductor estéreo de 8 pistas, el Walkman o incluso al Internet por la línea telefónica. El cambio es lo único con lo que podemos contar en la vida, pero eso no debería impedir que examinemos los

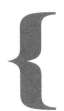 Algunos de los aparatos electrónicos que facilitan nuestra vida también nos enferman, nos hacen subir de peso, nos deprimen y nos aíslan.

efectos potencialmente negativos y que minimicemos cualquier riesgo. Nos debemos a nosotros mismos y especialmente a nuestros hijos, el encontrar un punto medio entre el progreso y la seguridad, tiempo de tecnología y tiempo familiar, el mundo virtual y el natural, así como entre el trabajo y la diversión.

En muchas formas, la tecnología se ha convertido en el enemigo de la intimidad. Con regularidad enviamos un mensaje de texto a nuestra esposa o esposo, los tiempos de comida se han convertido en paradas técnicas, tenemos televisores y computadoras portátiles en la habitación, y hay menos interacción cara a cara entre nosotros y nuestra familia, amigos y hasta extraños.

Recientemente Reneé y yo estábamos sentados en un centro comercial y vimos lo que parecía ser un choque inminente. Un joven universitario y una mujer caminaban directo uno hacia el otro, ambos miraban detenidamente su teléfono celular, completamente concentrados en el envío de textos. A Reneé le pareció una escena sacada directamente de una comedia romántica. Quizá sus destinos se habían alineado para juntarlos. Después de haberse golpeado uno con el otro, se habrían ofrecido disculpas entre risas, se habrían presentado, habrían coqueteado un poco y vivido felices para siempre.

Pero justo en el último segundo, sin subir la mirada ni darse cuenta del otro, si hicieron a un lado ágilmente y volvieron al texto. Aunque nos impresionó la maniobra de último minuto, también nos preguntamos si se perdieron de una relación real.

Nuestros aparatitos electrónicos no solamente nos apartan de relaciones humanas, también pueden representar una amenaza *física* para nuestra salud y longevidad.

Un mar de radiación

Cada área habitable en nuestra casa está llena de instrumentos

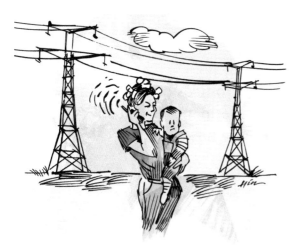

tecnológicos que nos ponen en riesgo. En el Capítulo 2 abarcamos los peligros para la salud relacionados con campos electromagnética creados por dispositivos electrónicos, tales como lámparas, relojes con alarma y frazadas eléctricas. Pero existe un riesgo con un crecimiento sostenido que proviene de una fuente incluso mayor de exposición a campos electromagnéticos: las de radiofrecuencias (RF).

Como se mencionó en la sección del dormitorio, los campos de RF son creados por algunas de nuestras más modernas comodidades, que incluyen teléfonos celulares y transmisores de Wi-Fi. El incremento en el uso de estos aparatos electrónicos continúa a máxima velocidad. De hecho, mientras se escribe este libro, hay aproximadamente cuatro mil millones de usuarios de teléfonos celulares alrededor del mundo y tantos como la tercera parte de ellos son niños. Ambas cantidades seguramente aumentarán.

Los usuarios de teléfonos celulares se exponen a intensos grados de radiación de RF que son significativamente mayores que los que se encuentran de forma natural en el medio ambiente. Un teléfono celular es, básicamente, un radio que envía señales de RF hasta una estación base distante, así como hasta su sistema nervioso central. Estas penetran en los tejidos del cerebro y otros órganos. Otros sistemas inalámbricos de comunicación, tales como el Wi-Fi son similares, ya que estos dispositivos también irradian señales de microondas.[1]

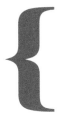
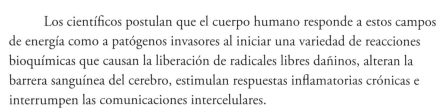

Un teléfono celular es, básicamente un radio que envía señales de RF hasta una estación base distante, así como hastsa su sistema nervioso central.

Los científicos postulan que el cuerpo humano responde a estos campos de energía como a patógenos invasores al iniciar una variedad de reacciones bioquímicas que causan la liberación de radicales libres dañinos, alteran la barrera sanguínea del cerebro, estimulan respuestas inflamatorias crónicas e interrumpen las comunicaciones intercelulares.

El Programa Nacional de Toxicología de los Estados Unidos advierte que las actuales reglas de exposición se limitan a la protección contra quemadas térmicas, fundamentalmente, contra ondas de radio que realmente calientan o queman la piel, pero admite que ya está surgiendo evidencia de otros efectos adversos.[2] Esta institución está realizando estudios enfocados en posibles efectos causantes de cáncer u otros efectos tóxicos. El Interphone Project, una serie internacional de estudios epidemiológicos realizado por trece países participantes, ya empezó la publicación de resultados parciales. Y algunos estudios relacionan ciertos cánceres de la cabeza -neuroma acústico y glioma- con el uso prolongado de teléfonos celulares.[3]

Como se mencionó en el Capítulo 2, casi veinte años después de introducir la comunicación celular al mercado global, estamos alcanzando el final del período latente para que los cánceres aparezcan, y la evidencia científica de que el uso del teléfono celular *está* relacionado con el desarrollo de serios efectos adversos en la salud está aumentando rápidamente.

Miniusuarios de dispositivos móviles

Con la inquietud en aumento acerca de los riesgos por el uso de teléfonos celulares, no podemos evitar preocuparnos por nuestros hijos. La mayoría de los niños usa sus pulgares para enviar mensajes de texto más rápido que lo que tardan los adultos en teclear en teclados convencionales. No es raro ver niños "conversando" mucho antes de llegar a la adolescencia. No se puede negar que para los adolescentes y niños mayores el mundo inalámbrico portátil ya está aquí.

A medida que aumenta el uso de estos dispositivos, también aumenta la evidencia de que los campos electromagnéticos que emiten presentan peligros mucho mayores de lo que se pensaba antes, especialmente para aquellos cuyo cuerpo y cerebro continúan en desarrollo. El Dr. Lennart Hardell, un experto en cáncer del University Hospital en Suecia, recientemente descubrió que entre los individuos que empezaron a usar teléfonos celulares antes de los veinte años de edad, después de un año o más de uso, el riesgo de cáncer de cerebro fue 5.2 veces mayor que para la población en general.[4]

Aunque la preocupación más común es el cáncer, existen otros peligros serios. Un estudio de 2008, llevado a cabo por la Facultad de Salud Pública de la Universidad de California en Los Ángeles solicitó a más de 13,000 madres que completaran un cuestionario que incluía preguntas acerca del estado de salud y de comportamiento de sus hijos de siete años de edad. También se preguntó si las madres habían utilizado teléfono celular durante el embarazo o inmediatamente después del nacimiento. Casi sin ninguna duda, los niños cuyas madres reportaron haber usado teléfono celular durante este tiempo crítico demostraron dificultades del comportamiento, tales como hiperactividad aproximadamente a la edad en que ingresaron a la escuela.[5]

Tomó setenta años eliminar el plomo de la pintura y la gasolina, y cincuenta años establecer una correlación entre fumar y el cáncer y para que las advertencias se imprimieran en los paquetes de cigarrillos. Incluso los griegos de la antigüedad notaron que el asbesto era nocivo, pero a los Estados Unidos le tomó más de sesenta años prohibir su uso después de que se documentaran enfermedades.

¿No será tiempo ya para que aprendamos nuestra lección y veamos si podemos evitar una pandemia de tumores cerebrales?

Si se trata de proteger nuestra más valiosa herencia, es tiempo de utilizar el principio de precaución que mencionamos en la Sección 1. Puede concluir que los teléfonos celulares son seguros hasta que se pruebe que son peligrosos, o puede recurrir a su intuición en la que están incluidos hasta mil millones de niños y adultos jóvenes para tomar algunas precauciones simples que podrían hacer una gran diferencia.

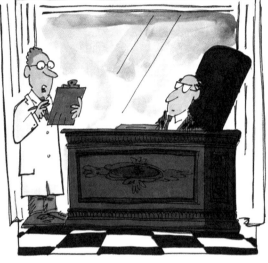

"Su estudio de tres meses en 1,000 niños sanos que usan teléfonos celulares demostró concluyentemente que los niños están completamente seguros ya que no se desarrolló ningún caso de cáncer".

Aprenda cuáles dispositivos inalámbricos tienen las emisiones más bajas en www.myhealthyhome.com/inalambrico.

A Andrew le encantan nuestros teléfonos celulares y no nos importa que juegue con ellos siempre y cuando estén configurados en "modo avión". No queremos que la transmisión interfiera con la cabina (su cerebro). De lo contrario no planeamos permitirle el uso de un teléfono celular mientras sea joven, *excepto* en caso de emergencias. Los padres deben recordar que el cerebro de los bebés y de los niños pequeños no tienen desarrollada completamente la protección del cráneo como los adultos la tienen. Y los niños serán sometidos a muchos años más de exposición a teléfonos celulares en comparación con nosotros.

Hagamos lo que podamos para minimizar la exposición en sus primeros años.

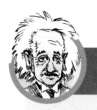

Solución simple:

Si su hijo no resiste la tentación de jugar con su teléfono celular, apáguelo antes. O si tiene un teléfono inteligente, puede únicamente configurarlo en el "modo avión".

Protéjase y proteja a su familia

Se ha hecho difícil ver la manera en que nos manejamos sin teléfonos celulares y otras tecnologías inalámbricas: me encanta mi iPhone tanto como a la persona de al lado. Sin embargo, vale la pena tener sentido común. Como con todas las formas de campos electromagnéticos, mientras más lejos esté de la fuente radiación de RF, menor será el grado de exposición.

Mi padre por mucho tiempo ha sospechado de los peligros que representan los teléfonos inalámbricos y sin cables y generalmente, se rehusa a sostenerlos cerca de su cabeza. Prefiere hablar en un teléfono con altavoz, lo cual es un poco desconcertante si usted intenta tener una conversación privada. Sin embargo, la calidad de los teléfonos con altavoz ha progresado mucho en los últimos años y todos podríamos usarlos con mayor frecuencia.

"Dr. Wentz, ¿existen efectos negativos en la salud a causa de las radiofrecuencias que provienen de los teléfonos celulares?"

Con respecto a la radiación electromagnética, es el tema en el que no hay escasez de opiniones.

Cuando considera cuántos usuarios de teléfonos celulares hay alrededor del mundo, no debería sorprenderle que haya tantos argumentos en ambos lados del debate. Pero hay algunos hechos que ninguno de los lados puede negar.

Primero, todos los días estamos expuestos a niveles de radiación mucho más elevados que los existentes hace una generación. Estamos rodeados de teléfonos celulares, Internet inalámbrico, teléfonos inalámbricos, controles para las puertas de la cochera, monitores para bebés, computadoras portátiles, hornos de microondas e incluso iluminación fluorescente.

Segundo, las regulaciones actuales acerca de los efectos en la salud de la exposición a radiación electromagnética se basan en la convicción de que únicamente los efectos térmicos son peligrosos. Ahora sabemos que eso es incorrecto.

Sabemos que algunas formas de radiación tales como los rayos X son, indiscutiblemente, letales. ¿Y qué hay de otras formas, tales como la radiación de RF emitida por los teléfonos celulares? Esta es únicamente la mil millonésima parte de la intensidad de los rayos X, pero es más fuerte que las señales de radio FM. ¿En la dosis está el veneno, o debemos tomar en

Personalmente, trato de hablar lo menos posible en el teléfono celular. Le pido a la gente que me llame otra vez a la línea terrestre o envío un mensaje de texto y así no tengo que sostener el teléfono cerca de mi cabeza.

Muchos de nosotros colocamos nuestros teléfonos sujetado al cinturón o en el bolsillo, exponiendo los huesos de las caderas y órganos vitales a la radiación. Si los campos de RF realmente están interfiriendo con el ADN de nuestra sangre, ésto podría causar mucho daño a nuestra salud a largo plazo. Una manera simple de tratar esto es alternar constantemente los sitios en donde se coloca el teléfono celular para distribuir la exposición alrededor y no concentrarla día tras día en un solo sitio crucial. Las mujeres que llevan cartera ponen cierta distancia entre su cuerpo y el teléfono. Si usted no lleva cartera, busque otras alternativas para mantener la distancia. Deje su teléfono celular sobre el escritorio o sobre el tablero de instrumentos, pero no en su bolsillo.

Otra manera fácil para minimizar la exposición en general es usar audífonos alámbricos de manos libres para su teléfono y mantener el teléfono por lo menos unos 60 centímetros lejos de su cabeza u otras partes de su cuerpo, incluyendo sus rodillas. La parte *alámbrica* es importante porque los audífonos inalámbricos funcionan como pequeños transmisores inalámbricos y si los usa no está haciendo mucho por proteger su cerebro.

Y aunque muchas personas se

consideración el hecho de que la exposición a los rayos X dura solamente un instante, mientras que nos sometemos a RF de algún tipo prácticamente a cada momento de nuestras vidas?

La pregunta de los efectos en la salud de la radiación de RF simplemente no se puede responder inmediatamente, es como un rompecabezas y aún no nos han dado todas las piezas. La evidencia del daño potencial está aumentando, pero parece que no habrá firmes respuestas científicas disponibles en años.

¿Deberíamos esperar tanto tiempo?

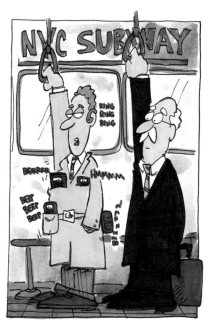

"No, no soy un corredor de bolsa. Soy mesero."

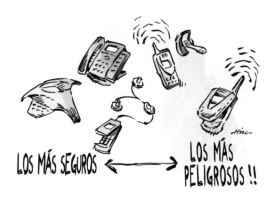

LOS MÁS SEGUROS ← → LOS MÁS PELIGROSOS !!

preguntan si aún deberían molestarse en tener una línea terrestre en casa, yo los animo a que la conserven y lo más importante, a que la usen.

Sin embargo, la mayor preocupación es nuestra obsesión de nunca estar fuera de contacto. Llevamos nuestro celular *a todas partes* y la gente casi tiembla de miedo cuando debe apagar su celular. Los adolescentes duermen con el teléfono debajo de la almohada para no perder ninguna llamada o mensaje de texto por la noche o la madrugada. Muchas personas lo dejan sobre su mesa de noche para poder responder inmediatamente si vibra o se enciende la luz.

¿Por qué el Wi-Fi?

En estos días, es cada vez más difícil alejarse del Wi-Fi. Lo encontramos en aviones, en las cafeterías y restaurantes, y en la mayoría de lugares de trabajo y habitaciones de hotel. Pero usted puede elegir eliminarlo del único lugar que usted puede controlar: su casa.

Si realmente necesita la conveniencia del Wi-Fi, solo considere apagarlo para que no transmita si no es necesario. Utilice el interruptor de "apagado" o desconéctelo. La mayoría de la gente no necesita el Wi-Fi durante ese tercio de su vida durante el cual están durmiendo.

Confieso que soy una de esas personas que optaron por el Wi-Fi. Es conveniente, especialmente en una casa que es una bodega transformada con algunas paredes interiores y cableado limitado. Tomé una decisión consciente a favor de la conveniencia de trabajar en mi computadora portátil desde cualquier punto de la casa, a pesar del riesgo de exponerme a más emisiones de RF. Sin embargo, también opté por almacenar

Solución simple:
Use un teléfono alámbrico regular en casa o en el trabajo. Reducir hasta 20 por ciento de su exposición diaria a RF es un paso en la dirección correcta.

Solución simple:
Si tiene puertos de Ethernet en áreas convenientes, puede acceder a Internet con el uso de un buen cableado tradicional.

todos los componentes electrónicos principales -incluyendo el transmisor Wi-Fi- en un sitio ubicado al lado opuesto de la habitación, del cuarto de los niños y de la cocina. Y mantenemos a nuestro hijo lejos de esta zona de cobertura de alta tecnología mientras su cerebro y su cuerpo continúen en desarrollo.

Es interesante que llamemos a las áreas de Wi-Fi públicas "puntos de cobertura". Esperemos que este término no tenga más sentido en el futuro si se descubre que es peligroso como un "punto de cobertura nuclear".

La gran depresión electrónica

No todos los peligros del mundo moderno son físicos.

Y aunque aún no se ha reconocido como una enfermedad definida, el exceso de actividad en línea ha sido etiquetado como "adicción al Internet". Con un mil millones de computadoras personales en uso en todo el mundo desde 2008 y otros mil millones que se espera estarán en uso para el 2015,[6] el problema de la adicción al Internet es casi seguro que será más conflictivo. La necesidad constante de estar en línea -y sus efectos negativos en la salud- sirven como advertencias alarmantes sobre las horribles ventajas y desventajas que frecuentemente enfrentamos para disfrutar del avance tecnológico.

Adicción al Internet

La adicción al Internet es, básicamente, una dependencia patológica a la computadora con por lo menos tres variantes distintas: el juego, la pornografía y el exceso de mensajería de correo electrónico/de texto. Agregaremos el uso de medios sociales en esta última área.[7]

Independientemente de la actividad en línea, la gente con adicción al Internet presenta, usualmente, los siguientes "síntomas":

- **Uso excesivo,** frecuentemente enfatizado por pérdida de la noción del tiempo y descuido de necesidades físicas básicas, tales como comer, dormir, bañarse y actividad física.
- **Retraimiento,** que incluye síntomas tales como el enojo, la depresión y la ansiedad, cuando no se puede acceder a la computadora.

- Tolerancia aumentada, que básicamente resulta en una obsesión de adquirir más y mejor equipo y programas o más horas para usar la computadora.

- Consecuencias negativas, tales como aislamiento social, falta de interés en otras tareas y poco rendimiento en el trabajo o escuela.[8]

Se han finalizado algunos estudios epidemiológicos de gran escala para examinar el uso problemático de Internet, básicamente, el uso de Internet que va más allá de lo saludable. Sin embargo, los datos existentes sugieren que la adicción al Internet es un fenómeno global que afecta a casi todos los grupos de edades en números que se acercan a los de esquizofrenia y trastorno bipolar.[9]

Sin embargo, hoy en día las computadoras y el Internet son parte integral de la vida de los niños. Y los adolescentes son extremadamente vulnerables a los trastornos adictivos, con base en factores sociales *y* neurobiológicos. Por esta razón, en su vida, debe permanecer alerta a los signos del uso problemático de la computadora en los adolescentes y jóvenes adultos.

> La gente no dedica tanto tiempo en su "vida real" para estar con la familia, amigos y obligaciones de la escuela o profesionales. Una obsesión con el Internet puede ocasionar depresión y sentimientos de aislamiento.

Toda esta interacción virtual refleja que la gente no está pasando mucho tiempo en su "vida real" con la familia, amigos y en responsabilidades de la escuela u obligaciones profesionales. Una obsesión con el Internet puede provocar depresión y sentimientos de aislamiento; y las consecuencias sociales como: fracasos académicos, pérdida del trabajo, problemas financieros, problemas legales, conflictos familiares y divorcio; pueden hundir a una persona más en el aislamiento.[10]

Usted puede ayudar a contrarrestar este problema en su propio hogar limitando el tiempo de tecnología, especialmente para los niños, y afrontar el tema, tan pronto como sea posible, si el uso de la computadora pareciera un problema potencial. Y recuerde que usted da el ejemplo a sus hijos y nietos. Si usted nunca se desconecta realmente de su computadora y Blackberry, ¿cómo espera que sus hijos lo hagan?

Aunque la mayoría de nosotros no lucha contra una verdadera adicción al Internet, deberíamos evaluar honesta y frecuentemente el impacto que la tecnología está teniendo en nuestra salud y nuestras relaciones. Comience haciéndose las siguientes preguntas:

- ¿Con que frecuencia permite que las distracciones en la red consuman horas de su día?
- ¿Qué o a quién ignora cuando está en línea?
- ¿Puede disfrutar de una noche en casa sin iniciar sesión o revisar constantemente su Blackberry o iPhone?
- ¿Se pierde frecuentemente momentos de diversión con la familia u omite actividades saludables al aire libre para estar en Facebook o Twitter?
- ¿Sufre con regularidad de dolores o rigidez física debido a su tiempo tecnológico?

Si la tecnología está estorbando su trabajo, su vida familiar o su salud, tal vez sea tiempo de consultar un consejero.

> **Solución simple:**
> Intente limitar los negocios a ciertas horas y áreas específicas y considere apartar un tiempo diariamente para desconectarse de la tecnología y conectarse con el mundo real.

Resumen de soluciones simples

A medida que Reneé y yo nos desacostumbramos lentamente durante los últimos años al rocío con aroma a limón para limpiar el polvo y al limpiador para inodoros que despeja los senos nasales, ambos notamos algo interesante: esos productos para limpieza que una vez olieron tan bien ahora nos repugnaban con sus empalagosos perfumes y sus ingredientes que nos hacen llorar. Ahora nuestra nariz nos advierte de la tóxica verdad.

Aunque ahora nos enorgullecemos de nuestro verde y limpio hogar, el cambio no fue necesariamente fácil. Al igual que la mayoría de los proyectos de ciencias que valen la pena, el gran experimento de limpieza (como me gusta llamarle) también tuvo muchas fallas frustrantes. Hubo un verano de estática en el cual nuestras prendas lavadas parecían crear campos electromagnéticos por sí mismas. Y huvieron muchos intentos cuando el piso quedo extrañamente pegajoso mientras buscábamos la receta adecuada para trapear la baldosa de nuestra casa. Pero cuando observamos a Andrew gatear exitosamente por primera vez sobre ese mismo piso, supimos que el esfuerzo había valido la pena.

Nuestros hábitos de limpieza no son lo único que debemos cambiar. El hecho de que yo estuviera en casa esa noche para ver a Andrew lograr con éxito sus intentos para gatear es un testimonio de mi esfuerzo al establecerme a mí mismo límites tecnológicos. Como el Presidente y Director Ejecutivo, sé lo difícil que es alejarse de la oficina. La tecnología ha avanzado tanto que nuestro trabajo está siempre con nosotros. Tardé años en comprender que un correo electrónico, un mensaje de texto o una llamada telefónica pueden esperarse hasta la mañana siguiente. Solía salir de la cama al escuchar el sonido de un nuevo correo electrónico en mi bandeja de entrada. Pero ahora estoy consciente de que no soy un médico de turno y que el trabajo puede esperar para mañana. Todos debemos entender la diferencia entre estar disponibles para nuestros compañeros de trabajo y trabajar el turno de información.

Aún así, espero ansioso los raros momentos en que estoy completamente desconectado. He sido muy afortunado al poder viajar alrededor del mundo y hospedarme en algunos sitios verdaderamente lujosos. Pero cuando me preguntan cuál es mi lugar favorito, no tengo duda: Lake Powell en la región de las rocas rojizas al sur de Utah. Me gusta el esquí acuático y me encanta el paisaje, pero el verdadero atractivo es el aislamiento total del lugar. No hay servicio para teléfono celular, ni Internet, no hay correo electrónico, ni noticias de última hora que interrumpan la diversión y los momentos importantes con mi familia y amigos. Todos deberíamos tomar una decisión a conciencia, de vez en cuando, para desconectarnos de nuestros dispositivos y únicamente compartir con las personas que amamos. La vida real es demasiado extraordinaria para dejar que se nos pase.

¿Qué soluciones simples agregaría a sus áreas de vivienda?

Puntuación

1. Voy a: (seleccione todas las que correspondan)
   - ☐ Reducir los productos químicos para limpieza actuales a por lo menos la mitad (8 puntos)
   - ☐ Usar guantes de goma siempre que use productos para limpieza (5 puntos)
   - ☐ Optar por algunos limpiadores naturales hechos en casa que se mencionan en este libro o en línea (5 puntos)
   - ☐ Eliminar el uso de aromatizantes de habitaciones/alfombras (6 puntos)

2. Voy a: (seleccione todas las que correspondan)
   - ☐ Usar una aspiradora con un sistema de filtros HEPA completamente sellado (10 puntos)
   - ☐ Hacer que evalúen mi casa profesionalmente para detectar contaminantes como radón, moho, monóxido de carbono y plomo (10 puntos)
   - ☐ Cambiar los limpiadores químicos para superficies duras por un limpiador de vapor -uno que utilice únicamente agua caliente (10 puntos)

3. Voy a:
   - ☐ Convertir todas las áreas de vivienda en zonas donde "no se permiten zapatos" y lo respetaré (8 puntos)

4. Voy a: (seleccione todas las que correspondan)
   - ☐ Dejar de usar focos fluorescentes compactos (10 puntos)
   - ☐ Si los usara, me informaré sobre los procedimientos adecuados para desecharlos en el caso de que se rompan (y los pondré en práctica) (4 puntos)

5. Voy a: (seleccione todas las que correspondan)
   - ☐ Usar la configuración de altavoz para el teléfono celular siempre que sea posible (5 puntos)
   - ☐ Usar auriculares alámbricos de manos libres con mi teléfono celular (5 puntos)
   - ☐ Usar siempre una línea terrestre desde un teléfono con cordón para llamadas desde mi casa y trabajo (5 puntos)
   - ☐ Dejar de colgar el teléfono celular en el cinturón o pretina (3 puntos)
   - ☐ Mantener una regla que prohiba el uso de celulares -por lo menos cuando el teléfono está transmitiendo- para los niños menores de catorce años (10 puntos)

6. Voy a: (seleccione todas las que correspondan)
   - ☐ Usar Internet alámbrico en casa en vez de inalámbrico (10 puntos)
   - ☐ Ubicar el transmisor Wi-Fi lejos de las habitaciones y de las principales áreas de vivienda (3 puntos)
   - ☐ Desactivar el transmisor Wi-Fi a la hora de dormir (5 puntos)
   - ☐ Configurar una hora para "desconectar" a diario, la computadora, TV, y celulares (5 puntos)

Su puntuación positivo de soluciones simples:	
Su puntuación para el peligro de "Limpieza":	-
Su puntuación para el peligro de "Alta tecnología":	-
El total de salud de sus áreas de vivienda:	

Puede encontrar las puntuaciones de sus pruebas y puntos de solución en el sitio web de *El hogar saludable*, www.myhealthyhome.com/cuestionario.

¿Está logrando una diferencia positiva?

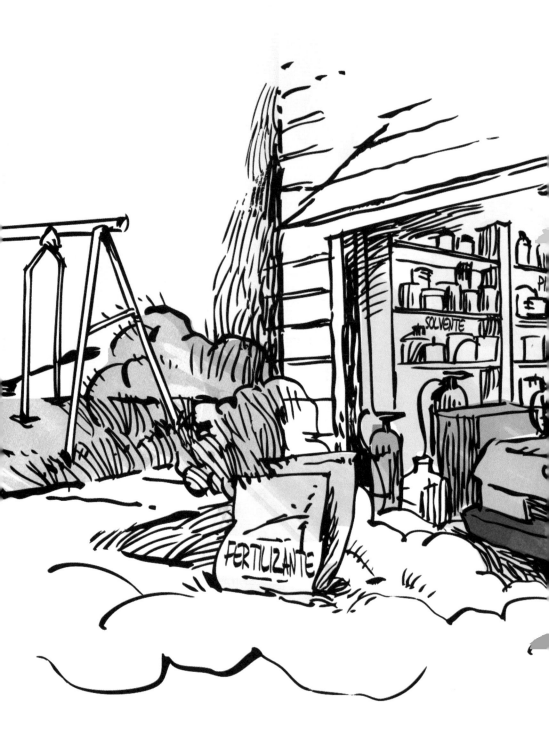

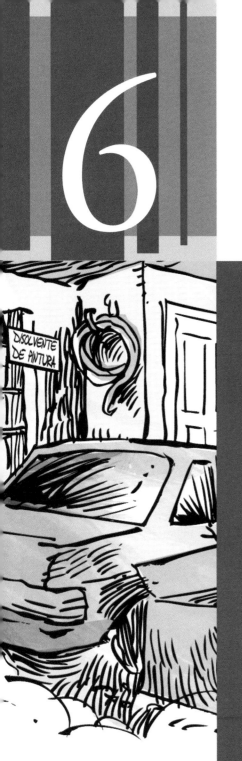

6

El garaje y el jardín

Dos áreas a pocos pasos de las paredes de nuestras casas pueden ser verdaderos campos minados cuando se trata de problemas importantes de salud: el garaje y el jardín. Los contaminantes que se encuentran en el garaje, la terraza, el jardín y más allá influyen con toda seguridad en la vida en el interior.

Usted quizá no está listo para enfrentar todo lo que pasa en el mundo, pero con unos pocos cambios puede conseguir un efecto dramático en el perímetro de su casa al establecer una barrera contra las sustancias tóxicas que podrían enfermarlo a usted y a su familia.

Aún más gratificante, puede crear un espacio al aire libre que promueva la relajación, la renovación y el bienestar.

Nuestra última parada nos lleva de vuelta al lugar en donde la casa de Dave se encuentra con el mundo más allá. Dave desliza la puerta de vidrio con cedazo y salimos a una terraza en el segundo nivel que se siente tan grande como la casa que acabamos de dejar. El jardín privado de la azotea es una reminiscencia de un patio inglés. Las aves trinan desde los árboles viejos que forman una línea en todo el espacio, lo cual proporciona privacidad y sombra. Caminos de piedras simétricas atraviesan la hierba exuberante. En la misma calle, la campana de la iglesia empieza a sonar.

Tan pronto como salimos, el Dr. Wentz saca otro dispositivo de su bolsa de trucos.

Donna: Esto hace que su casa sea verdaderamente única. Es como tener su propio parque.

Dave: Gracias. Sí, eso fue lo que me convenció para comprarla. Vivir en el centro de la ciudad, cerca de todo y aún así poder cultivar tomates y jugar en el pasto: ¡es lo mejor!

Dr. Wentz: *[sosteniendo un pequeño dispositivo que se parece a un control remoto de televisión por cable]* Y vea este medidor de compuestos orgánicos volátiles. Adentro mostraba una lectura baja de 0.4 partes por millón y cuando salimos, aún cuando estamos justo en el centro de la ciudad, el aire es todavía más limpio a 0.2 partes por millón.

Dave: Sí, uno de mis complementos favoritos en toda la remodelación fueron las puertas con cedazo que permiten el ingreso del aire fresco pero detienen a los insectos que podrían tentar a Reneé a sacar el repelente para insectos.

[Al caminar por el borde del techo, abajo vemos los automóviles que pasan].

Donna: Parece que en la calle no hay suficiente espacio disponible para estacionar. ¿Tiene un garaje cerca?

Dave: Tenemos un par de espacios de estacionamiento privado en el estacionamiento cercano, pero no un garaje.

Dr. Wentz: Siempre le he dicho a Dave que no tener un garaje es una de las mejores cosas de este lugar, por lo menos en lo que se refiere a la salud de su familia. Le puedo asegurar que mi garaje me ha ocasionado bastantes dolores de cabeza.

Donna: ¿Literalmente?

Dr. Wentz: Probablemente, pero han sido principalmente dolores de cabeza causados por tener que crear medidas de seguridad. Un garaje anexo es, prácticamente, otra habitación en la casa y todos los contaminantes que se almacenan allí, se escapan al resto de la casa por las aberturas en las paredes, así como por la puerta cuando está abierta. Es como a guardar un automóvil, fluidos automotrices, pesticidas, fertilizantes y basura en una habitación adicional.

Dave: A pesar de todo eso, desearia tener un garaje cada febrero cuando la nieve realmente empieza a caer. También sería agradable a la mitad del verano.

Donna: ¿Porque su carro se calienta mucho?

Dave: Exactamente. Recuerde que el calor acelera la descomposición del plástico y otros materiales tóxicos. Después de cocerse bajo el sol, el interior del automóvil puede liberar algunos gases tóxicos muy potentes; es básicamente ese "olor a carro nuevo" que a la gente tanto le gusta.

Donna: ¡Pero esa es una de las cosas que la gente ama cuando compra un automóvil nuevo!

Dave: Yo me sentía igual hasta que tuvimos a Andrew. Ahora ya no me gusta.

Capítulo 12
Duendes en el garaje

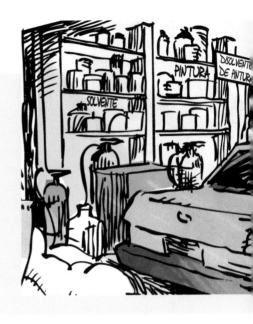

Si hay un concepto predominante acerca de la salud que todos debemos aprender de este recorrido, es estar siempre conscientes del impacto potencial que nuestro entorno inmediato y nuestras actividades pueden tener sobre nosotros. Debemos preguntarnos constantemente qué hay en la comida, el agua, el aire y los lugares en donde vivimos, trabajamos y jugamos.

Esta actitud no debe cambiar cuando entramos al garaje o al salir a la terraza o al jardín.

CUESTIONARIO

¿Cuán tóxico es su hogar?

Puntuación

1. ¿Tiene un garaje anexo? Sí_____ (8 puntos)

2. Si en la pregunta 1 marcó "si", por favor seleccione todas las que correspondan a su garaje:
   - ☐ Las paredes/techo no están acabados o sólo tienen un panel de yeso (6 puntos)
   - ☐ Hay dos o más vehículos en uso y fuera la mayoría de días (6 puntos)
   - ☐ Las maquinas pequeñas de gas (cortadora de césped, quitanieves, motosierra, etc.) se almacenan adentro (2 puntos cada uno)
   - ☐ Los productos para pintar y los pesticidas se almacenan allí (5 puntos)

3. Seleccione todas las cosas que describan sus hábitos en cuanto al uso de vehículos. Si no tiene vehículo, ingrese cero (0).
   - ☐ Usar el botón de recircular el aire (3 puntos)
   - ☐ Usar desodorantes de cualquier tipo (3 puntos)
   - ☐ Mantener, generalmente, las ventanas cerradas (5 puntos)

4. Si seleccionó uno o más de los hábitos en cuanto al uso de vehículos en la pregunta 3, por favor seleccione cuánto tiempo dedica, típicamente, a su auto diariamente:

30 minutos o menos	1 hora	90 minutos	2 horas+
0 puntos	2 puntos	4 puntos	6 puntos

5. ¿Usted o su esposo arregla su propio auto? Sí_____ (6 puntos)

Su puntuación para el peligro de "Garaje"

1-10	11-20	21-30	31+
A gran velocidad	En piloto automático	Revise la luz del motor	Atorado

Habitación para dos automóviles

Mi padre y el comediante de televisión de programas nocturnos Jay Leno tienen una pasión en común: los dos tienen un romance con los automóviles y ambos tienen garajes únicos.

El garaje de Jay Leno es un museo para veinte automóviles y un centro de restauración. Sin embargo, el garaje de mi padre se parece más a un laboratorio, más organizado y limpio que un quirófano y todas las herramientas y utensilios están colgados o almacenados según su función y accesibilidad. Cada recipiente tiene una tapa hermética. Lo más importante es que tiene un cuidado especial para asegurarse que ni las emanaciones tóxicas de sus automóviles ni las sustancias químicas ni los contaminantes procedentes del exterior de su casa entren a sus áreas

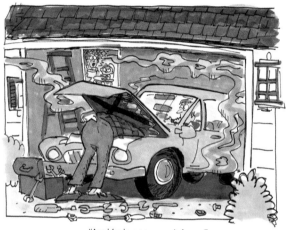

"Aceléralo otra vez, Johnny".

de vivienda. Hubo una época en la que pensé que mi padre estaba siendo extremista, pero he llegado a comprender por qué toma esas precauciones.

Él jamás se ha acostumbrado a que el garaje sea parte de la casa.

Su padre, mi abuelo, Adam Wentz, fue un agricultor pero también un hombre de negocios. La familia tenía una ferretería, una tienda de implementos para agricultura y una agencia de automóviles, lugares en donde mi padre dice haber desarrollado su amor por los vehículos de carrera y su afición por explorar la sección de jardinería en las ferreterías.

Hace algunos años en los Estados Unidos, nuestros vehículos, mesas de trabajo, equipo y sustancias químicas se alojaban en "edificios externos" que no deben confundirse con una letrina. En las granjas y ranchos, todas estas cosas todavía están estacionadas en establos, cobertizos y garajes, siempre a cierta distancia de la casa de la familia. A medida que la población nacional se expandió y la revolución industrial impulsó la migración de las zonas rurales a las ciudades, el costo de los bienes inmuebles aumentó y disminuyó el tamaño de los lotes residenciales. Las casas se construyeron muy cerca unas de otras y los garajes y áreas de almacenamiento ya no están en edificios separados.

Cuando más gente comenzó a vivir en las ciudades, los garajes estaban ubicados, principalmente, en la parte de atrás, más allá del patio trasero, frente a un callejón. Estas pequeñas estructuras almacenaban bicicletas, herramientas con grasa, botes de basura, restos de toda clase y chatarra cubierta de polvo. Si la gente tenía suerte, también lograban meter un automóvil.

Luego surgieron los condominios, las casas adosadas y los suburbios. No sólo empezó a reducir la cantidad de mascotas y de niños, sino también el espacio entre los garajes y el espacio habitable principal. Para aquellos de nosotros que tenemos climas de invierno más fríos, y tenemos que quitar la escarcha del parabrisas o correr bajo la lluvia con los comestibles y los niños, un garaje anexo parecía una idea brillante, especialmente para almacenaje adicional. Nuestros garajes cerrados herméticamente, ubicados frecuentemente justo debajo de las habitaciones del segundo nivel, probablemente tienen dos o más automóviles, así como el taller de herramientas y una colección de viejas latas con costra de pintura, disolventes, limpiadores y pegamentos que jamás volveremos a usar.

Contenga la respiración

Los garajes anexos son convenientes e incluso pueden ser un lujo, pero hay cada vez más evidencia de que éstos son responsables de afectar negativamente la calidad del aire en el interior de nuestra casa. Los automóviles y los productos que almacenamos en nuestro garaje generan una fuga de sustancias que se consideran tóxicas. Una vez que estas sustancias flotan en el aire, pueden migrar fácilmente.

En la mayoría de los garajes quedan por lo menos parte del tiempo las emisiones de los automóviles y otros contaminantes, sustancias químicas y compuestos orgánicos volátiles derivados de la combustión, y pueden encontrar su camino hacia la casa a través de puertas abiertas, separaciones alrededor de las puertas cerradas, conductos de calefacción o refrigeración y otras conexiones en la pared y el techo. Numerosos estudios han demostrado que las viviendas con garajes anexos tienen mayores niveles de contaminantes del aire, que incluyen benceno y monóxido de carbono, en comparación con las casas sin garaje o con un garaje independiente.[1]

Sin embargo, si usted es como mi padre y tiene un garaje anexo, por el momento no llame al agente inmobiliario o al contratista. Hay algunos proyectos fáciles para que usted mismo haga las cosas, junto con algunas soluciones más complejas que le ayudarán a respirar mucho más fácil.

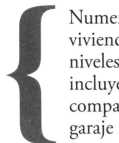
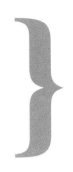

Numerosos estudios han demostrado que las viviendas con garajes anexos tienen mayores niveles de contaminantes del aire, que incluyen benceno y monóxido de carbono, en comparación con las casas sin garaje o con un garaje independiente.

Bloquéelo

Para evitar que el aire contaminado llegue a los espacios habitables, asegúrese de que haya un buen sello entre el garaje y la casa. Empiece con la puerta que comunica el garaje con el resto de su espacio habitable. Coloque burletes para asegurarse de que está sellada y que cierra herméticamente. Unas bisagras económicas de cierre automático le ayudarán al padre más atormentado -o al niño más olvidadizo- a mantener cerrada la puerta de comunicación y mantener las toxinas del garaje fuera de la casa.

Luego, selle toda la pared común, así como el techo entre el garaje y su casa, incluyendo conductos, cableado y tuberías. Selle los conductos con compuestos de masilla a base de agua y con espuma de expansión en aerosol rellene los separaciones en los trabajos de electricidad y en las uniones de la pared con el suelo y tape las grietas.

Termínelo

No asuma que porque su constructor no terminó el garaje anexo no es necesario hacerlo. Las paredes abiertas y los paneles de yeso sin terminar tienen fugas notorias. Asegúrese de que las paredes *y* el techo estén terminados con paneles de yeso, sellados adecuadamente y que les hayan aplicado un par de capas de pintura. Es posible que tenga que lidiar con algunos compuestos orgánicos volátiles derivados de la pintura, pero a largo plazo, estará proporcionando una protección mucho mejor contra las emanaciones tóxicas que flotan en el garaje.

Límpielo

Observe su garaje, ¿realmente necesita todos esos productos con etiquetas que dicen "advertencia", "peligro" y "veneno"? ¿Cuándo fue la última vez que realmente los utilizó? Y tomando en cuenta todo lo que ha aprendido, ¿todavía se siente bien si los usa en casa?

Entre pesticidas, pinturas, líquidos para motor y productos para limpieza y de servicio pesado en los estantes, muchos garajes se asemejan a un vertedero de residuos químicos, pero sin la supervisión del gobierno. Póngase unos buenos guantes y posiblemente una máscara contra el polvo o un respirador y luego límpielo.

Recuerde que la mayoría de estos materiales no se puede desechar de forma segura en casa. Llame a su centro local de desperdicios peligrosos, o si no puede encontrar uno, busque en su ciudad o en el sitio web del gobierno del condado servicios sanitarios o de manejo de desperdicios y averigüe cómo y dónde desechar correctamente estos materiales peligrosos. Usted sabrá que el sitio web es del gobierno o de una agencia no lucrativa si la terminación es ".gov" o ".org" y no ".com".

Cúbralo

Quizás necesite conservar una lata pequeña de pintura para retoques. Pero cualquier producto potencialmente tóxico que guarde debe estar debidamente sellado. No deje por allí latas de pintura, solventes para pintura, disolventes, gasolina y otros líquidos sin cerrar. Recuerde que una vez que se abre un recipiente, no es posible volver a sellarlo completamente. Siempre habrá una pequeña cantidad de vapores que escapará en su garaje y que después puede llegar a las áreas de vivienda. Si almacena allí varias latas abiertas, entonces la acumulación de emanaciones tóxicas podría ser peligrosa.

Aunque no es infalible, una manera más segura para almacenar la pintura consiste en colocar plástico para envolver sobre la parte superior de la lata antes de volver a colocarle la tapa. Presione la tapa hacia abajo con un mazo de goma y luego almacene la lata de pintura al revés. Recomiendo que los retoques de pintura sean una tarea anual, por ejemplo, cuando empiece la limpieza de primavera. De esa manera, usted no abrirá la lata de pintura en varias ocasiones y no habrá liberación de emanaciones tóxicas.

Ventílelo

Todos sabemos que no debemos arrancar el carro con la puerta del garaje cerrada, pero dejar el carro encendido tampoco es una práctica segura aún con la puerta del garaje abierta. Los contaminantes de la combustión se crean y se liberan cada vez que se enciende el automóvil y si logran entrar a la casa, usted y su familia los respirarán.

Por esa razón, no encienda el automóvil hasta que realmente esté listo para irse y luego salga tan rápido como sea posible. Y cuando regrese, apague el automóvil en cuanto entre al garaje. Mientras se enfría, su automóvil continuará emitiendo cierto nivel de contaminantes, sobre todo si es un modelo antiguo. Todas esas emanaciones deben irse a algún lado, pero puede descargarlas hacia afuera con la instalación de uno o dos ventiladores. Un ventilador básico para el baño o para la cocina puede funcionar, aunque hay sistemas más complejos que inician automáticamente al abrir y cerrar la puerta del garaje y se detienen con un sistema de temporizador.

Vale la pena su tiempo y dinero para instalar un ventilador, especialmente si trabaja a menudo en el garaje con acabados de madera, pintura u otras sustancias químicas.

> **Solución simple:**
> Después de un viaje largo, considere estacionar el automóvil afuera durante una o dos horas antes de moverlo hacia el garaje. Su motor se enfriará sin contaminar su garaje o las áreas de vivienda.

Muévalos

Aunque hoy en día la mayoría de los motores de los automóviles tienen un catalizador que ayuda a reducir las emisiones, éste no es el caso de las cortadoras de césped, los motores marinos, los quitanieves y las motosierras. Las maquinas pequeñas que funcionan con gasolina pueden liberar cantidades fuertes de contaminantes relacionados con la gasolina, incluyendo el benceno, que es cancerígeno. De hecho, caminar detrás de su propia ruidosa cortadora de césped puede exponerlo a una gran cantidad de contaminación del aire.

Los motores pequeños pueden emitir contaminantes, incluso cuando no están encendidos. Así que si tiene espacio, construya un pequeño cobertizo lejos de la casa para almacenar sus equipos portátiles con motor de gasolina.

Autoestopistas tóxicos

Las toxinas no sólo flotan, también *caminan*.

Durante mis viajes por el mundo como ejecutivo de negocios, especialmente en Asia, me impresionó la práctica cultural de quitarse los zapatos antes de entrar en una casa o apartamento para evitar que entre la suciedad y otros contaminantes. Y cuando regreso a casa después de una semana de viaje, usando los baños de los aviones y viajando en taxis sucios, me recuerdo por qué me quito los zapatos cada vez que veo a Andrew sonriéndome desde el piso de la cocina.

Algunas casas tienen un "recibidor" que es un pequeño espacio donde primero tiene que pasar antes de entrar a la casa en sí. Allí puede guardar sus zapatos y si mantiene el recibidor fácil de limpiar, puede evitar arrastrar cualquier cosa en los calcetines o en los pies descalzos.

Para las familias que no tienen un recibidor, el garaje es un buen lugar para colocar una zapatera o un cesto. Como lo mencioné en la sección 4, en mi casa tenemos la tendencia a dejar que los zapatos se acumulen frente a la puerta principal, para que los invitados entiendan sin tener que pedírselo.

Loción de compuestos orgánicos volátiles

Hasta ahora nos hemos enfocado en las emisiones derivadas del motor de los automóviles, pero también tenemos que estar conscientes de lo que emana del interior de un automóvil. Es un olor que significa el éxito y nos encanta inhalar ese maravilloso olor a novedad que sentimos cuando por fin podemos comprar un automóvil nuevo.

Pero ¿qué es ese olor y qué lo provoca?

A diferencia de nuestros detergentes para ropa, ese olor no proviene de un

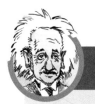

"Dr. Wentz, ¿hay algún problema del cual tenga que ocuparse en su propio garaje?"

Un asunto importante y que frecuentemente se pasa por alto con un garaje anexo es la posición de éste con relación a la casa y los vientos que prevalecen en la zona. Los vientos en nuestra área residencial en particular vienen del noroeste. El problema consiste en que el garaje está en el lado norte de nuestra casa. Así que, si dejo la puerta del garaje abierta y entro a la casa, los vientos empujan el humo justo hacia adentro.

Incluso con las puertas cerradas se siente cierto movimiento.

Hace muchos años aprendí en mis laboratorios que la protección se proporciona a las células vivas mediante el control de la presión del aire en la habitación. Lo que se busca es presión positiva de aire en una habitación limpia y presión negativa en una habitación contaminada. Por lo tanto, se deduce que su garaje anexo se debe ventilar de tal manera que tenga presión negativa en el garaje en comparación con la casa. Si tiene que entrar a la casa desde el garaje, querrá que el aire de la casa sople hacia el garaje en vez de que el aire sucio del garaje sople hacia su espacio habitable.

Tenga en cuenta que el garaje tiene diferentes emanaciones tóxicas que son más pesadas y más ligeras que el aire, la mejor manera de ventilar adecuadamente un garaje anexo sería tener rejillas de ventilación al nivel del suelo y al nivel del techo, ambas con salida hacia el exterior. Coloqué extractores en químico que trata de engañarnos para hacernos creer que estamos oliendo lavanda y rosas. No, la realidad es ésta el olor de un automóvil nuevo es la emisión de gases de los plásticos frescos, vinilos, cueros, pinturas y alfombras sintéticas. Y los propietarios de autos nuevos respiran eso a todo pulmón.

Las altas temperaturas y la humedad aceleran las reacciones químicas y así el auto huele más a nuevo después de la cocción bajo el sol caliente. No entre inmediatamente al carro para inhalarlo. Ventílelo a fondo y maximice la dilución de la descarga de gases. Si es posible, deje las ventanas abiertas en el garaje y bájelas un poco cuando esté afuera bajo el sol, para que estos peligrosos compuestos orgánicos volátiles sigan saliendo. También baje sus ventanas mientras conduce. Recibirá un poco de aire fresco *y* podrá escuchar *la admiración de sus vecinos* mientras conduce su auto nuevo.

Si deja las ventanas abiertas en el garaje, estos gases se sumarán a las

ambas rejillas con un temporizador configurado para encender automáticamente en los momentos adecuados a lo largo del día. Y los enciendo manualmente cuando manejo mi automóvil.

Es importante que los extractores estén en el lado protegido del viento en el garaje.

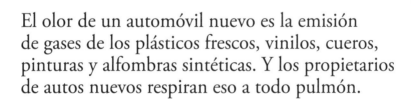

{ El olor de un automóvil nuevo es la emisión de gases de los plásticos frescos, vinilos, cueros, pinturas y alfombras sintéticas. Y los propietarios de autos nuevos respiran eso a todo pulmón. }

otras emanaciones tóxicas que usted quiere mantener alejadas de sus áreas de vivienda. Este es otro argumento a favor de la ventilación eficaz de su garaje.

¿Ha visto esa película que a veces se acumula sobre el lado interno del parabrisas? Es de los contaminantes que bombea el aire acondicionado de su automóvil. Para obtener un poco de aire fresco, baje una o dos ventanas cuando pueda. Es la misma regla que se aplica para la calidad del aire en su casa: el aire más limpio está en el exterior. Déjelo entrar.

Con el tiempo, un automóvil reduce la emisión de gases. Y aunque nuestro ego puede extrañar ese olor de auto nuevo, nuestras células estarán mucho más felices. Y no se deje engañar por el "ambientador" en forma de árbol de navidad que cuelga en el retrovisor a unos centímetros de su cara. Cuando estos ambientadores se comercializaron por primera vez, los anuncios afirmaban que "expulsaban los gases de los automóviles". Las etiquetas originales también advertían a los consumidores que evitaran tocar los productos con los dedos y que no permitieran el contacto con las superficies pintadas o plásticas.

El etiquetado ha cambiado, pero me sorprendería si el producto actual lo ha hecho. *¿Realmente* desea respirar algo que podría dañar la pintura?

> **Solución simple:**
> En su automóvil, no programe el aire acondicionado o la calefacción para recircular el aire. Al seleccionar la opción de aire exterior en su tablero, reducirá la cantidad de contaminantes que circulan dentro del automóvil.

¿Qué hay en un asiento para bebés?

Desde hace algún tiempo sé acerca de los peligros del olor a auto nuevo, pero aprendí algunas cosas nuevas después de tener a Andrew. Ingenuamente compramos el que esperábamos fuera el asiento para carro más seguro y después supimos que hay más sobre seguridad que solo la protección contra accidentes.

Los asientos para bebés también pueden contener materiales peligrosos tales como antimonio, bromo, cloro y plomo. Esto es especialmente preocupante porque la mayoría de los bebés -como Andrew- pasan más tiempo en esos asientos que simplemente el tiempo del viaje. Colocamos a los bebés en el portabebés para ir a restaurantes, tiendas y a las casas de amigos y a menudo incluso los dejamos allí mientras duermen.

> Para obtener más información sobre asientos de seguridad saludables para bebés. Visite
> www.myhealthyhome.com/asientosdeseguridad

Afortunadamente, hay grupos que han realizado pruebas para ayudarle a usted a elegir un asiento para el auto que sea menos tóxico y para asegurarse de que su hijo no absorba las emanaciones tóxicas mientras duerme.

Hágalo usted mismo, *cuidadosamente*

Mi conocimiento sobre el mantenimiento de automóviles se reduce a pasarle corriente a una batería descargada. Pero a mucha gente le gusta trabajar en sus carros en la casa, cambian el aceite, cambian los fluidos… o hacen lo que sea se necesite hacer. Y ¿qué imagen le viene a la mente cuando piensa en un mecánico en casa?

Piezas por todas partes, el olor a aceite y gasolina, un hombre vestido con un overol y las manos cubiertas de grasa.

Espere un minuto.

En la sección 3 aprendimos a tener cuidado con los productos que ponemos en nuestra piel. Así que, ¿qué pasa con la declaración que hice antes en la que digo que "si no lo toma, no lo ponga sobre su piel?" Si no consideraría tomarse el aceite o comerse la grasa que utiliza en su automóvil, ¿por qué permitir que entre en contacto con su piel, desde donde lo puede absorber hacia el torrente sanguíneo?

Use guantes cuando trabaje en su garaje. Luego, lávese tan pronto haya terminado y evite el uso de disolvente, acetona u otros limpiadores peligrosos para limpiar sus manos. Estos productos probablemente son más tóxicos que la grasa.

Recuerde, el jabón y el agua son sus agentes de limpieza más amigables. Preste a su cuerpo más cuidado y atención que a su auto.

SALVE NUESTRA FAUNA

Capítulo 13
Jardín ecológico

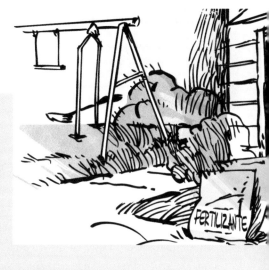

¿Qué hay en un paisaje totalmente natural o en cualquier entorno natural que es tan curativo para el alma humana?. No es solamente el aire libre en un parque nacional lo que nos brinda un nuevo impulso. Incluso nuestros patios y jardines, sin importar el tamaño, nos ofrecen un ambiente donde nos recuperamos y donde encontramos salud.

El teólogo Juan Calvino escribió en su libro *La Institución* que la tierra en toda su belleza es similar a una casa espléndida y espaciosa, llena de muebles abundantes y finos. Igual que Calvino, debemos ver nuestros espacios al aire libre como vemos nuestro hogar: como algo valioso para proteger y transmitir a las futuras generaciones.

Y esto implica no envenenarlos.

CUESTIONARIO

¿Cuán tóxico es su hogar?

Puntuación

1. ¿Cuántos pesticidas/herbicidas sintéticos utiliza en su casa y jardín? Todo lo que crece se fumiga ⟶ Muchos ⟶ Libre de pesticidas 14 puntos — 7 puntos — 0 puntos	
2. ¿Con qué frecuencia sale por lo menos diez minutos cada día sin usar protector solar? (seleccione una) ☐ Diariamente (0 puntos) ☐ Rara vez (5 puntos) ☐ Algunas veces por semana (1 punto) ☐ Nunca (8 puntos)	
3. ¿Le paga a alguien para que cuide su jardín? Sí_____ (5 puntos)	
4. ¿Corre en maratones o participa en otros tipos de actividades de resistencia y que sean muy extenuantes? Si_____ (4 puntos)	

Su puntuación para el peligro de "Jardín"

1-8	9-16	17-24	25+
Paraíso verde	Con dificultades ecológicas	Marchito	Tierra incultivable

¡Salga!

Ya sea que nos sintamos atraídos por las montañas, el desierto o la playa, apreciamos el hecho de que la calma y el sentido de reverencia que experimentamos en la naturaleza no pueden encontrarse en el entorno usual de la casa o el trabajo. Cuando sentimos que la vida se dispara fuera de control o que se mueve demasiado rápido, muchos de nosotros instintivamente encontramos un lugar tranquilo en la naturaleza intacta. Sabemos que cuando llegamos allí, estaremos en un lugar de calma y revitalización.

A la luz del capítulo "Una vida limpia" podemos acercarnos a la naturaleza con un nuevo nivel de respeto. La vida es *más limpia* afuera. Sin importar lo pequeño que sea el espacio que utilizamos -incluso un diminuto balcón- escapar de una caja de cuatro paredes hecha por el hombre puede hacerle bien a su mente y cuerpo. Como *mínimo* abra las persianas, abra una ventana y deje entrar un poco de aire fresco y luz del sol.

Al aire libre encontrará la luz del sol, agua, aire y suelo. Junto con los alimentos, la ropa y la vivienda, estos elementos de vida son esenciales para nuestro bienestar.

Luz solar

Las plantas necesitan de la luz solar para crecer al igual que las personas, tanto física como psicológicamente. En los últimos años los medios de comunicación le han restado valor a la luz solar, advirtiéndonos que la evitemos si queremos prevenir el cáncer de la piel. La verdad es que los beneficios para la salud por la exposición *moderada* al sol superan los riesgos.

La exposición al sol causa que produzcamos vitamina D y ésta es probablemente lo más similar a una vitamina milagrosa. Es necesaria para tener huesos fuertes, regular el sistema inmunitario para protegernos de infecciones, nos ayuda a prevenir ciertos tipos de cáncer e incluso puede retardar el proceso de envejecimiento. En combinación con una nutrición adecuada y las horas adecuadas de sueño, la luz del sol también desencadena la liberación de serotonina, el neurotransmisor denominado "compuesto de la felicidad" porque promueve un estado mental positivo.

> **Solución simple:**
> Tome diariamente un suplemento de vitamina D con por lo menos 2,000 UI (unidades internacionales) durante el invierno o todo el año si no puede salir al sol todos los días.

Agua

Somos criaturas acuáticas. Nuestras células y cuerpo son 70 por ciento agua. Las miles de reacciones químicas en nuestro cuerpo no serían posibles sin el agua. Pero el agua nos sostiene en muchos más sentidos que solamente a través de nuestra fisiología.

El agua estimula todos nuestros sentidos. Somos atraídos a su belleza, amamos verla y escucharla y cuando éramos niños, no podíamos esperar para jugar en ella. Dormimos mejor, trabajamos mejor y nos sentimos mejor después de pasar tiempo cerca del agua. Por estas razones, en las oficinas centrales de mi empresa hay una inmensa cascada interna en el recibidor. Ayuda a reducir los alérgenos del interior y actúa como humidificador natural. Y los empleados y visitantes informan que verla y escucharla es simplemente relajante.

Aire

Bueno, todos sabemos que el aire es vital para todo ese asunto de "permanecer vivos". Además de la simple necesidad de respirar, el aire nos proporciona un sistema de alerta al llevar los olores característicos de sustancias tóxicas y los sonidos de peligros potenciales. Limpia para nosotros; el aire diluye los contaminantes y los elimina de nuestros hogares y ciudades. También nos tranquiliza, ya que tomar un gran respiro de aire fresco, usualmente, es

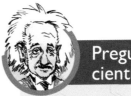

Pregunte al científico

"Dr. Wentz, ¿puede realmente el mundo natural ayudar al cuerpo a sanar?"

Cuando creé el Instituto Médico Sanoviv en México, intencionalmente elegí un lugar en un risco con vista al Océano Pacífico, lejos de la contaminación de la ciudad y al nivel del mar para tener una mayor disponibilidad de oxígeno.

Las personas me han dicho que tan pronto ingresan por las puertas de Sanoviv tienen la sensación de que la sanación ha comenzado. Los huéspedes experimentan hermosas puestas de sol, la belleza simple y la serenidad a su alrededor. Se les anima a salir para disfrutar de los campos alrededor de las torres médicas, con las piscinas de curación con agua salada, los herbarios y los pasillos con vista al mar. Pueden relajarse rodeados de palmeras refrescantes y encantadoras flores tropicales.

Los beneficios para la salud de la naturaleza son tan apremiantes, que muchos hospitales están reestructurando sus áreas verdes para incorporar "jardines de sanación" e incluso ofrecen terapia de horticultura para pacientes que se recuperan de una apoplejía o trauma. Una de las razones por las cuales la naturaleza puede ser tan eficaz en la reducción del estrés consiste en que pone la mente en un estado similar a la meditación. Un estudio japonés encontró que las personas que viven rodeadas de árboles, incluso en una ciudad, tienen expectativas de vida más prolongadas que las personas que viven en áreas sin árboles.[2]

la mejor cura para el estrés o el miedo. Y como paracaidista y piloto, puedo decir directamente que el aire tiene el poder de levantarnos, tanto física como emocionalmente.

Suelo

Instando a sus conciudadanos a preservar sus fincas en medio de la Gran Depresión, el Presidente de los Estados Unidos Franklin Delano Roosevelt dijo: "Una nación que destruye su suelo, se destruye a sí misma".[1]

Es cierto que la capa de seis pulgadas de tierra bajo nuestros pies, calentada por el sol y regada por la lluvia, es la fuente de casi toda la energía en la tierra. Por supuesto, el suelo fértil es mucho más que suciedad. Un pie cuadrado de suelo contiene millones de bacterias y miles de gusanos, así como otros invertebrados que lo enriquecen y lo hacen estar literalmente vivo. Si tiene acceso a siquiera una pequeña representación de tierra -ya sea en una repisa de la ventana o en un patio de dos acres- lo mejor que puede hacer es ¡sembrar algo!

Nada sabe mejor que los vegetales que usted mismo cultivó. Nada parece brillar más que las flores que usted mismo sembró. Y nada se siente más relajante que sentarse a la sombra de su pequeño árbol productor de oxígeno en un caluroso día de verano.

La reducción de estrés en los pacientes, especialmente en aquellos que están muy enfermos, es un aspecto importante de cualquier plan de tratamiento. Las personas se sienten más tranquilas cuando se encuentran en un hermoso espacio al aire libre. Espero ver más hospitales que reconozcan esta necesidad de naturaleza en un lugar de sanación.

No sea una plaga

Gozar de los beneficios del mundo natural -lo suficientemente cerca para que nosotros simplemente abramos la puerta y salgamos- tiene un costo. Eso es porque hay muchos otros organismos -flora y fauna- que están interesados en compartir nuestro espacio, a pesar de no haberlos invitado. A menudo, también les interesa convertir en su alimento las plantas que nosotros elegimos para mejorar nuestra casa. Y tenemos un nombre especial para las plantas y animales no deseados que tratan de invadir un lugar que nosotros ya ocupamos; los llamamos *plagas*.

La humanidad ha estado en guerra contra las plagas vegetales y animales desde que pasamos de la caza y la recolección a la cosecha de los cultivos. En el siglo XX, el desarrollo de sustancias químicas sintéticas diseñadas para eliminar las plagas -los pesticidas- se convirtió en una industria de miles de millones de dólares cada año. Después de tanto tiempo y esfuerzo, es difícil afirmar que estamos ganando, a pesar de nuestra supuesta superioridad. De hecho, a veces parece como si las estrategias que empleamos más frecuentemente originaran más daño que beneficio.

En primer lugar, la mayoría de nuestras armas no son muy precisas. Utilizamos rociadores, polvos, aerosoles y gránulos que la mayoría del tiempo fallan en su objetivo. Más del 98 por ciento de los insecticidas rociados y el 95 por ciento de los herbicidas utilizados actualmente terminan en un lugar diferente al que estaban destinados.[3]

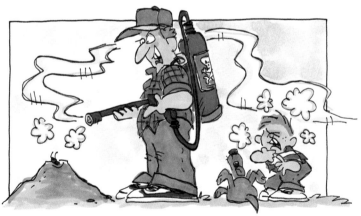

"Tendré el jardín más saludable del vecindario".

En segundo lugar, queremos que nuestros venenos duren el tiempo suficiente para hacer el trabajo pero, como resultado, permanecen como peligros para nuestra salud mucho después de que su propósito original ha terminado. Décadas después de que el DDT fuera prohibido en los Estados Unidos y en casi todo el mundo, todavía se detecta en pingüinos en la Antártida a miles de kilómetros de donde se utilizó.[4] Los contaminantes orgánicos persistentes, tales como clordano, que se utilizó por última vez hace veinte años o más contra las infestaciones de termitas, todavía pueden tener efectos cancerígenos si se remueve el suelo donde se depositaron.[5]

> Décadas después de que el DDT se prohibió en los Estados Unidos y en la mayor parte del mundo, todavía se ha detectado en pingüinos en la Antártida a miles de kilómetros de donde se utilizó.

En tercer lugar, y con muchísima frecuencia, el arsenal que usamos contra las plagas sólo se puede describir como una exageración y con mucha frecuencia, espectadores inocentes pagan el precio. Mi cuñado aprendió esta valiosa lección hace algunos años, cuando accidentalmente envenenó a su perro al tratar de matar a las babosas y caracoles en su jardín. Afortunadamente, después de vómitos intensos y un viaje al hospital veterinario, el perro sobrevivió.

Cada año, los propietarios de viviendas aplican por lo menos cuarenta millones de kilos de pesticidas en su césped y jardines. El uso de pesticidas caseros aumentó 42 por ciento entre 1998 y 2001 y ahora representa el único sector en crecimiento del mercado de pesticidas de los Estados Unidos. Y mucho de este veneno químico no se queda en donde lo aplicamos. Los pesticidas que se aplican en los céspedes residenciales migran hacia el interior. Frecuentemente, las concentraciones son *más altas* en el polvo doméstico que en el suelo que rodea la casa, incluso en las granjas.[6]

Un estudio realizado por la Agencia de Protección del Medio Ambiente del gobierno los Estados Unidos constató que los residuos de los pesticidas aplicados al aire libre que son arrastrados por las mascotas y en los zapatos de las personas pueden incrementar las cargas de pesticidas en el polvo de la alfombra hasta 400 veces.[7] Las pesticidas también pueden continuar durante años dentro de las casas, donde no se someten a la degradación normal causada por la luz solar y la lluvia.

A pesar de los miles de millones de dólares que la industria agrícola gasta anualmente en herbicidas, insecticidas, raticidas y demás, todavía vamos atrasados en esta carrera. Hay demasiadas plagas y éstas son muy adaptables a las herramientas que usamos en su contra. Además, independientemente del éxito que tengamos en eliminarlas de nuestro propio patio o jardín, los refuerzos de otros lugares las reemplazan rápidamente.

Si insistimos en nuestra campaña personal de guerra química, es casi seguro que aumentaremos el riesgo de intoxicarnos nosotros mismos e intoxicar a nuestras familias. Los pesticidas pueden causar una amplia gama de problemas en la salud, que incluyen defectos congénitos, daño a los nervios y cáncer.[8] Los niños son especialmente vulnerables a los insecticidas sintéticos. Sus órganos internos todavía están en desarrollo, ellos consumen más alimentos y bebidas por libra de peso corporal y

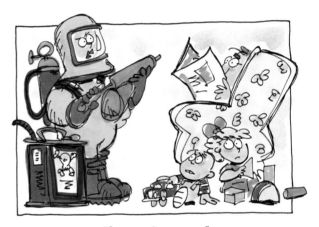

"Creo que vi una mosca".

pasan mucho más tiempo jugando en el suelo o en el césped, justo donde los productos químicos se asientan y se acumulan.

Todo esto porque no queremos compartir nuestra planta con un insecto o queremos que nuestro césped se vea más verde que el del vecino.

Incluso un listado somero de todas las sustancias tóxicas que se encuentran en los pesticidas y sus efectos sobre la salud de los niños y otros seres vivos tomaría muchas páginas. Sólo en el Internet hay más recursos técnicos sobre los peligros específicos que representan los pesticidas individuales de los que usted posiblemente podría usar. Así que nos centraremos en algunas de las cosas que usted puede hacer para mantener las plagas bajo control y evitar, en lo posible, el uso de venenos.

Para empezar, nos ayudaría tomar una pequeña dosis de humildad y admitir que durante el último siglo el uso de la fuerza bruta, el bombardeo de plagas con poderosos venenos, no ha funcionado. Con muy pocas excepciones, el objetivo de eliminar plagas se ha encontrado con el fracaso. La guerra nunca deja de agravarse y la naturaleza ha demostrado ser tan innovadora como los científicos de la industria de los pesticidas.

Pero *puede* mantener a las plagas bajo control sin arriesgar la salud de su familia. El mejor método que he visto emplea una gran variedad de estrategias simultáneas que trabajan juntas para alcanzar un tipo de sinergia que le dará una ventaja para superar las plagas, tanto animales como vegetales.

Este multifacético plan de ataque incluso tiene un nombre: manejo integral de plagas o MIP.

Manejo integral de plagas

La práctica del MIP se refiere a adoptar una postura global y ambiental hacia el problema de los insectos, las plantas invasoras y las enfermedades de las plantas mediante el uso de una combinación de sentido común y prácticas no tóxicas y biológicas. Hay diferentes versiones del MIP, la mayoría de ellas se centra en la agricultura a nivel industrial, pero los principios se pueden reducir para ser igual de eficaces para las propiedades personales. Los principios del MIP según lo establecido por la Agencia de Protección del Medio Ambiente de los Estados Unidos, incluyen:

Decidir qué niveles de plagas son aceptables para usted

El énfasis no está en acabar con todas las plantas e insectos que considera perjudiciales sino en mantenerlos bajo control. Es poco práctico e imposible eliminar todas las plagas -también podría colocar AstroTurf y plantas plásticas y terminar con el problema.

Evitar las plagas al trabajar con la madre naturaleza

Se empieza por hacer un estudio detallado de su propiedad para aprender a identificar la vida animal y vegetal que hay allí y luego se evalúa su salud. Después, familiarícese con el clima y la geografía de su área. ¿En qué zona está? ¿Cuáles son las temperaturas, humedad y otras condiciones climáticas y geográficas predominantes?

Asegúrese de que todas las plantas que desea conservar estén sanas

Estas plantas serán sus aliadas para mantener a distancia las plagas de las plantas y para resistir a las plagas animales. Ayuda mucho si sus plantas se adaptan a las condiciones de crecimiento en su área o, aún más, si son plantas nativas en las condiciones predominantes.

Obviamente, a una planta nativa del sur de California no le irá muy bien en un valle en las montañas al norte de Utah. Hay personas que intentan cultivar tomates en el jardín de su casa en Park City, Utah, en donde la altura es aproximadamente de 7,000 pies o 2,100 metros, y esta aventura se convierte en dolor casi todos los años cuando la primera ola de frío llega antes que los tomates muestren un poco más de matiz rojo.

Es probable que las tiendas locales de jardinería tengan un mejor suministro de plantas que pueden crecer naturalmente en su hogar así como más información sobre cómo cultivarlas.

Lograr que sus áreas al aire libre vayan conforme al ecosistema local puede producir grandes beneficios más allá del control de plagas. Como parte de una importante ampliación de la sede de mi empresa en Salt Lake City, decidimos excavar una gran extensión del césped que rodea el edificio y reemplazarlo con ajardinado seco que utiliza plantas resistentes a la sequía. Este fue un esfuerzo para conservar nuestros recursos, especialmente el agua. Debido a este cambio, estamos ahorrando aproximadamente 2,839,000 litros de agua al año y hay una reducción igualmente dramática en el uso de fertilizantes y pesticidas. Esto es bueno no sólo para nosotros sino para toda la región, que recibe menos de cuarenta centímetros de precipitación al año.

Identificando y controlando las plagas

Una vez que sepa lo que tiene en su tierra, puede tomar decisiones inteligentes para deshacerse de lo que no quiera. El conocimiento es poder, pero le conviene ser cuidadoso. Hay insectos y plantas que son buenas para su césped y su jardín y que se pueden parecer mucho a los chicos malos.

Toma de medidas de control

Aquí es donde se desliga de los enfoques convencionales para el control de plagas. La idea es formar alianzas con ciertas especies de plantas y de vida animal para manejar las malas hierbas no deseadas, los insectos y las enfermedades. También es aquí donde las cosas se complican un poco más.

Pero los resultados a largo plazo muy bien recompensan el trabajo. Entre las tácticas disponibles están:

El cultivo de plantas repelentes de plagas

En vez de envenenar su jardín, césped o huerto con pesticidas, ¿por qué no intenta una solución más sencilla y saludable? Por ejemplo, siembre albahaca limón junto con sus plantas de tomate y obtenga el beneficio combinado de tener tomates con mejor sabor mientras mantiene alejada a la mosca blanca. Una planta de menta mantendrá alejadas a las hormigas y a los ratones.

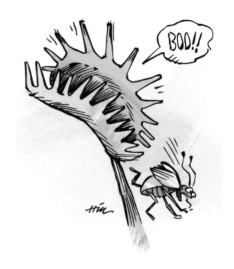

Otras plantas repelentes de insectos son el romero y la nébeda para el control de mosquitos. El aceite de la nébeda ha demostrado ser mucho más eficaz que el DEET. El romero es una hierba de jardín muy popular que también tiene un aceite que repele a los mosquitos. A pesar de que el romero no es muy resistente en climas fríos, puede cultivarlo en una maceta y llevarlo adentro durante el invierno.

Las caléndulas tienen un olor particular que muchos insectos encuentran desagradable. Son buenas para repeler mosquitos, así como áfidos y otros insectos que pueden atacar los cultivos de hortalizas. Una desventaja para considerar las caléndulas es que su "perfume" con frecuencia no es agradable para los humanos.

Llame a la patrulla de insectos

Hay insectos buenos e insectos malos. Los insectos malos se comen todo lo que usted intenta cultivar en su jardín y patio, y los insectos buenos se comen a los insectos malos. En realidad, muchos de los insectos que puede enumerar no se encargan del trabajo de búsqueda y destrucción. Dedican su vida a disfrutar del néctar y el polen de sus flores y a la reproducción. Son las larvas de estas crías las que realmente se encargan de la cacería y de comerse a los insectos nocivos. Los insectos que pueden ayudar con problemas específicos incluyen:

- Las catarinas son eficaces contra los pulgones, insectos cocoideos, pseudococoideos, y ácaros.

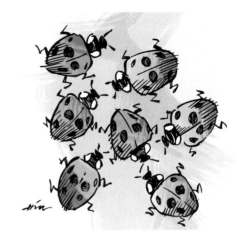

- Las larvas de crisopas verdes (leones contra áfidos) combaten las infestaciones de arañas, ácaros, pulgones, saltamontes, moscas blancas y huevos de oruga.

- Las mantis religiosas son tan feroces como parecen si usted es un insecto de una plaga que se encuentra a corta distancia. Las ninfas empiezan a alimentarse de insectos tan pequeños como mosquitos tan pronto salen del cascarón en la primavera.

- Los sírfidos comen áfidos y sirven como valiosos polinizadores.

Visite www.myhealthyhome.com/insectos para obtener más información sobre todos los insectos buenos que debe recibir en su jardín.

Puede invitar a otros insectos a su jardín al cultivar plantas y flores que proporcionen alimento y refugio para ellos. Cuando compre insectos buenos en un centro de jardinería, asegúrese de tener la cantidad adecuada de plantas para proporcionarles su suministro de alimento. Algunas de las plantas que debe comprar como fuente de alimento son la alcaravea, el trébol de cilantro, eneldo, alyssum, capuchinas e hinojo.

Traiga a las aves

La mayoría de las plagas que hay en nuestro patio o jardín son depredadores nativos que se pueden convertir en nuestros aliados. Con su alto metabolismo y necesidades de energía, las aves insectívoras son campeonas en el consumo de plagas de insectos. Las golondrinas, chochines y pájaros canoros viven principalmente de insectos, larvas y huevos de insectos, pero casi todas las aves que visitan su patio o jardín, incluso los colibríes, le ayudarán a mantener las plagas de insectos bajo control. Y si desea que su jardín sea ecológico para las aves insectívoras o para los insectos beneficiosos, el primer paso es pan comido: no use pesticidas químicos sintéticos.

> Si desea que su jardín sea ecológico para las aves insectívoras o para los insectos beneficiosos, el primer paso es pan comido: no utilice pesticidas químicos sintéticos.

Mantenimiento y adición de diversidad

Cuando construimos casas nuevas podemos empezar con un pedazo de tierra inexplorada y sin desarrollar que tiene algo así como doscientas especies diferentes de plantas, junto con todos los insectos asociados, gusanos y otros invertebrados que han habitado la zona desde tiempo inmemorial. Frecuentemente se reemplaza toda esta diversidad con una especie de hierba, algunos arbustos y flores, probablemente ninguno de ellos nativo. Como resultado, nos sentimos decepcionados cuando el lugar se ve triste y poco atractivo y tenemos que gastar mucho tiempo, esfuerzo y dinero tratando de forzar el crecimiento de nuestro jardín.

Solución simple:
Siembre una gran variedad de plantas en su jardín, las especies nativas son las mejores. Mientras más haya, mejor, y será más sano.

Búsqueda de alternativas para venenos sintéticos

Hay muchos trucos pequeños que usted puede utilizar para controlar las plagas y no tienen que ver con sustancias químicas peligrosas. Por ejemplo, si está tratando de ponerse rudo

Visite www.myhealthyhome.com/MIP para obtener más consejos de jardinería no tóxica y recursos.

con las malas hierbas que están profundamente arraigadas en las grietas de la calzada, de la acera o de la terraza, vierta un poco de agua hirviendo de una tetera y véalas marchitarse y morir como la bruja mala del oeste en el *Mago de Oz.*

La Red de Acción contra los Pesticidas (Pesticide Action Network) le ofrece una gran cantidad de información sobre alternativas a los pesticidas sintéticos y la entidad Agencia de Protección del Medio Ambiente del gobierno de los Estados Unidos le proporciona muchos recursos para ayudarle con el MIP -y no se olvide de los expertos en su centro de jardinería local.

Uso de pesticidas biológicos

Un componente importante de MPI es el uso de pesticidas biológicos o biopesticidas. Esta es un área del MIP en la que seguramente necesitará el asesoramiento de un experto. Los biopesticidas son productos derivados de fuentes naturales, entre ellos bacterias, hongos y virus. El uso de remedios tradicionales tales como ajo, menta y bicarbonato de sodio también se puede considerar como los primeros biopesticidas.

Recientemente, mi hermana me presentó el cebo Nolo, que se hace de salvado de trigo escamoso. Las esporas sólo afectan a los saltamontes y a los insectos estrechamente relacionados, así que ella es la primera en comer sus saludables vegetales y no los saltamontes.

> Visite www.myhealthyhome.com/pesticidas para obtener más información.

El manejo integrado de plagas es una reacción a la mentalidad que se impuso con el desarrollo de los pesticidas sintéticos modernos a mediados de la década de 1940. Creímos que habíamos desarrollado "balas de plata" que resolverían todos nuestros problemas agrícolas. Ahora nos damos cuenta que no.

Quizás el aspecto más importante del MIP es el potencial para reducir los riesgos de salud para usted y su familia. De hecho, muchos profesionales del MIP consideran la reducción del uso de pesticidas como el objetivo más importante de este enfoque, incluso antes que el control efectivo de plagas en sí.

El MIP tiene muchas similitudes con el enfoque de nutrición del Dr. Wentz su insistencia en que los suplementos contengan todos los ingredientes necesarios en la cantidad correcta y el equilibrio correcto. Si podemos lograr esa mezcla correcta de elementos naturales: agua, aire, fertilizantes, polinizadores y otros en nuestros patios y jardines, tendremos a la naturaleza trabajando *para* nosotros y no en contra.

¡Haga ejercicio!

Salir al aire libre para observar puestas de sol o estrellas y disfrutar de hermosos paisajes es uno de los mejores tónicos para la salud que conozco.

Sin embargo, mucho mejor que observar el exterior es trabajar allí. Trabajar en su jardín libre de pesticidas es un buen inicio. Y una manera simple de mejorar su panorama, inculcando una buena dosis tanto de admiración como de humildad, es sembrar semillas en el suelo y ver cómo se convierten en organismos vivos en crecimiento. Su cuerpo, mente y espíritu cosecharán los beneficios. Esta también es una buena oportunidad para compartir en familia, mientras realiza tareas en el patio o atienden juntos el jardín.

Ver las semillas brotar es sólo el comienzo. En sólo un par de meses se convierten, mediante lo que parece nada menos que un milagro, en comida que alimentará sus células y con un sabor mucho mejor que cualquier cosa que pueda comprar en el supermercado.

El ejercicio al aire libre es mucho mejor que desear, ociosamente, que los minutos pasen más rápido mientras suda en la máquina de caminar. Los estudios han demostrado que el esfuerzo físico involucrado en la excavación, labranza, siembra, deshierbe, fertilización y la cosecha presentan una correlación positiva con la densidad mineral ósea, la calidad del sueño, la fuerza en las manos, el tono muscular y el bienestar psicológico.

Una rutina diaria de ejercicios en un jardín prevendrá enfermedades del corazón, obesidad, presión arterial alta, diabetes de la edad adulta, osteoporosis y apoplejía. Un componente crítico para mantener el bienestar físico es el ejercicio con pesas y para eso puede llevar las regaderas, empujar una carretilla o darle vuelta a un montón de abono. Y enfocarse en la salud de otros seres vivos puede ser una especie de meditación, tanto placentera como para agudizar la mente. Es una razón más para cambiar su bicicleta elíptica por un juego de herramientas para jardinería.

El trabajo hace maravillas

Dígalo rápidamente tres veces . . .

El trabajo físico se ha convertido en un inconveniente con estilos de vida basados en la tecnología, así que ahora hay que buscar oportunidades diarias para mover nuestro cuerpo. Sin embargo, hay muchas maneras sencillas de hacer ejercicio sin afectar seriamente nuestra rutina diaria.

- Estaciónese en la parte posterior del estacionamiento
- Use las escaleras en lugar del elevador
- Lleve su propio equipaje

En conjunto, estos ejercicios básicos producirán beneficios acumulados que cambiarán su vida.

Hace cincuenta años, los humanos quemaban aproximadamente setecientas calorías más, todos los días, de las que quemamos ahora.[9] Hemos minimizado nuestro consumo de calorías al mecanizar las actividades manuales básicas: desde bajar las ventanas del carro hasta cortar el césped. Las máquinas están haciendo el trabajo por nosotros, pero podemos empezar a quemar esas calorías de nuevo al tomar ventaja de cinco o diez minutos libres que todos tenemos unas pocas veces al día. Los estudios demuestran que tres caminatas de diez minutos queman calorías y mejoran la salud casi tan efectivamente como una sola caminata de treinta minutos.[10]

{ Hace cincuenta años, los humanos quemaban al día aproximadamente setecientas calorías más de las que quemamos ahora... las máquinas están haciendo el trabajo por nosotros. }

Juego = Larga vida

¿Qué cosa no tiene sentido y se sustituye con facilidad?

El juego.

O eso es lo que hemos llegado a creer. Sin embargo, la investigación ha demostrado que las relaciones felices y entretenidas literalmente cambian la bioquímica de nuestro cerebro para beneficio, mientras que la soledad aumenta nuestro riesgo de tener presión arterial alta, depresión y una muerte prematura.

Un poco de diversión al final del día también tiene muchos beneficios para los niños. Investigadores de la Universidad de Bristol midieron la actividad de 5,500 niños de doce años de edad y encontraron que sólo quince minutos al día realizando una actividad física moderada, tal como jugar en el patio, reduce en un 50 por ciento la posibilidad de ser obesos.[11]

¡Así que diviértase un poco! Construyan un fuerte o jueguen guerras de almohadas con sus hijos. Todos cosecharán los beneficios.

Vaya por el oro

Para aquellos de ustedes que toman la actividad física hasta el extremo, correr maratones, ciclismo por kilómetros y kilómetros o levantar pesas en el gimnasio, es mejor recordar que el ejercicio vigoroso representa un mayor desgaste para sus células. Durante los entrenamientos de alto impacto, su cuerpo produce y gasta energía y crea radicales libres a través de la oxidación.

En general, su cuerpo no tiene problemas en el manejo de la rutina diaria. Pero cuando lleva su cuerpo hasta el límite, necesitará algún tipo de protección antioxidante adicional. Esto es especialmente cierto si su cuerpo se ve comprometido por una enfermedad o si está bajo mucho estrés psicológico.

Y los corredores de maratón ya saben el precio que sus rodillas tendrán que pagar. Si usted participa en deportes en los que sus articulaciones soportan frecuentes impactos significativos, asegúrese de tomar un suplemento como la glucosamina para darle a su cuerpo lo que necesita para reemplazar y fortalecer continuamente ese importante amortiguador de cartílago de sus articulaciones. Los atletas profesionales saben que son las rodillas las que se van primero, así que haga lo que pueda para mantenerlas funcionales.

Mi hermana Julie vive en un pequeño pueblo al sur de Utah en donde hay una regla que requiere que los residentes controlen sus luces externas -bloqueándolas o dirigiéndolas directamente hacia un edificio o hacia el piso o apagándolas del todo- para que los residentes puedan disfrutar de todo el esplendor del cielo nocturno.

Así que muchos de nosotros vivimos en pueblos y ciudades llenas de contaminación lumínica proveniente de las luces de la calle, de los minisupers abiertos las veinticuatro horas y del tráfico interminable. Nos olvidamos de cuán inspirador es mirar hacia arriba y realmente *ver* la luna y las estrellas.

Aunque yo no tengo la suerte de vivir en un área que ordena "horas de oscuridad", me he dado cuenta de que hay muchas maneras de volverme a conectar con el mundo natural. Reneé y yo hemos rodeado nuestra casa con plantas y árboles adentro y afuera. Y aprovechamos al máximo todos los lugares naturales cerca de nuestra casa. Para mí, no hay nada más rejuvenecedor que esquiar o andar en bicicleta en medio de los árboles en las Montañas Wasatch de Utah.

Es en esos grandiosos días bañados de sol y nieve que viene a mi mente el mito griego del gigante llamado Anteo. Según la leyenda, Anteo desafiaba a todos los transeúntes a peleas de lucha libre. Era increíblemente fuerte mientras permanecía en contacto con la Madre Tierra.

El héroe griego Hércules se encontró con Anteo, quién lo desafió a luchar. A pesar de su fuerza y habilidad, Hércules no pudo derrotar al gigante; cada vez que arrojaba a Anteo al suelo, el gigante se levantaba más fuerte que antes. Entonces, la diosa Atenea le susurró a Hércules en el oído el secreto de Anteo, así que Hércules agarró a Anteo en un abrazo de oso y lo mantuvo fuera de la tierra. La fuerza de Anteo fue decayendo y Hércules lo aplastó entre sus brazos.

Cada vez que he pasado demasiados días seguidos en mi oficina o en los aviones, yo sé que, como Anteo, tengo que volver a conectarme con la tierra para estar en mi mejor forma. Pero una parte de aceptar esta valiosa conexión es la responsabilidad de hacer lo que pueda para mantener la tierra limpia. Es por eso que la protección del planeta a través del reciclaje, la conservación y la reducción de contaminantes es tanimportante, y nuestros hogares son el lugar perfecto para empezar.

¿Qué soluciones simples agregaría a su garaje y jardín?

Puntuación

1. Voy a: (seleccione todas las que correspondan) ☐ Terminar y sellar cualquier panel de yeso, red de conductos, alambrado eléctrico y grietas en las paredes y techo del garaje (8 puntos) ☐ Instalar un ventilador en el garaje para eliminar el aire contaminado (10 puntos) ☐ Desechar adecuadamente cualquier producto químico peligroso como pesticidas, pinturas y líquidos para motor que puedan estar actualmente almacenados en el garaje (5 puntos por la mitad; 10 puntos por todo) ☐ Sellar todas las latas de pintura restantes con plástico para envolver debajo de las tapas y las colocaré al revés (2 puntos) ☐ Sacar del garaje cualquier dispositivo pequeño de gas y lo colocaré aparte en un cobertizo o área de almacenamiento (4 puntos) ☐ Estacionar el auto fuera del garaje o dejar la puerta del garaje abierta siempre que sea posible (4 puntos)	
2. Voy a: (seleccione todas las que correspondan) ☐ Usar guantes siempre que trabaje en el auto (5 puntos) ☐ Lavarme las manos con jabón y agua, no con disolvente, cuando termine de trabajar en el garaje (3 puntos)	
3. Voy a: (seleccione todas las que correspondan) ☐ Tomar todos los días por lo menos unos cuantos minutos de sol sin usar protector solar (8 puntos) ☐ Tomar un suplemento de vitamina D en el invierno o cuando no pueda salir (8 puntos) ☐ Colocar plantas dentro de la casa como ambientadores naturales (4 puntos) ☐ Colocar una cascada en miniatura o una fuente en mi sala de estar. (4 puntos)	
4. Voy a: (seleccione todas las que correspondan) ☐ Cambiar el uso de pesticidas y herbicidas por un método más integrado de control de plagas (15 puntos) ☐ Si continúo usando pesticidas o herbicidas, me comprometo a leer las etiquetas cuidadosamente y tomar precauciones para proteger a mi familia y mascotas (4 puntos) ☐ Informarme sobre cuáles plantas nativas en mi área son buenas para el control de plagas (5 puntos) ☐ Preguntar a mi empresa para el cuidado del jardín y/o a los vecinos sobre qué tratamientos utilizan para el control de plagas (3 puntos) ☐ Reemplazar las plantas no nativas en el jardín con especies nativas más resistentes (2 puntos por cada especie nueva que siembre) ☐ Sembrar plantas naturales repelentes de plagas como albahaca limón, romero, nébeda y caléndulas (1 punto por cada una) ☐ Colocar en mi jardín un comedero para aves u otro artículo ecológico para aves para reducir naturalmente los bichos (4 puntos) ☐ Agregar más especies de vida vegetal en mi jardín (1 punto por cada una)	
Su puntuación positiva de soluciones simples:	
Su puntuación para el peligro de "Garaje":	-
Su puntuación de peligro en el "Jardín":	-
El total de "Salud de su garaje y jardín":	

¿Está logrando una diferencia positiva?

Epílogo uno

En las últimas décadas, yo he trabajado muy estrechamente con mi padre en muchos proyectos de amplio alcance. Juntos formulamos nuevos productos, expandimos nuestra compañía en todo el mundo y en el camino ayudamos a cambiar muchas vidas. Pero, de alguna manera, este proyecto relativamente finito -este libro- fue personalmente muy importante.

Trabajar en algo tan creativo y personal sacó a la luz nuestras similitudes y diferencias. Al igual que muchos padres e hijos, compartimos ciertas características físicas y tenemos intereses en común, pero en muchos aspectos vivimos en dos mundos diferentes. Trabajé mi parte del libro en mi computadora portátil o iPhone, usualmente en un aeropuerto o en el cuarto del hotel. Mi padre escribió la mayor parte de sus contribuciones a mano, con un buen lápiz número 2 ya pasado de moda. Yo saque mi información, de la última experiencia que tuve "como limpiar la casa", con el nacimiento de mi primer hijo. Mientras tanto, mi padre analizaba su pasado como profesional y los descubrimientos personales que desde hace tiempo puso en práctica en su propia vida.

Puede decirse que uno de nosotros representa el pasado y el otro el presente. Pero este libro surgió porque los dos queremos generar un impacto en el futuro. ¿En dónde más podríamos concentrar nuestros esfuerzos? En aquellos que son más vulnerables al daño severo y perdurable de un ambiente tóxico, los cuales también son el recurso más preciado del mundo-- nuestros hijos. Tal como mi padre hizo conmigo, yo lucharé para asegurame que Andrew y mi hija a quien Reneé y yo acabamos de traer al mundo tengan una vida plena de salud y felicidad.

Es muy probable que el constante bombardeo de tecnologías nuevas, nuevos fármacos y nuevos productos que amenazan con acortar nuestras vidas logren que me sienta derrotado. Pero la concientización cada vez mayor entre las personas de todo el mundo con respecto al costo real de la comodidad y la creciente oleada de personas y familias listas para empezar a actuar y defender su bienestar a largo plazo me llena de esperanza. Las distintas conversaciones que entablé mientras escribía el libro me demostraron cuántos padres y abuelos comparten mis preocupaciones. La idea de una comunidad unida para crear un cambio a mayor escala reforzó mi esperanza en el futuro.

La historia nos ha enseñado que los ciudadanos comprometidos pueden ser una fuerza poderosa para lograr un cambio significativo. Pero, como aprendí con el nacimiento de mi primer hijo, las acciones que pueden tener el mayor impacto muchas veces son acciones simples -como cambios personales que podemos hacer en nuestros hogares. No es necesario esperar que intervenga un gobierno ineficiente o un tímido sector corporativo. Usted puede hoy mismo generar un impacto a largo plazo en la salud de sus seres queridos.

¿Se siente sobrecargado?

Yo también lo estaba hasta que me di cuenta que si bien no podía cambiar el mundo para mi familia en unos pocos años, sí podía cambiar el lugar más importante en este mundo-- nuestro hogar. Cuando nos damos cuenta de los peligros tenemos dos opciones: sentir temor o actuar. Espero que usted elija la última opción al concentrarse en las soluciones incluidas en este libro las cuales están a su alcance. No se aferre a proyectos descomunales que no pueda afrontar o a áreas que lo intimiden.

Puede empezar de a poco.

En realidad, lo simple es, generalmente, lo mejor. Por eso me encanta la lista de tareas "para hacer" breve, pero profunda, escrita por la columnista de un periódico, Mary Schmich, en 1997 para los graduados universitarios. Comenzaba con una simple frase: "Use protector solar".

Escribí a continuación mi propia versión que espero le resulte divertida y útil a todos los que están comenzando su búsqueda para lograr una vida menos tóxica.

Señores y señoras del siglo veintiuno

Usen guantes.

Si pudiera darles un solo consejo sería éste, que usen guantes. Independientemente de que estén fregando los pisos, contaminando su patio o cambiando el aceite de su carro, simplemente recuerden, si no lo pueden beber, entonces no lo toquen.

Disfruten el sabor del color. No debe importarles que el color no tenga sabor. Disfruten el atractivo de los alimentos coloridos que nutren sus células.

Beban agua embotellada cuando viajen, pero protejan su envase plástico. Beban agua purificada en su casa, pero cambien frecuentemente los filtros. Beban mucha agua. Viajen.

No descuiden mucho su piel o a los cuarenta años su piel parecerá la de una persona de ochenta años.

Disfruten la energía y belleza de las células de la piel. Ignoren las seductoras campañas de comercialización de las compañías cosméticas que intentan que ustedes cubran, den color y contaminen su apariencia natural. Probablemente no comprendan la energía y la belleza que tiene su piel hasta que esté arrugada y pálida. Ustedes son bellos tal como son.

Pero, pierdan peso. Confíen en mí, en veinte años mirarán las fotos y recordarán cuánta más vida tenían cuando estaban más delgados.

Abran una ventana.

Respiren.

No se preocupen por la salud de su familia. O preocúpense, pero tengan en cuenta que son sus elecciones las que con mayor frecuencia determinan el resultado. Las preocupaciones solamente añaden estrés y eso reduce sus posibilidades si están viviendo por casualidad. No especulen.

El medidor de Gauss revela, el perro detector de moho ladra y su nariz sabe. Compartan su mundo. Los insectos pueden molestarlo tanto como su cónyuge e hijos; sin embargo, usted mantiene a su familia cerca.

No usen pesticidas en forma irresponsable. No vivan cerca de personas que los usan irresponsablemente.

El flúor mata. Reemplácelo por el hilo dental.

No usen amalgamas de plata. Conserven sus preciosos recuerdos.

No sientan culpa por el daño que ya está hecho. Cada día, hagan alguna cosa extra que mejore la salud de su hogar y familia.

Abran otra ventana.

Respiren.

No gasten su dinero en toallitas para la secadora. Algunas veces sus calcetines se adherirán a su pijama. Está bien.

Su nariz sabe. Huelan la nada y háganlo a menudo.

Desconéctense.

Descansen lo suficiente. Estos días son el único momento en que no están demasiado ocupados para soñar.

Quizás tengan hijos, quizás no. Quítense los zapatos. Nunca se sabe quién usará la regla de los diez segundos para comer algo que cayó al suelo.

Confíen en sus instintos. No olviden el inmenso poder del otro "sentido": el sentido común.

Abran todas las ventanas.

Respiren.

No se preocupen por el futuro. Cámbienlo. Hoy, les ofrezco soluciones. Algunas están probadas, otras son teoría, pero todas ellas tienen un buen propósito. Si me equivoqué en alguna de ellas y no salva vidas, confíen en que no les hará daño.

Fortalezcan su sistema inmunitario y no los bolsillos de la gran industria farmacéutica. Solamente uno actúa en su beneficio.

Simplifiquen.

No contaminen su casa para matar una mosca. Las trampas contra insectos demostrarán quién es el que no paga alquiler.

Averigüen cómo vivían sus padres cuando eran niños. En el pasado de sus padres está la clave para un futuro saludable para sus hijos.

Investiguen.

Acepten algunas verdades inalienables, pero simples: su casa y su carro están contaminados. Pueden hacer que eso cambie.

Respeten las etiquetas de advertencia de los productos. Mejor aún, no usen productos que requieran esas etiquetas.

¿Abrieron todas las ventanas?

Respiren.

La ciencia no puede avanzar suficientemente rápido como para garantizar la seguridad de los productos. Cuídense ustedes mismos y cuiden a su familia. Ustedes son responsables. Cuando apunta a alguien con su dedo, tres dedos lo apuntan a usted.

Aprendan.

Tengan cuidado con lo que les recomiendan comprar. Sean de las personas que aprendieron a cuestionar. Espero que cuestionen mis sugerencias e investiguen. Encuentren ustedes mismos las respuestas. Cuando no puedan encontrarlas, deténganse, piensen y hagan lo que su instinto les diga. Háganlo por el futuro de nuestros hijos.

Pero confíen en lo que les dije de los guantes.
　　　　　　　　　　　　　　　　　　　　　　　　　—Dave Wentz

Epílogo dos

La sociedad moderna está en medio del mayor experimento científico de la historia. Continuamente exponemos a nuestros jóvenes a un mundo lleno de toxinas, sin pensar en el efecto que causan en su salud y bienestar. Una y otra vez liberamos en el aire, el agua, el suelo y en productos de consumo toxinas recientemente inventadas. Cuando el experimento sale mal -cuando nos damos cuenta del daño severo que está causando esa exposición- miramos hacia atrás y nos preguntamos por qué no se hicieron pruebas para verificar la seguridad de esa sustancia química para los seres humanos y otros seres vivientes.

En una jornada laboral se descubre una nueva sustancia química cada nueve segundos. El 15 de junio de 1998, los químicos descubrieron la sustancia química número dieciocho millones conocida para la ciencia. Desde entonces se han desarrollado miles y miles de sustancias más. La mayoría de estas sustancias tiene poca utilidad, pero miles de éstas se incorporan en productos de consumo o procesos industriales cada año.[1]

La gente común no tiene forma de saber si una gran parte de las sustancias químicas que más abundan presentan peligros para su salud o para la salud de sus hijos. No es posible saber cuán severos podrían ser los riesgos para la salud o si esas sustancias químicas están bajo control.[2] Podríamos saber otras cosas acerca de ellas -que evitan que los tomates se echen a perder o que exterminan insectos, por ejemplo- pero desconocemos los efectos que pueden tener en las células humanas o en el cuerpo humano. Si esos efectos no se manifiestan por un tiempo prolongado, es posible que no nos enteremos durante años o décadas que las toxinas son parte de nuestro medio ambiente.

Los problemas graves surgen del hecho de que todos estamos expuestos, no existe control. Toda persona que respira el aire, bebe el agua o ingiere los alimentos cultivados en la tierra pertenece al grupo de prueba. Cuando nos percatemos de los efectos negativos a largo plazo, millones de personas ya habrán estado expuestas.

Si bien ninguno de nosotros escapa a las amenazas que nuestra sociedad impone sobre nuestra salud, existen muchas razones por las cuales deberíamos hacer énfasis en los jóvenes cuando hablamos sobre la salud ambiental. Estas razones varían desde las puramente emocionales -lo primero por lo que mi hijo y yo consideramos escribir este libro- hasta las estrictamente científicas -nuestro conocimiento sobre cuánto más vulnerables son los fetos, bebés y niños en comparación con el humano adulto.

La exposición que amenaza la salud de los niños comienza aun antes de la concepción. Cualquier sustancia química tóxica acumulada en el cuerpo de una mujer puede atravesar la placenta y afectar el embrión o feto durante periodos críticos para el desarrollo. La mayoría de las sustancias químicas tóxicas, tales como los pesticidas, son solubles en grasas y pueden acumularse en los tejidos grasos del cuerpo. Si bien el cuerpo de la madre embarazada moviliza sus reservas nutricionales y energéticas para proveer al feto la mejor nutrición posible, las sustancias químicas tóxicas pueden acompañar el proceso, acumulándose en el feto.

Después del nacimiento los mecanismos de desintoxicación de los niños aún están subdesarrollados y no pueden protegerlos completamente de las sustancias químicas. Los niños también respiran más rápido y comen y beben más en proporción a su peso corporal en comparación con los adultos. El resultado es una mayor exposición a las sustancias químicas presentes en ese mismo aire, en esa misma agua y en esos mismos alimentos.

No cabe duda de que en el mundo actual estamos completamente rodeados por elementos tóxicos. No podemos negar que las influencias ambientales en nuestra salud, especialmente en la salud de los sectores más jóvenes de nuestra sociedad, son más que una preocupación importante; en realidad, son el problema de salud más importante en el mundo de hoy.

Compartí estas preocupaciones muchas veces en conversaciones con amigos, colegas e incluso con extraños en aviones. A menudo me preguntan: "Si es realmente tan malo, ¿hay alguna esperanza para nosotros?". Siempre respondo con un "¡Sí!" contundente. Si controla lo que usted y su familia respiran, comen y beben, y lo que usted permite que haya en su entorno, entonces estará protegiendo y promoverá la vida misma. Una nutrición óptima aumentará las defensas celulares y, por consiguiente, tendrá más capacidad para luchar contra la presencia inevitable de ciertas toxinas. Si cuida su universo más cercano, generará un cambio en el mundo.

No puedo creer que nos hayan puesto aquí para sucumbir a algo tan tonto como el hecho de que los seres humanos están transformando el mundo en una cuna tóxica. Quizás no podamos bloquear todos los peligros que nos amenazan, pero podemos proteger este universo. Si comenzamos de adentro hacia afuera, cambiaremos el escenario general. Cuidarse y cuidar a aquellos que ama no será solamente una protección para su familia, sino también para el futuro del planeta.

Una de las preguntas que me hice muchas veces a mí mismo -y que frecuentemente hago a mis hijos- es: ¿Están viviendo por elección o por casualidad?, ¿Están esperando pasivamente que los resultados para su salud, su felicidad o su vida misma sean los deseados o participan activamente para generarlos? Ciertamente, hay circunstancias que no podemos controlar. Sin embargo, con gran facilidad le restamos importancia casi a todo resultado en la vida porque lo consideramos inevitable. en la vida por considerarlo inevitable.

De todo lo que aprendí en mis siete décadas de vida, lo más importante es saber que la salud y el tiempo son dos preciosos bienes que raramente reconocemos o apreciamos hasta que ya no los tenemos. Al igual que el tiempo, la salud es la materia prima de la vida. Puede usarla sabiamente o malgastarla o incluso echarla a perder. Para lograr todo lo que nos permite nuestra capacidad necesitaríamos cientos de vidas. Si fuéramos inmortales, no necesitaríamos adaptar nuestros estilos de vida, establecer objetivos, planificar efectivamente o determinar prioridades. Podríamos malgastar nuestro tiempo y salud y aun así llegar a materializar nuestros sueños, si se diera así.

Pero en el mundo real tenemos una sola vida para hacer nuestro mejor esfuerzo aquí en la Tierra. Debemos elegir.

Elegir la salud óptima es el sueño que tuve para mis hijos, para los hijos de mis hijos y para los de usted. Ojalá usted llegue a amar la vida y vivirla plenamente con felicidad y salud.

—Dr. Myron Wentz

Agradecimientos

A todas las personas nombradas y no nombradas aquí que contribuyeron al éxito de este proyecto. Agradecemos profundamente a cada uno de ustedes por el impacto que tuvieron en nuestra travesía tanto personal como profesional.

A nuestra coautora, Donna Wallace. Gracias por tu paciencia y constancia, particularmente, por seguirnos en nuestros viajes por el mundo para mantener entrevistas e interacción. A cada integrante de Vanguard Press por prolongar la vida de este proyecto. Un especial agradecimiento a Roger Cooper y a Georgina Levitt, Amanda Ferber y Cisca Schreefel por su asesoramiento, entusiasmo y enfoque realista. También queremos agradecer a Stephen Saffel por mejorar enormemente el manuscrito con sus preguntas intuitivas y correcciones minuciosas.

A Amy Haran, cuya dedicación a este proyecto y capacidad incansable para dar vida a nuestros pensamientos hicieron posible este trabajo. A Peter Van Duser por su profunda investigación, mente inquisidora y atención a la documentación científica. Kevin Guest, te agradecemos infinitamente por liderar nuestra visión y hacerla realidad. Jeff Yates, aún estamos sorprendidos por nuestra gran fortuna al contratar a un gerente financiero que conocía los pormenores de la industria editorial. Tu experiencia (y buen humor) fueron esenciales.

Gracias también a Denis Waitley, Tony Jeary, Lyle MacWilliam, Dr. Michael B. White, Dr. Ray Strand, Michael Scott y al personal del Instituto Médico Sanoviv por sus valiosos comentarios y contribuciones.

A Nathan Paret y John Cordova por brindarnos una diagramación tan creativa e intensa en cuestión de tiempo. A Pat Hill y Val Bagley por alegrar el libro con sus ilustraciones y caricaturas.

A Diane Leroy y Melissa Fields por el ánimo (y las advertencias) necesarios para mantener a dos autores constantemente distraídos y a sus equipos enfocados en la tarea. A Kim Pratt y Ashley Collins por su participación como comunicadoras sociales y por dedicar su tiempo y talento a la comercialización y promoción del libro. Y a muchas otras mujeres- compañeras de trabajo, clientas, amigas y familiares- que se tomaron el tiempo para leer el manuscrito y darnos sus profundas apreciaciones y hacernos preguntas desafiantes.

Por último, a Reneé y Prudence, más grandes fans y más duras críticas. Es notable que ustedes hayan tolerado nuestras tonterías durante un año. Que nos hayan apoyado durante meses de autoría conjunta es un milagro que siempre agradeceremos.

Agradecemos especialmente a las siguientes personas que nos apoyaron desde el principio con este libro y el mensaje que transmite. Su entusiasmo fue esencial para nuestro éxito.

Conchita Vargas Lugo y Echávarri
Paco y Paty Angulo
Josefina Castro y Gustavo Ament
Daén Cervantes & Raúl Izasmendi
Guillermo Chávez y Alejandra Guzmán
Andrea Equihua Gasca y Salvador Millán
Luz y Alex von Griesheim
Daniel y Luly Garza
Fidel y Paty Ortega
Monserrat y José Rivera
Raúl Rivera
Evangelina Rivera y Julio Lara
Paulina Septién Lomelí y Armando Gómez Guzmán
Dr. Jorge Vazquez
Luis y Marcela Vizcaíno
Rodolfo y Silvia Wohler

Acerca de los autores

Dave Wentz

Dave Wentz es el oficial ejecutivo en jefe de USANA Health Sciences, fabricante de vanguardia de suplementos nutricionales y productos para la salud. Obtuvo su diploma en Bioingeniería en la Universidad de California, San Diego. Dave vive con su esposa Reneé, su hijo Andrew, y su hija recién nacida, Sydney en Salt Lake City, Utah, en donde disfruta del paracaidismo de caída libre, juega voleibol y fútbol, hace ciclismo de montaña y esquía en la famosa nieve de Utah.

Myron Wentz, Ph.D.

El Dr. Myron Wentz obtuvo su doctorado en Microbiología con especialización en inmunología en la Universidad de Utah. Fundó Gull Laboratories en 1974 y desarrolló el primer ensayo que se comercializó para el diagnóstico del virus de Epstein-Barr. Más adelante fundó USANA Health Sciences y el Instituto Médico Sanoviv. En junio de 2007, el Dr. Wentz recibió el premio Albert Einstein en la categoría de *Logros sobresalientes en las ciencias de la vida*. Es el autor de *A Mouth Full of Poison* e *Invisible Miracles*. Viaja por el mundo con su amada compañera, Prudence.

Donna K. Wallace

Donna K. Wallace ha escrito quince libros con distinguidos oradores, físicos, terapeutas y celebridades. Sus proyectos recientes incluyen *The CREATION Health Breakthrough* (Hachette, 2007) con la Dra. Monica Reed, además del libro de gran éxito editorial internacional *What Your Doctor Doesn't Know About Nutritional Medicine May Be Killing You* (Thomas Nelson, 2000) con el Dr. Ray Strand. Donna y su familia viven en Bozeman, Montana.

Notas

EL DORMITORIO: CAPÍTULO 1

1. Agency for Toxic Substances and Disease Registry, "Public Health Statement for Antimony"; núm. de CAS 7440–36–0, diciembre de 1992, http://www.atsdr.cdc. gov/phs/phs.asp?id=330&tid=58 (se accedió el 10 de junio de 2010).

2. L. Birnbaum y D. Staskal, "Brominated Flame Retardants: Cause for Concern?" *Environmental Health Perspectives*, 112 (2004): 9-17.

3. SixWise.com, "The 6+ Synthetic Fabrics You Most Want to Avoid and Why", http://www.sixwise.com/newsletters/05/12/21/the-6-synthetic-fabrics-you-most-want-to-avoid-and-why.htm (se accedió el 2 de enero de 2009).

4. Croplife Foundation, "Pesticide Use in U.S. Crop Production: 2002", http://www. croplifefoundation.org/Documents/PUD/NPUD%202002/Fung%20&%20 Herb%202002%20Data%20Report.pdf (se accedió el 29 de junio de 2010).

5. Fragranced Products Information Network, "Background", http://www.fpinva. org/text/1a5d908–117.html (se accedió el 19 de enero de 2010); June Russell's Health Facts, "Chemical Sensitivities and Perfumes", http://www.jrussellshealth. org/chemsensperf.html (se accedió el 8 de enero de 2010).

6. K. Leong, "Is Perfume Toxic to Your Health?" Associated Content: Health and Wellness, 14 de agosto de 2008, http://www.associatedcontent.com/ article/929891/is_perfume_toxic_to_your_health.html?cat=5 (se accedió el 7 deenero de 2010).

7. Institute of Medicine, "Clearing the Air: Asthma and Indoor Air Exposures", en *Indoor Chemical Exposures*, capítulo 6, 247–50 (Washington, D.C.: National Academy Press, 2000).

8. H. Scott y col., "Steroidgenesis in the Fetal Testis and Its Susceptibility to Disruption by Exogenous Compounds," *Endocrine Reviews* 30, (2009): 883–925.

9. Canadian Centre for Occupational Health and Safety "Health Effects of Acetone", diciembre de 1997, http://www.ccohs.ca/oshanswers/chemicals/ chem_profiles/acetone/health_ace.html#_1_9 (se accedió el 8 de enero de 2010).

10. N. Soukaseum, "Determining the Toxicity Level of Perfumes and Colognes",Proyecto núm. J1431, California State Fair, 2006, Resumen del proyecto, http://www.usc.edu/CSSF/History/2006/Panels/J14.html#J1431 (se accedió el1 de julio de 2010).

11. California Environmental Protection Agency Air Resources Board, "California Dry Cleaning Industry Technical Assessment Report", agosto de 2005, http://www.arb.ca.gov/toxics/dryclean/draftdrycleantechreport.pdf (se accedió el 21 de diciembre de 2009).

12. K. W. Thomas y col., "Effect of Dry-cleaned Clothes on Tetrachloroethylene Levels in Indoor Air, Personal Air, and Breath for Residents of Several New Jersey Homes", *Journal of Exposure Analysis and Environmental Epidemiology* 1, núm. 4 (octubre de 1991): 475–90.

13. L. M. Langan y S. M. Watkins, "Pressure of Menswear on the Neck in Relation to Visual Performance", *Human Factors* 29 (1987): 67–71.

14. C. Teng y col., "Effect of a Tight Necktie on Intraocular Pressure", *British Journal of Ophthalmology* 87 (2003): 946–48.

15. E. Brown, "Tight-pants Syndrome: Cause of Abdominal Pressure", The Free Library, http://www.thefreelibrary.com/%22Tight-pants+syndrome.%22+%28cau se+of+abdominal+pressure%29-a017104523 (se accedió el 29 de junio de 2010).

16. N. I. Jowett, C. G. F. Robinson, "The Tight Pants Syndrome—A Sporting Variant", *Postgraduate Medical Journal* 72 (1996): 239–40.

17. S. Lunder y A. Jacob, "Fire Retardants in Toddlers and Their Mothers", Environmental Working Group, http://www.ewg.org/reports/pbdesintoddlers (se accedió el 31 de marzo de 2010); ToxFAQs™ (Agency for Toxic Substances & Disease Registry, U.S. Department of Health and Human Services), "ToxFAQs™ for Polybrominated Diphenyl Ethers", septiembre de 2004, http://www.atsdr.cdc.gov/tfacts68-pbde.html (se accedió el 31 de marzo de 2010).

EL DORMITORIO: CAPÍTULO 2

1. M. Munowitz, *Knowing: The Nature of Physical Law* (New York: Oxford University Press, 2005).

2. N. Werthheimer y E. Leeper, "Electrical Wiring Configurations and Childhood Cancer," *American Journal of Epidemiology* 109 (1979): 273-84.

3. Scientific Committee on Emerging and Newly Identified Health Risks (SCENIHR), "Health Effects of Exposure to EMF," 2009, Bruselas, Bélgica.

4. World Health Organization, "What Are Electromagnetic Fields?" http://www. who.int/peh-emf/about/WhatisEMF/en/ (se accedió el 1 de octubre de 2009); Energex, "Effects of EMF—Do EMFs Cause Adverse Health Effects?" http:// www.energex.com.au/network/emf/community_emf_approach.html (se accedió el 1 de octubre de 2009).

5. J. M. Delgado, J. Leal, J. L. Monteagudo y M. G. Gracia, "Embryological Changes Induced by Weak, Extremely Low Frequency Electromagnetic Fields", Journal of Anatomy 134, pt. 3 (mayo de 1982): 533–51; J. D. Harland y R. P. Liburdy, "Environmental Magnetic Fields Inhibit the Antiproliferative Action of Tamoxifen and Melatonin in a Human Breast Cancer Cell Line", Bioelectromagnetics 18, núm. 8 (1997): 555–62; O. Johansson, "Disturbance of the Immune System by Electromagnetic Fields: A Potentially Underlying Cause for Cellular Damage and Tissue Repair Reduction which Could Lead to Disease and Impairment", Pathophysiology 16, núms. 2–3 (2009): 157–77; R. Meinert y J. Michaelis, "Meta-analyses of Studies on the Association between Electromagnetic Fields and Childhood Cancer", Radiation and Environmental Biophysics 35, núm. 1 (1996): 11–18; M. Otto y K. E. von Muhlendahl, "Electromagnetic Fields (EMF): Do They Play a Role in Children's Environmental Health (CEH)?" International Journal Hygiene Environmental Health 210, núm. 5 (2007): 635–44; D. A. Savitz, "Overview of Epidemiologic Research on Electric and Magnetic Fields and Cancer", American Industrial Hygiene Association Journal 54, núm. 4 (1993): 197–204.

6. Otto y von Muhlendahl, "Electromagnetic Fields"; N. Wertheimer y E. Leeper, "Electrical Wiring Configurations and Childhood Cancer", *American Journal of Epidemiology* 109, núm. 3 (1979): 273–84.

7. Wertheimer y Leeper, "Electrical Wiring Configurations and Childhood Cancer".

8. T. Tynes, L. Klaeboe y T. Haldorsen, "Residential and Occupational Exposure to 50 Hz Magnetic Fields and Malignant Melanoma: A Population Based Study", *Occupational and Environmental Medicine* 60, núm. 5 (2003): 343–47.

9. M. Feychting y col., "Occupational Magnetic Field Exposure and Neurodegenerative Disease", *Epidemiology* 14, núm. 4 (2003): 413–19; N. Hakansson y col., "Neurodegenerative Diseases in Welders and Other Workers Exposed to High Levels of Magnetic Fields", *Epidemiology* 14, núm. 4 (2003): 420–26.

10. G. M. Lee y col., "A Nested Case-control Study of Residential and Personal Magnetic Field Measures and Miscarriages", *Epidemiology* 13, núm. 1 (2002):

21–31; D. K. Li y R. R. Neutra, "Magnetic Fields and Miscarriage", *Epidemiology* 13 núm. 2, (2002): 237–38; Y. N. Cao, Y. Zhang, y Y. Liu, "Effects of Exposure to Extremely Low Frequency Electromagnetic Fields on Reproduction of Female Mice and Development of Offsprings", *Zhonghua Lao Dong Wei Sheng Zhi Ye Bing Za Zhi* 24 núm. 8 (2006): 468–70.

11. A. Goldsworthy, "The Dangers of Electromagnetic Smog", h.e.s.e Project: *Human Ecological Social Economic*, 2007, en "EM Fields" y "Papers", http://www.hese-project.org/hese-uk/en/papers/electrosmog_dangers.pdf (se accedió el 26 de enero de 2010); A. Goldsworthy, "The Biological Effects of Weak Electromagnetic Fields", *h.e.s.e Project: Human Ecological Social Economic*, 2007, en "EM Fields" y "Papers", http://www.hese-project.org/hese-uk/en/papers/goldsworthy_bio_weak_em_07.pdf (se accedió el 26 de enero de 2010).

EL DORMITORIO: CAPÍTULO 3

1. R. H. Fletcher y K. M. Fairfield, "Vitamins for Chronic Disease Prevention in Adults: Clinical Applications", *JAMA.* 287 núm. 23 (19 de junio de 2002): 3127–29.

2. J. Kliukiene y col., "Risk of Breast Cancer among Norwegian Women With Visual Impairment", *British Journal of Cancer* 84 (2001): 397–99.

3. J. Hansen, "Increased Breast Cancer Risk among Women Who Work Predominantly at Night", *Epidemiology* 12, núm. 1 (2001): 74–77.

4. K. Doheny, "Can't Sleep? Adjust the Temperature", *WebMD*, marzo de 2008, http://www.webmd.com/sleep-disorders/features/cant-sleep-adjust-the-temperature (se accedió el 20 de abril de 2009).

5. Ibid.

6. U.S. Environmental Protection Agency, "About the Indoor Environments Division", http://epa.gov/iaq/aboutus.html (se accedió el 20 de abril de 2009).

7. U.S. Environmental Protection Agency, "An Introduction to Indoor Air Quality: Volatile Organic Compounds (VOCs)", http://epa.gov/iaq/voc.html (se accedió el 20 de abril de 2009).

8. J. Mulhall y col., "Importance of and Satisfaction with Sex among Men and Women Worldwide: Results of the Global Better Sex Survey", *Journal of Sexual Medicine* 5 (2008): 788–95.

EL CUARTO DE BAÑO: CAPÍTULO 4

1. A. Goodman, "Sources and Origins of Compounds of Emerging Concerns", *Proceedings of the Water Environment Federation, Compounds of Emerging*

Concern (2007): 197–223, http://www.ingentaconnect.com/content/wef/wefproc/2007/00002007/00000006/art00017.

2. Environmental Working Group, "Body Burden: The Pollution in Newborns", http://ewg.org/reports/bodyburden2/execsumm.php (se accedió el 20 de febrero de 2010).

3. "Cosmetics: Product and Ingredient Safety", U.S. Food and Drug Administration, http://www.fda.gov/cosmetics/productandingredientsafety/default.htm (se accedió el 1 de julio de 2010).

4. J. Nudelman y col., "Policy and Research Recommendations Emerging From the Scientific Evidence Connecting Environmental Factors and Breast Cancer", *International Journal of Occupational and Environmental Health* 15, núm. 1 (2009): 79–101.

5. S. Epstein y R. Fitzgerald, Toxic Beauty (Dallas, TX: Benbella Books, 2009).

6. R. Sutton, "Adolescent Exposure to Cosmetic Chemicals of Concert", Environmental Working Group, http://www.ewg.org/reports/teens.2008 (se accedió el 21 de abril de 2009).

7. Ibid.

8. V. Timm-Knudson y col., "Allergic Contact Dermatitis to Preservatives", *Dermatology Nursing* 18 (2006): 130–36.

9. "Toxicological Profile for Aluminum: Potential for Human Exposure", Agency for Toxic Substances & Disease Registry (septiembre de 2008), http://www.atsdr.cdc.gov/toxprofiles/tp22.html (se accedió el 1 de julio de 2010).

EL CUARTO DE BAÑO: CAPÍTULO 5

1. "Summary of Changes to the Classification of Dental Amalgam and Mercury", Food and Drug Administration, http://www.fda.gov/MedicalDevices/ProductsandMedicalProcedures/DentalProducts/DentalAmalgam/ucm171120.htm (se accedió el 25 de abril de 2010).

2. M. Wentz, *A Mouth Full of Poison*, (Rosarito Beach, Baja California: Medicis, 2004), 25-32.

3. Ibid., 4.

4. "Summary of Changes to the Classification of Dental Amalgam and Mercury," Food and Drug Administration, http://www.fda.gov/MedicalDevices/ProductsandMedicalProcedures/DentalProducts/DentalAmalgam/ucm171120.htm (se accedió el 25 de abril de 2010).

EL CUARTO DE BAÑO: CAPÍTULO 6

1. M. Mendoza, y col., "Pressure Rises to Stop Antibiotics in Agriculture", Associated Press, 29 de diciembre de 2009.

2. A . E. Aiello y col., "Consumer Antibacterial Soaps: Effective or Just Risky?" Clinical Infectious Diseases 1, núm. 45 (septiembre de 2007): S137–47.

3. L . Born, "Vaccinations: Parents' Informed Choice", Weston A Price Foundation (2005), http://www.westonaprice.org/children/vaccinations.html (se accedió el 15 de octubre de 2009).

4. Ibid.

5. M. D. Kogan, S. J. Blumberg y L. A. Schieve, "Prevalence of Parent-Reported Diagnosis of Autism Spectrum Disorder Among Children in the US", *Pediatrics*, 5 de octubre de 2009.

6. A. Howd, "When Vaccines Do Harm to Kids", *American Gulf War Veterans Association* (2000), www.gulfwarvets.com/kids.htm (se accedió el 15 de octubre de 2009).

7. U. Erasmus, *Fats That Heal, Fats That Kill* (Burnaby BC, Canadá: Alive Books, 1993).

8. "Cholesterol", Wikipedia, http://en.wikipedia.org/wiki/Cholesterol (se accedió el 18 de noviembre de 2009).

9. Erasmus, *Fats That Heal, Fats That Kill*.

10. U. Ravnskov, "High Cholesterol May Protect Against Infections and Atherosclerosis", *QJM International Journal of Medicine* 96 (2003): 927–34.

11. "Mike's Calorie and Fat Gram Chart for 1000 Foods", http://www.caloriecountercharts.com/chart4a.htm (se accedió el 10 de junio de 2010).

12. Erasmus, *Fats That Heal, Fats That Kill*.

13. "Small Diabetes Risk Is Not a Reason to Stop Taking Statins", *Medical News Today*, 21 de febrero de 2010, http://www.medicalnewstoday.com/articles/179779.php. (se accedió el 26 de febrero de 2010).

14. "Top 5 Lifestyle Changes to Reduce Cholesterol", Mayo Clinic, http//www.mayoclinic.com/health/reduce-cholesterol/CL00012 (se accedió el 26 de febrero de 2010).

15. J. O'Rourke, "Patients OD'ing on OTC Drugs: Warnings Not Sufficient, Some Contend", *Los Angeles Daily News*, 23 de diciembre de 2006.

16. "Acetaminophen Side Effects", Online Lawyer Source, http://www.onlinelawyersource.com/acetaminophen/side-effects.html (se accedió el 2 de febrero de 2010).

17. R. Strand, *Death by Prescription: The Shocking Truth Behind an Overmedicated Nation* (Nashville, TN: Thomas Nelson, 2003).

18. Ibid., 208–09.

LA COCINA: CAPÍTULO 7

1. R. Strand, M.D. "*Healthy for Life* lecture series", 2009.

2. S. B. Eaton, M. J. Konner y L. Cordain, "Diet-dependent Acid Load, Paleolithic Nutrition and Evolutionary Health Promotion", *American Journal of Clinical Nutrition* 91, núm. 2 (febrero de 2010): 295–97.

3. J. H. O'Keefe, Jr. y L. Cordain, "Cardiovascular Disease Resulting From a Diet and Lifestyle at Odds with Our Paleolithic Genome: How to Become a 21st-Century Hunter-Gatherer", *Mayo Clinic Proceedings* 79, núm. 1 (enero de 2004): 101–08.

4. S. B. Eaton, "The Ancestral Human Diet: What Was it and Should it Be a Paradigm for Contemporary Nutrition?" *Proceedings of the Nutrition* Society 65 (2006): 1–6.

5. D. A. Buchinsky y col., "Effects Of In Vivo Metabolic Acidosis on Midcortical Bone Ion Composition", *American Journal of Physiology* 277 (noviembre de 1999): F813–19.

6. D. A. Bushinky y col., "Ion Microprobe Determination of Bone Surface Elements: Effects of Reduced Medium pH", *American Journal of Physiology* 250, núm. 6 (junio de 1986): F1090–97; D. A. Bushinsky y col., "Physiochemical Effects of Acidosis on Bone Calcium Flux and Surface Ion Composition", *Journal of Bone and Mineral Research* 8, núm. 1 (enero de 1993): 93–102; J. M. Chabala, R. Levi-Setti y D. A. Bushinsky, "Alteration in Surface Ion Composition of Cultured Bone During Metabolic, But Not Respiratory, Acidosis", *American Journal of Physiology* 261, núm. 1, pt. 2 (julio de 1991): F76–84.

7. D. A. Bushinsky y col., "Proton-induced Physicochemical Calcium Release from Ceramic Apatite Disks", *Journal of Bone and Mineral Research* 9, núm. 2 (febrero de 1994): 213–20.

8. D. A. Bushinsky, "Acid-base Imbalance and the Skeleton", *European Journal of Nutrition* 5, núm. 40 (octubre de 2001): 238–44.

9. M. Roland-Mieszkowski, "Cancer—A Biophysicist's Point Of View", Digitalrecordings.com, 21 de julio de 2004, http://www.digital-recordings.com/publ/cancer.html (se accedió el 12 de febrero de 2010).

10. J. A. Kellum, M. Song y J. Li, "Science Review: Extracellular Acidosis and the Immune Response: Clinical and Physiological Implications", *Critical Care* 8, núm. 5 (octubre de 2005): 331–36.

11. M. Huang y col., "Non-small Cell Lung Cancer Cyclooxygenase-2-Dependant Regulation of Cytokine Balance in Lymphocytes and Macrophages: Up-regulation of Interleukin 10 and Down-regulation of Interleukin 12 Production", *Cancer Research* 58, núm. 6 (marzo de 1998): 1208–16; C. N. Baxevanis y col., "Elevated Prostaglandin E2 Production by Monocytes Is Responsible For the Depressed Levels of Natural Killer and Lumphokine-activated Killer Cell Function In Patients With Breast Cancer", *Cancer* 72, núm. 2 (julio de 1993): 491–501.

12. J. M. Wallace, "Nutritional and Botanical Modulation of the Inflammatory Cascade—Eicosanoids, Cyclooxygenases, and Lipoxygenases—As an Adjunct in Cancer Therapy", *Integrated Cancer Therapy* 1, núm. 1 (marzo de 2002): 7–37; A. B. Crumley y col., "Evaluation of an Inflammation-Based Prognostic Score in Patients with Inoperable Gastrooesophageal Cancer", *British Journal of Cancer* 94, núm. 5 (marzo de 2006): 637–41; A. M. Al Murri y col., "Evaluation of an Inflammation-based Prognostic Score (GPS) in Patients with Metastatic Breast Cancer", *British Journal of Cancer* 94, núm. 2 (enero de 2006): 227–30.

13. J. Challem, "The pH Nutrition Guide to Acid/Alkaline Balance", Natural News, 2010, http://www.naturalnews.com/report_acid_alkaline_pH_1.html (se accedió el 10 de febrero de 2010).

14. L. A. Frassetto y col., "Adverse Effects of Sodium Chloride on Bone in the Aging Human Population Resulting from Habitual Consumption of Typical American Diets", *Journal of Nutrition* 138, núm. 2 (febrero de 2008): 419S–22S; P. Frings-Meuthen, N. Baecker y M. Heer, "Low-grade Metabolic Acidosis May Be the Cause of Sodium Chloride-induced Exaggerated Bone Resorption", *Journal of Bone Mineral Research* 23, núm. 4 (abril de 2008): 517–24.

LA COCINA: CAPÍTULO 8

1. L. Song y P. J. Thornalley, "Effect of Storage, Processing, and Cooking on Glucosinolate Content of Brassica Vegetables". *Food Chem Toxicol* 2, núm. 45 (febrero de 2007): 216–24; G. F. Yuan y col., "Effects of Different Cooking Methods on Health-promoting Compounds of Broccoli", *Journal of Zhejiang*

University. Science B 8, núm. 10 (agosto de 2009): 580–88; V. Rungapamestry y col., "Changes in Glucosinolate Concentrations, Myrosinase Activity, and Production of Metabolites of Glucosinolates in Cabbage", *Journal of Agricultural Food Chemistry* 4, núm. 54 (octubre de 2006): 7628–34.

2. A. M. Jimenez-Monreal y col., "Influence of Cooking Methods on Antioxidant Activity of Vegetables", *Journal of Food Science* 74, núm. 3 (abril de 2009): H97–103.

3. H. A. Schroeder, "Losses of Vitamins and Trace Minerals Resulting from Processing and Preservation of Foods", *American Journal of Clinical Nutrition* 24, núm. 5 (mayo de 1971): 562–73.

4. D. J. McKillop y col., "The Effect of Different Cooking Methods on Folate Retention in Various Foods that Are amongst the Major Contributors to Folate Intake in the UK Diet", *British Journal of Nutrition* 6, núm. 88 (diciembre de 2002): 681–88.

5. L. Song y P. J. Thornalley, "Effect of Storage, Processing, and Cooking on Glucosinolate Content of Brassica Vegetables", *Food Chemistry and Toxicology* 45, núm. 2 (febrero de 2007): 216–24.

6. M. Kimura y Y. Itokawa, "Cooking Losses of Minerals in Foods and Its Nutritional Significance", *Journal of Nutritional Science and Vitaminology* 36 (1990): S25–32.

7. "Microwave Ovens and Food Safety", Health Canada, julio de 2005, http://www.hc-sc.gc.ca/hl-vs/iyh-vsv/prod/micro-f-a-eng.php (se accedió el 1 de octubre de 2009).

8. "Heterocyclic amines in cooked meats", National Cancer Institute, 15 de septiembre de 2004, http://www.cancer.gov/cancertopics/factsheet/Risk/heterocyclic-amines (se accedió el 21 de abril de 2010)

9. "High-temperature Cooking and the World's Healthiest Foods", George Mateljan Foundation, http://www.whfoods.com/genpage.php?tname=george&dbid=122 (se accedió el 21 de abril de 2010).

10. F. Mangano, "The Hidden Health Hazards of Grilling and Barbecuing", http://ezinearticles.com/?The-Hidden-Health-Hazards-of-Grilling-And-Barbecuing&id=243933 (se accedió el 21 de abril de 2010).

11. J. Houlihan y col., "Canaries in the Kitchen: Teflon Toxicosis", Environmental Working Group, mayo de 2003, http://www.ewg.org/reports/toxicteflon (se accedió el 19 de febrero de 2010).

12. Ibid.

13. Ibid.

14. "Important Cooking Safety Tips", Dupont, http://www2.dupont.com/Teflon/en_US/assets/downloads/cooking_safely/safety_tips.pdf (se accedió el 22 de febrero de 2010).

15. "A Pictorial Walk Through the 20th Century", U.S. Department of Labor, http://www.msha.gov/century/canary/canary.asp (se accedió el 22 de febrero de 2010).

16. "Styrene", Environmental Protection Agency, enero de 2000, http://www.epa.gov/ttn/atw/hlthef/styrene.html#ref5 (se accedió el 5 de marzo de 2010).

17. L. Castle, M. Kelly y J. Gilbert, "Migration of Mineral Hydrocarbons into Foods" y "Polystyrene, ABS, and Waxed Paperboard Containers for Dairy Products", *Food Additives and Contaminants* 10, núm. 2 (marzo de 1993): 167–74; M. Kempf, "Occurrence of 2,2,4Trimethyl-1,3-Pentanediol Monoisobutyrate (Texanol) in Foods Packed in Polystyrene and Polypropylene Cups", *Food Additives and Contaminants Part A Chemistry Analysis Control, Exposure and Risk Assessment* 26, núm. 4 (abril de 2009): 563–67; P. G. Murphy, D. A. MacDonald y T. D. Lickly, "Styrene Migration from General-purpose and High-impact Polystyrene into Food-simulating Solvents", *Food and Chemical Toxicology* 30, núm. 3 (marzo de 1992): 225–32; M. S. Tawfik y A. Huyghebaert, "Polystyrene Cups and Containers: Styrene Migration", *Food Additives and Contamination* 15, núm. 5 (julio de 1998): 592–99; W. J. Uhde y H. Woggon, "New Results on Migration Behavior of Benzophenone-based UV Absorbents from Polyolefins in Foods", *Nahrung* 20, núm. 2 (1976): 185–94; O. Vitrac y col., "Contamination of Packaged Food by Substances Migrating from a Direct-contact Plastic Layer: Assessment Using a Generic Quantitative Household Scale Methodology", *Food Additives and Contamination* 24, núm. 1 (enero de 2007): 75–94; W. J. Uhde y H. Woggon, "Antistatic Finishing of Plastics from Food Hygiene and Toxicological Viewpoints", *Nahrung* 21, núm. 3 (1977): 235–45.

18. J. E. Matiella y T.C. Hsieh, "Volatile Compounds in Scrambled Eggs", *Journal of Food Science* 56, núm. 2 (agosto de 2006): 387–90.

19. P. Alonso-Magdalena, "The Estrogenic Effect of Bisphenol A Disrupts Pancreatic Beta-cell Function in Vivo and Induces Insulin Resistance", *Environmental Health Perspectives* 114, núm. 1 (enero de 2006): 106–12; P. Goettlich, "Get Plastic Out of Your Diet", Mindfully.org, 16 de noviembre de 2003, http://www.mindfully.org/Plastic/Plasticizers/Out-Of-Diet-PG5nov03.htm (se accedió el 10 de diciembre de 2009).

20. G. Latini, "Peroxisome Proliferator-activated Receptors As Mediators of Phthalate-induced Effects in the Male and Female Reproductive Tract: Epidemiological and Experimental Evidence", PPAR Research, 2008 (número de acceso 359267) (se accedió el 1 de julio de 2010); J. D. Meeker, A. M. Calafat y R. Hauser, "Urinary Metabolites of Di(2-ethylhexyl) Phthalate Are Associated with Decreased Steroid Hormone Levels in Adult Men", *Journal of Andrology* 30, núm. 3 (mayo de 2009): 287–97; J. D. Meeker, S. Sathyanarayana y S. H. Swan, "Phthalates and Other Additives in Plastics: Human Exposure and Associated Health Outcomes", *Philosophical Transactions of the Royal Society of London Biological Sciences* 364, núm. 1526 (julio de 2009): 2097–113; N. Pant y col., "Correlation of Phthalate Exposures with Semen Quality", T*oxicology and Applied Pharmacology* 231, núm. 1 (agosto de 2008): 112–16; K. P. Phillips y N. Tanphaichitr, "Human Exposure to Endocrine Disrupters and Semen Quality", *Journal of Toxicology and Environmental Health B Critical Review* 11, núm. 3–4 (marzo de 2008): 188–220; H. E. Virtanen, "Testicular Dysgenesis Syndrome and the Development and Occurrence of Male Reproductive Disorders", *Toxicology and Applied Pharmacology* 1, núm. 207 (septiembre de 2005): 501–05; J. J. Wirth y col., "A Pilot Study Associating Urinary Concentrations of Phthalate Metabolites and Semen Quality", *Systems Biology in Reproductive Medicine* 54, núm. 3 (mayo de 2008): 143–54.

21. "Plastic Containers Buying Guide", National Geographic, http://www.thegreenguide.com/buying-guide/plastic-containers (se accedió el 5 de marzo de 2010).

22. K. R. Weiss, "Plague of Plastic Chokes the Seas", *Los Angeles Times*, 2 de agosto de 2006, http://www.latimes.com/news/printedition/la-me-ocean2aug02,0,5594900.story (se accedió el 1 de julio de 2010).

LA COCINA: CAPÍTULO 9

1. K. J. Duffey y B. M. Popkin, "Shifts in Patterns and Consumption of Beverages Between 1965 and 2002", *Obesity* 15 (2007): 2739–47, http://www.nature.com/oby/journal/v15/n11/full/oby2007326a.html (se accedió el 2 de julio de 2010).

2. C. Duhigg, "Millions in U.S. Drink Dirty Water, Records Show", *New York Times*, 7 de diciembre de 2009.

3. Ibid.

4. "Fluoride in Drinking Water: A Scientific Review of EPA's Standards", *National Research Council*, 22 de marzo de 2006.

5. Ibid.

6. "Fluoride and Infant Formula: Frequently Asked Questions", American Dental Association, http://www.ada.org/4052.aspx (se accedió el 15 de marzo de 2010).

7. E. D. Olsen, "Bottled Water: Pure Drink or Pure Hype?" Natural Resources Defense Council, febrero de 1999, http://www.nrdc.org/water/drinking/bw/bwinx.asp y http://www.nrdc.org/water/drinking/qbw.asp (se accedió el 1 de julio de 2010).

8. "Calcium and Milk: What's Best for Your Bones and Health?" Harvard School of Public Health, www.hsph.harvard.edu/ . . . /what-should . . . /calcium-full-story/ (se accedió el 9 de enero de 2010).

9. B. Avery y col., "Lowering Dietary Protein to U.S. Recommended Dietary Allowance Levels Reduces Urinary Calcium Excretion and Bone Resorption in Young Women", *Journal of Clinical Endocrinology & Metabolism* (número de acceso 89:3801–07. 2004).

10. S. Brown, *Better Bones, Better Body* (Los Angeles: Keats Publishing, 2000), 81–114.

11. "Calcium and Milk: What's Best for Your Bones and Health?".

12. C. S. Johnston, D. L. Bowling, "Stability of Ascorbic Acid in Commercially Available Orange Juices", *Journal of the American Dietetic Association* 102, núm. 4 (2002): 525–29.

ÁREAS DE VIVIENDA: CAPÍTULO 10

1. U.S. Environmental Protection Agency, "An Introduction to Indoor Air Quality: Volatile Organic Compounds (VOCs)", http://epa.gov/iaq/voc.html (se accedió el 20 de abril de 2009).

2. A. C. Bronstein y col., "2008 Annual Report of the American Association of Poison Control Centers' National Poison Data System, (NPDS) 26th Annual Report", *Clinical Toxicology* 47(2009): 911–1084.

3. "A Little about Baking Soda", *Baking Soda Book*, http://www.bakingsodabook.co.uk/baking_soda_book_a_little_about_baking_soda.shtml (se accedió el 4 de abril de 2010).

4. "Ten Uses for Borax", Essortment, http://www.essortment.com/home/usesforborax_swox.htm (se accedió el 4 de abril de 2010).

5. "Using Essential Oils to Clean and Disinfect", Housekeeping Matters, http://housekeepingmatters.com/using-essential-oils-to-clean-and-disinfect/ (se accedió el 4 de abril de 2010).

ÁREAS DE VIVIENDA: CAPÍTULO 11

1. S. Kovach, "The Hidden Dangers of Cell Phone Radiation", *Life Extension Magazine*, agosto de 2009, http://www.lef.org/magazine/mag2007/aug2007_report_cellphone_radiation_01.htm (se accedió el 10 de mayo de 2010).

2. "Cell Phone Radiofrequency Radiation Studies", National Toxicology Program, http://www.niehs.nih.gov/health/docs/cell-phone-fact-sheet.pdf (se accedió el 4 de octubre de 2009).

3. "Mobile Telephones and Health Effects", Australian Radiation Protection and Nuclear Safety Agency, 2009, http://www.arpansa.gov.au/mobilephones/index.cfm (se accedió el 6 de octubre de 2009).

4. L. Hardell y M. Carlberg, "Mobile Phones, Cordless Phones, and the Risk for Brain Tumors", *International Journal of Oncology* 35 (2009): 5–17.

5. H. Divan y col., "Prenatal and Postnatal Exposure to Cell Phone Use and Behavioral Problems in Children", *Epidemiology* 19 (2008): 523–29.

6. "Worldwide PC Adoption Forecast, 2007 to 2015", Forrester, 11 de junio de 2007, http://www.forrester.com/rb/Research/worldwide_pc_adoption_forecast%2C_2007_to_2015/q/id/42496/t/2 (se accedió el 3 de mayo de 2010).

7. T. Liu y M. N. Potenza, "Problematic Internet Use: Clinical Implications", *CNS Spectrums* 12, núm. 6 (2007): 453–66; B. Dell'Osso y col., "Epidemiologic and Clinical Updates On Impulse Control Disorders; A Critical Review", *European Archives of Psychiatry and Clinical Neuroscience* 256 (2006): 464–75.

8. J. J. Block, "Pathological Computer Use In the USA", 2007 International Symposium on the Counseling and Treatment of Youth Internet Addiction, Seoul, Korea, National Youth Commission (2007): 433; K. W. Beard y E. M. Wolf, "Modification in the Proposed Diagnostic Criteria for Internet Addiction", *Cyberpsychol Behaviour* 4 (2001): 377–83; R. Pies, "Should DSM-V Designate 'Internet Addiction' a Mental Disorder?" *Psychiatry* 6, núm. 2 (2009): 31–37.

9. Liu y Potenza, "Problematic Internet Use".

10. K. S. Young, "Internet Addiction: The Emergence of a New Clinical Disorder", *Cyberpsychological Behaviour* 11 (1998): 237–44.

EL GARAJE Y EL JARDÍN: CAPÍTULO 12

1. A. Schlapia y S. S. Morris, "Architectural, Behavioral and Environmental Factors Associated with VOCs in Anchorage Homes", Anchorage Air Pollution Control

Agency, 1996, http://www.muni.org/Departments/health/environment/AirQ/
Pages/AirQualitySpecialStudies.aspx (se accedió el 1 de julio de 2010); S. J.
Emmerich, J. E. Gorfain y C. Howard-Reed, "Air and Pollutant Transport from
Attached Garages to Residential Living Spaces—Literature Review and Field
Tests", *International Journal of Ventilation* 2, núm. 3, http://fire.nist.gov/bfrlpubs/
build03/PDF/b03067.pdf (se accedió el 1 de julio de 2010).

EL GARAJE Y EL JARDÍN: CAPÍTULO 13

1. F. D. Roosevelt, "Letter to All State Governors on a Uniform Soil Conservation Law", 26 de febreror de 1937.

2. T. Takano y col., "Urban Residential Environments and Senior Citizens' Longevity in Megacity Areas: The Importance of Walkable Green Spaces", *Journal of Epidemiology and Community Health* 56 (diciembre de 2002): 913–18.

3. G. T. Miller, *Sustaining the Earth* (Pacific Grove, CA: Thompson Learning, Inc., 2004), 211–16.

4. "Antarctic Melt Releasing DDT, Tainting Penguins", National Geographic News, 12 de mayo de 2008, http://news.nationalgeographic.com/news/2008/05/080512-penguins-ddt.html (se accedió el 29 de junio de 2010).

5. "Chlordane", Eco-USA Toxic Chemicals, http://www.eco-usa.net/toxics/chemicals/chlordane.shtml (se accedió el 29 de junio de 2010).

6. R. Lewis y col., "Measuring and Reducing Exposure to the Pollutants in House Dust", *American Journal of Public Health* 85 (1995): 1168.

7. R. Renner, "Curse This House", *New Scientist*, iss. 2289, 5 de mayo de 2001.

8. U.S. Environmental Protection Agency, "Pesticides and Food: Health Problems Pesticides May Pose", http://www.epa.gov/pesticides/food/risks.htm (se accedió el 10 de junio de 2010).

9. Center for Sustainable Systems, University of Michigan, 2009, "U.S. Environmental Footprint Factsheet", Pub. núm. CSS08–08, http://css.snre.umich.edu/css_doc/CSS08–08.pdf (se accedió el 1 de julio de 2010).

10. W. D. Schmidt y col., "Effects of Long Versus Short Bout Exercise on Fitness and Weight Loss in Overweight Females", *Journal of the American College of Nutrition* 20 (2001): 494–501.

11. A. R. Ness y col., "Objectively Measured Physical Activity and Fat Mass in a Large Cohort of Children", *PLOS Medicine* 4, núm. 3 (2007): e97, http://www.plosmedicine.org/article/info%3Adoi%2F10.1371%2Fjournal.pmed.0040097 (se accedió el 1 de julio de 2010).

EPÍLOGO DOS

1. A. McGinn, "Phasing Out Persistent Organic Pollutants" en *State of the World*, ed. Worldwatch Institute, cap. 5, 79–100 (New York: Norton, 2000).

2. Environmental Defense Fund, "Toxic Ignorance: The Continuing Absence of Basic Health Testing for Top-selling Chemicals in the United States" en *The Current State of Ignorance About Chemical Hazards*, cap. 2, 11–15 (1997), http://www.edf.org/documents/243_toxicignorance.pdf (se accedió el 28 de mayo de 2010).